Irmgard Maria Gräf

Mein Blut - ein Weg zu mir

Was mein Blut mir sagen kann

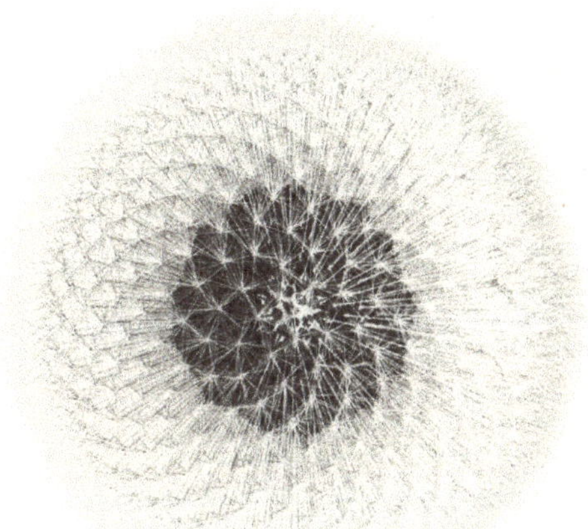

MVV
MICHAELS VERLAG & VERTRIEB

IMPRESSUM

Hinweise

Die in diesem Buch aufgeführten Informationen wurden mit großer Sorgfalt zusammengestellt, können jedoch nicht die individuelle Beratung durch eine Fachperson wie Arzt und Naturheilpraktiker ersetzen. Die vorliegenden Ausführungen dienen in erster Linie der persönlichen Information. Sie sollen Mut machen, sich selbst zu verstehen und mit Begeisterung das eigene Leben in die Hand zu nehmen. Die Autorin und der Verlag übernehmen keinerlei Haftung für Schäden oder Folgen irgendwelcher Art, die sich direkt oder indirekt aus dem Gebrauch der hier dargestellten Anwendungen ergeben.

1. Auflage 2014
Michaels Verlag

ISBN 978-3895398988

Bildnachweis

123 stockphoto, http://www.123rf.com/

Fotolia, http://de.fotolia.com/

© John Bigelow Taylor (1)

Grafiken:

Marion Collenberg

Josef Gräf

Inhalt

„Deine Überzeugungen werden deine Gedanken.
Deine Gedanken werden deine Worte.
Deine Worte werden dein Handeln.
Dein Handeln wird zu deinen Gewohnheiten.
Deine Gewohnheiten werden zu deinen Werten.
Deine Werte werden zu deiner Bestimmung."

Mahatma Gandhi

Einführung

Ist es wirklich so wie Darwin sagt, dass wir das genetische Produkt der Eltern sind – ohne eigene Gestaltungsmöglichkeit? Trifft es zu, dass die „Erbfaktoren" von Generation zu Generation weitergegeben werden und die Eigenschaften unseres individuellen Lebens bestimmen?
In seinem Buch „Ursprung der Arten" meint Darwin 1859, dass das Leben auf der Erde nicht durch göttliche Intervention, sondern durch den Zufall entstanden sei.
1953 entschlüsselten die beiden Wissenschaftler Watson und Crick mit der Entdeckung der Doppelhelix DNS, den Bau der Chromosomen, den Trägern der Erbinformationen in den Zellen.

> *„Wir glauben, dass die DNS ein Code ist. Wir denken, dass wir den grundlegenden Kopiermechanismus gefunden haben, mit dem Leben aus Leben entsteht. Du kannst verstehen, dass wir sehr aufgeregt sind"* schrieb Francis Crick, *19. März 1953 in der Nacht der Entdeckung an seinen 12-jährigen Sohn.*

Mit Hilfe der Chromosomen und einer genauen Analyse ihrer Lage und Art konnten die Merkmale des menschlichen Aussehens erstmals zugeordnet werden. Die Wissenschaftler waren in der Lage, mit Hilfe einer Genkarte festzustellen, welcher Abschnitt in den Zellen das Aussehen der Menschen beeinflusst.
Zuerst hielt man die DNS nur für die Ursache unserer körperlichen Merkmale, aber dann glaubte man zunehmend, dass die Gene auch unsere Emotionen und unser Verhalten bestimmen.

Gene sind nicht unser Schicksal

In den letzten fünfzehn Jahren fand die Epigenetik (2) heraus, dass die DNS in unseren Genen zum Zeitpunkt der Geburt noch nicht vollständig festgelegt ist. Gene bestimmen also nicht unser Schicksal. Auch unser Geist als grundlegender Beweger, Stress, Emotionen, Ernährung und Umwelteinflüsse können unsere Gene verändern, ohne die grundlegende Zusammensetzung in Frage zu stellen. Gene lassen sich also ein Leben lang „umschreiben".
Die Epigenetik entwirft damit ein völlig neues Bild von der Rolle der DNS und ihrer Wechselwirkungen mit der Umwelt. Unsere Gene sind wandelbar, kre-

ativ, dynamisch, unsere DNS hat ein Gedächtnis. Nicht nur das, was in den Genen steht, ist entscheidend, sondern auch das, was diese Gene erleben. Sie reagieren auf Gedanken, Erfahrungen, Emotionen und soziale Reize ebenso sensibel, wie auf materielle und immaterielle Gifte aus der Umwelt.

„Wie ist es möglich, dass der menschliche Geist stärker ist als eine genetische Programmierung?", fragt der Zellbiologe Bruce Lipton in seinem packenden Buch „Intelligente Zellen" (2). Lipton hatte mit dem Klonen von Zellen Karriere als Medizinprofessor an der Universität von Wisconsin gemacht, „aber mein persönliches Leben war ein Scherbenhaufen". Er löste sich aus seinem festgefahrenen Leben und nahm einen Lehrauftrag an einer kleinen Hochschule in der Karibik an. Dort hatte er eines Nachts, als er über das Verhalten der Zellen brütete, eine wegweisende Erkenntnis: „Plötzlich begriff ich, dass das Leben einer Zelle durch ihre physische und energetische Umgebung bestimmt wird, und nicht etwa durch ihre Gene."
Bruce Lipton löste sich vom obersten Grundsatz der Biologie ab, dem genetischen Determinismus. „Die Überzeugung, wir seien störanfällige, biochemische Maschinen, die durch unsere Gene gesteuert werden, weicht der Erkenntnis, dass wir machtvolle Erschaffer unseres eigenen Lebens und unserer Welt sind."
Sieben Jahre alt war Bruce Lipton, als er sich in der Klasse seinen Platz vor dem Mikroskop erkämpfte und zum ersten Mal eine kleine Person sah, ein denkendes, empfindsames Wesen, ein Pantoffeltierchen. Bis heute sieht er die Zellen als hoch intelligente Mini-Menschen.
„Nicht die gengesteuerten Hormone und Neurotransmitter kontrollieren unseren Körper und unseren Verstand", sagt er, „unser Glaube und unsere Überzeugungen kontrollieren unseren Körper, unser Denken und damit unser Leben."

Unsere Gedanken, Überzeugungen und Einstellungen beeinflussen nicht nur unsere Gesundheit, sondern jeden Aspekt unseres Lebens. Henry Ford hat Recht, sowohl in Bezug auf die Effizienz der Fließbandarbeit als auch in Bezug auf die Macht des Geistes:

„Ob du glaubst, du kannst es,
oder ob du glaubst, du kannst es nicht – du hast recht".

Mein Blut – ein Weg zu mir

In einer aufregenden Sturm- und Drang-Phase packte mich die Frage nach dem Sinn des Lebens. Bin ich Opfer der Gene, Opfer des Schicksals? Ich begann mein Leben umzuwühlen, löste einschnürende Beziehungen auf und verschaffte mir einen klaren Freiraum.
Langsam erkannte ich, welchen Einfluss meine eigenen Einstellungen auf Lebensgeschicke haben. Ich war begeistert von der Erkenntnis, dass ich mein Leben verändern konnte, indem ich meine Überzeugungen änderte. Nun wusste ich, es gab einen fundierten Weg, der mich von meinem Job als Dauer-Opfer zu einer neuen Aufgabe als Mitgestalter des Schicksals „umschulte“. Die Quantenphysik mit dem Konzept des Beobachters half mir dabei. Ich nutzte jede freie Minute, um Eingang in diese unvorstellbare Welt der Teilchen zu gewinnen. Mal sind sie hier, mal wieder nicht. Meine angeborene Fähigkeit, komplexe Dinge in Bilder solange umzuwandeln, bis mein einfacher Geist sie nachvollziehen konnte, half mir. So entfaltete sich nach und nach ein tieferes Verständnis des Lebens, der Lebensabläufe und meiner eigenen Fähigkeiten, Gestalter meines Lebens zu sein, zumindest erst einmal Mitgestalter.

Ich hinterfragte alte Verflechtungen, knüpfte zukunftsorientierte Beziehungen und begann mein neu erworbenes Wissen in der Praxis einzusetzen. Beruflich entschied ich mich für das umfassende Thema Ernährung, weil es die grundlegende Basis des Lebens ist.
Rote Lichter blinkten auf, wenn Frauen in die Praxis kamen mit der festen Überzeugung: „Das ist seit jeher so, das ist in meinen Genen. Meine Mutter hatte schon Arthritis“. Im Blutbild konnte ich sehen, wie der Körper tatsächlich diesen Glauben mit hohen Harnsäure- und niedrigen Magnesium- wie Calcium-Werten unterstütze. Der Stoffwechsel war sauer, so wie die Aussichten auf eine beschwerdefreie Zukunft. Es entstand in mir der brennende Wunsch, meinen Patienten einen neuen Blick auf ihr Schicksal und die Gestaltung des eigenen Lebens zu geben. Die Blutwerte sollten mir Grundlage dafür sein. Das war für mich die Geburtsstunde meiner speziellen Art der Blutanalyse, die Geburtsstunde dieses Buches.

Wenn wir einen Blutwert anschauen, dann liegt der verursachende Moment bereits in der Vergangenheit. Blutwerte spiegeln die Situation, die sich über einen bestimmten Zeitraum hinweg entwickelt, differenziert je nach der Lebenszeit der Zelle. Betrachten wir die organische Funktion, dann können wir Schlüsse ziehen, warum dieser Wert höher oder tiefer als die Norm ist und fachlich gezielt eingreifen. Im Feinstofflichen, das heißt in dem Bereich, der mit unseren Einstellungen und dem Unterbewussten in Verbindung steht, haben wir ebenfalls mehrere Möglichkeiten.
Dazu ein Beispiel: Ein niedriger Bilirubin-Wert bestätigt: „Es hat keinen Sinn, dass ich mich aufrege, mich engagiere, denn niemand respektiert meine Arbeit". Wir bestätigen uns als Opfer, als Versager ohne Veränderungsdynamik. Wir können vom selben Wert ausgehen und erkennen, dass wir den anderen die Schuld zuweisen. Dann entscheiden wir uns für Selbst-Verantwortung, beobachten unser Verhalten, korrigieren und kommen so in unsere Kraft. Änderungen auf der organischen Ebene, wie z.B. Ernährung, unterstützen dabei. Die Selbst-Reflexion führt über die Selbst-Korrektur zu einer neuen Erfahrung, heraus aus dem Schicksalhaften in eine unbekannte neue Erfahrung. Mit einem selbst-bewussten Geist können wir uns selbst reflektieren, das eigene Verhalten und unsere Gefühle überwachen.

Individuelle Selbst-Reflexion ist bei der Betrachtung der Blutwerte möglich. Ein hoher Monozytwert kann bedeuten, dass ich mit einem übersteigerten Ego die Sache allein managen will. Oder ich erkenne die Überlastung, die durch die Übernahme des familiären Betriebes entstanden ist und sehe meine grundsätzliche Einstellung, alles allein meistern zu müssen.
Dieses Buch soll den Jetzt-Moment für eine Selbst-Reflexion beleuchten, hin zu einer neuen Freiheit, losgelöst von ständigen Wiederholungen alter eingefahrener Gewohnheiten, die uns und unsere Seele, den Speicher der Lebensaufgabe, ermüden.

Eine Reise in die Zellen

Ich benutze etablierte und klar definierte medizinische Begriffe und Laborparameter. Diesen Werten stelle ich fundierte Aussagen u.a. des altchinesischen Kaisers, neuzeitlicher Soziologen, Philosophen, Mediziner und Wissenschaftler gegenüber. Vielleicht ist es ein Vorteil, dass ich nicht Medizin studierte. So fällt es mir leicht, jede Zelle, jedes Organ als eigenständiges Wesen zu betrachten, den Körper als eine äußerst geschäftige und effizient organisierte Gemeinschaft von über 700 Milliarden Einzelwesen wahrzunehmen. Jede Zelle, jedes Organ ist ganz durchdrungen von ihrem Sinn und Zweck.

Wenn ich über die Blutwerte und Organe spreche, möchte ich das Eigenleben des Organs oder der Zelle lebendig werden lassen, so dass der Monozyt lebendig wird, wenn er einen fremden Erreger aufspürt und dessen Erkennungsmerkmale speichert. Erst wenn die Druckverhältnisse in den Nierenbläschen spürbar werden, braucht es kaum noch eine Erklärung für aggressives Verhalten. So fällt Selbst-Reflexion leichter. Wir können programmiertes Verhalten beobachten, das Verhalten bewerten und uns für ein Umdenken entscheiden – in eine neue Zukunft hinein.

Viele der beschriebenen Blutwerte weist das große Blutbild beim Hausarzt auf. Zur Betrachtung der Blutwerte sind die laborspezifischen Normwerte wichtig, wie hier in diesem Beispiel:
Calcium, die festgelegte Norm ist 2.1-2.6 nmol/l, der persönliche Wert ist 2.7. Auf einem Blick ist zu erkennen, dass der persönliche Wert höher ist als die laborspezifische Norm. In meiner Praxis gehe ich von 44 Blutwerten aus, damit wir umfassende Hinweise für das Wirken und Werden der individuellen Person und des Stoffwechsels bekommen.

Teil 1

zeigt die einzelnen Blutwerte auf in ihren organischen und feinstofflichen Funktionen als Zelle oder Organ. Zwar ist jede Zelle ein eigenständiger Organismus mit Sinn und Zweck für sich und den gesamten Organismus, doch aus dem Einzelwert lässt sich nicht die Befindlichkeit des Ganzen ablesen. In der Betrachtung wirken die einzelnen Werte wie Puzzlesteine. Alles harmonisch zusammengefügt, entschlüsselt das Bild des Ganzen.

Teil 2

Was verbindet den kämpfenden Ackerbauern mit dem charmanten Eroberer? Die Blutgruppe bestimmt basierend auf der unterschiedlichen Zusammensetzung Eigenheiten und Neigungen. Der zweite Teil zeigt diese individuellen Prägungen.

Teil 3

Wir kommen mit einem Plan in die Welt, Lebensaufgabe nennen wir das. Jahrhunderte altes Wissen gibt in Teil drei ein Koordinatensystem vor, das als begleitender Wegweiser des Lebens Einblicke in Talente, Stärken, Neigungen und Schwächen gibt. Dies verfeinert die individuelle Aussage der Blutwerte.

Teil 4

Im vierten Teil zeigen viele Beispiele wie ein Blutbild als Ganzes die jetzige Lebenssituation der Person erfasst – und das in der Verflechtung mit angeborenen Talenten, Neigungen, Stärken und Chancen. Spannend ist es zu beobachten, wie Personen diesen Blick in das Innere nutzen, um aus eigener Kraft ihr Leben zu ändern, zu gestalten.

Teil 5

Der fünfte Teil spannt den Bogen zwischen der kleinsten Zelle im Organismus und dem Kosmos, zwischen unseren Talenten und der Evolution. Teil fünf ist eine Einladung, Gestalter des Lebens zu sein.

Dieses Buch dient nicht der Selbstdiagnose

Dieses Buch ist für dich. Es soll dir anhand der Blutwerte und ihren Funktionen zeigen, dass du Mit-Architekt deines Lebens bist. Sie sollen Mut machen, dich selbst zu verstehen und mit Begeisterung das eigene Leben in die Hand zu nehmen.

Es soll dir auf dem Weg von der Selbst-Reflexion über Selbst-Korrektur ein Wegweiser sein.
Dieses Buch dient nicht der Selbstdiagnose. Diagnosen liegen in der Hand einer medizinisch geschulten Person. Ein Beispiel zeigt das deutlich. Man sieht den niedrigen Wert für Eisen. Da kann die Galle ein Wörtchen mitgespielt haben, oder die Schilddrüse hat zurzeit einen höheren Bedarf oder der Eisenspeicher funktioniert nicht optimal. Eine schnelle Substitutionierung mit einem Eisenpräparat muss nicht die Lösung sein. Der niedrige Eisenwert zeigt eine Disharmonie im Eisenstoffwechsel, die einer fachlichen Klärung bedarf.
Erst dann, wenn man sich auf eine reale Begegnung mit dem Arzt oder Heilpraktiker einlässt, ohne Vorinterpretation, kann aus der Disharmonie ein harmonisches Ineinandergreifen der beteiligten Systeme werden.

Teil 1

Blutwerte - Spiegel im Jetzt

„Du bist die Blaupause des Göttlichen.
Ein Spiegel, der den majestätischen Entwurf reflektiert.
Wonach auch immer du trachtest, schau nach innen.
Das Universum ist in dir, Linie für Linie"
Rumi

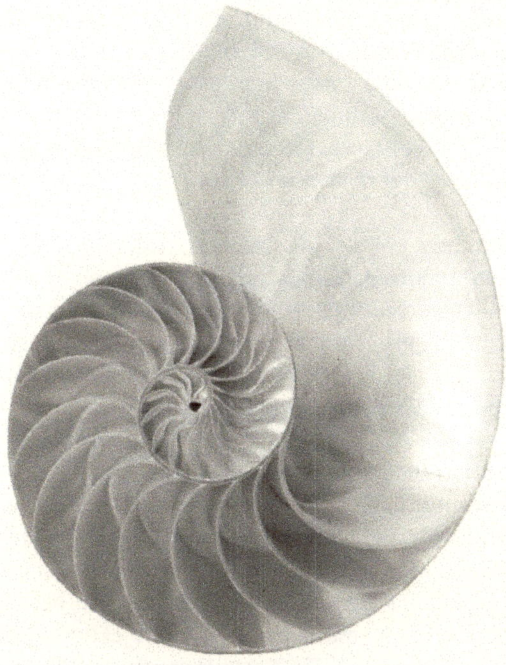

Deine Geburt aus der Urzelle

„Dein Leben, das Leben aller Personen in diesem Buch beginnt mit einer einzigen, magischen Zelle, einer Stammzelle. Das ist die höchste, oberste Quelle jedes menschlichen Wesens. Die Quelle jeglicher Struktur, Regeneration und Reparatur." (3)

Zeugung: Die dreiundzwanzig Chromosomenpaare der väterlichen Samenzelle verschmelzen mit der Chromosomenspirale der mütterlichen Samenzelle. In diesem Moment interagieren die genetischen Faktoren beider DNS Spiralen miteinander und der Lebensfunke belebt die erste magische Zelle, die Stammzelle. Diese erste Stammzelle trägt die molekulare Blaupause, den Entwurf, der dem Aufbau von Zellen, Gewebe und Organen zugrunde liegt. Dies ist die Quelle aller folgenden Zellen. Die genetischen Codierungen in dieser ersten Zelle bestimmen das Werden und Wachsen der Haare, der Augenfarbe und Muskelstärke. Sie lassen Herz und Leber wachsen und wachen über jede einzelne der Milliarden Zellen.

Das zu verstehen gelingt uns leichter, wenn wir die Entstehung eines menschlichen Superorganismus mit dem Bau eines komplexen, einmalig großartigen Bauwerks vergleichen. Naturgemäß hinkt dieser Vergleich, denn in der Schöpfung gibt es unnachahmliche Vorgänge, die es so in der materiellen Welt nicht gibt, zum Beispiel totipotente Stammzellen. Dennoch soll er im Weitern der Verdeutlichung dienen.

Der Bau beginnt: Die beiden Partner Vater + Mutter sind sich einig. Der Architekt bekommt grünes Licht für die Projektverwirklichung seines genialen Designs, ein komplexes, in dieser Welt einmaliges Gebäude.
Er, der Architekt, wird selbst zur ersten magischen Stammzelle, zur Blaupause. Er ist der geniale Projektleiter. Totipotent ist er, alles könnend. Er ist mit umfassendem Wissen, mit Fähigkeiten, Projektierungsmöglichkeiten und dem Zugang zu Materialien für dieses individuelle Projekt ausgestattet. Totipotent bedeutet auch, dass er sich selbst vervielfachen kann, viele gleich-

wertige, gleichwissende, alles könnende Stammzellen oder General-Unternehmer entstehen lassen kann.
Er holt sich gleichwertige Unterstützung, multipliziert sich in gut ausgebildete alles könnende General-Unternehmer. Diese sind ebenso potent wie er. Sie verstehen etwas von Konstruktion, Statik, Energie, von Transportwegen, Installation, Gerüstbau, Wärmehaushalt und all das, was es braucht, um diesen großartigen Körper herzustellen. Sie sind Frequenz-spezifisch mit dem individuellen Design, der Aufgabe und Lebensform dieses Projektes.

Jetzt geht es daran, vier Typen von Sub-Unternehmern zu schaffen und zu engagieren. Der eine davon ist ein Spezialist auf dem Gebiet Bindegewebe, der andere versteht sich als Energie-Genie bis ins feinste Nervengewebe. Einer, der für Stammzellen zuständig ist, übernimmt das Ressort konfliktlose Kommunikationstechnik, während ein anderer für reibungslose Haustechnik, Logistik, flexible Bewegungskanäle und straffe Muskeln innerhalb des Projektes zuständig ist.

Und hier kommt der große Unterschied. Jede dieser Sub-Unternehmer-Stammzellen verfügt wie die totipotenten Stammzellen über das gesamte genetische Material. Doch erhält jeder Sub-Unternehmer nur Verantwortung für einen speziellen Bereich. So sind auf seiner Blaupause lange Stränge dieses genetischen Materials stillgelegt, übergemalt oder ausgeschwärzt. Pluripotente, viel könnende Stammzellen sind das. Sie können sehr viel, aber nicht alles. Aus pluripotenten Stammzellen können praktisch alle Zelltypen eines Organismus entstehen, nicht aber der Organismus selbst.

Der pluripotente Sub-Unternehmer Bindegewebe bekommt mit seiner Blaupause Zugang zum Bau der Knochen, Sehnen, Muskel, Blut und Fett – sonst nichts. Der pluripotente Energie-Sub-Unternehmer weiß, wie Mitochondrien, die Energiefabriken, funktionieren. Er kennt den Bau des Rückenmarks, der Neuronen und des Gehirns. Pluripotente Stammzellen tragen die genetische Blaupause des gesamten Projektes in sich, sie haben direkten Kontakt zum Bauherrn und Architekt, sind jedoch nur mit einem Teil der Blaupause beauftragt und informiert.

Wie eine Kaskade baut sich nun dieses Projekt auf. Die Sub-Unternehmer-Stammzellen vervielfältigen sich und beauftragen neue Unternehmer für noch speziellere Aufgaben. Die einen sind nur für Langstreckenblutbahnen, die anderen für sternförmige Abzweigungen und wieder andere für Miniklappen spezialisiert und zugelassen.

Und diese delegieren weiter und weiter, solange bis eine fein spezialisierte pluripotente Zelle nur noch die Blaupause für die Herstellung von Kopfhautzellen bekommt. Eine Kopfhautzelle ist dann nicht mehr pluripotent, sondern sie ist einfach Kopfhautzelle mit der Fähigkeit, sich um sich selbst zu kümmern.
Noch einmal, diese niederen Hautzellen besitzen die volle Konstruktions-Blaupause der 23 Chromosomenpaare der Mutter und der 23 Chromosomenpaare des Vaters, die genetischen Erbanlagen. Jede einzelne Zelle hat ihren individuellen Ausdruck, ihre Aufgabe, ihren Sinn und Zweck.

In all diesen Stufen findet ein konstantes Training innerhalb der Systeme statt, die Kommunikation wird getestet und optimiert, der Immunschutz auf jegliche Situation vorbereitet und die Ver- und Entsorgung in Gang gesetzt. Die Stammzellen in der Region des Hippocampus spucken neue Neuronen für Gedächtniszellen aus. Stammzellen im Knochenmark kurbeln täglich die Produktion von 300 Milliarden Blutzellen an und die Darmschleimhautzellen stellen sicher, dass sie sich ständig erneuern. So baut sich aus einer ursprünglich einzigen Stammzelle dieser individuelle, hoch komplexe Organismus auf. Diese riesige Zellgemeinschaft verkörpert das vollkommene Ideal von Teamwork. Das Zusammenspiel der Milliarden von Zellen ist nur möglich dank einer hoch differenzierten Arbeitsteilung, welche in die Gene jeder Zelle einprogrammiert ist. Dieser Kooperationsmechanismus ist allgegenwärtig.

Spezialisierte Zellen übernehmen die Aufgabe, den Informationsfluss der verhaltenssteuernden Signalmoleküle zu überwachen und zu organisieren. Diese Zellen bilden ein weit verbreitetes Nervennetzwerk und eine zentrale Verarbeitungsstelle im Gehirn. Konsequenterweise muss sich in einer Zellgemeinschaft jede Zelle den informierten Entscheidungen der höchsten Wahrnehmungsautorität fügen, dem Gehirn.
Es dauert einige Monate und der große Architekt präsentiert sein grandioses Bauwerk in der Geburt. Ein Kind öffnet die Augen in diese Welt.

Der Architekt selbst residiert in der universellen Schaltzentrale im Gehirn. Alle General-Unternehmer mit ihren Partnerunternehmern zeigen sich weiterhin für dieses auf deine Frequenz abgestimmte Bauwerk verantwortlich.

Blut ist das Lebenselixier, das alle Gestaltungsebenen durchströmt. Blut ist der Träger von Informationen, Frequenzen, Bauteilen, Nährstoffen, Abbaupartikeln, Nährlösungen. Blut erreicht jede Zelle, jedes Organ und steht in

Kommunikation mit ihnen. Blut ist der Vermittler, um das Innere nach außen zu bringen. Blut ist das Medium, das klare Hinweise über den Organismus und das Wesen eines Menschen gibt.

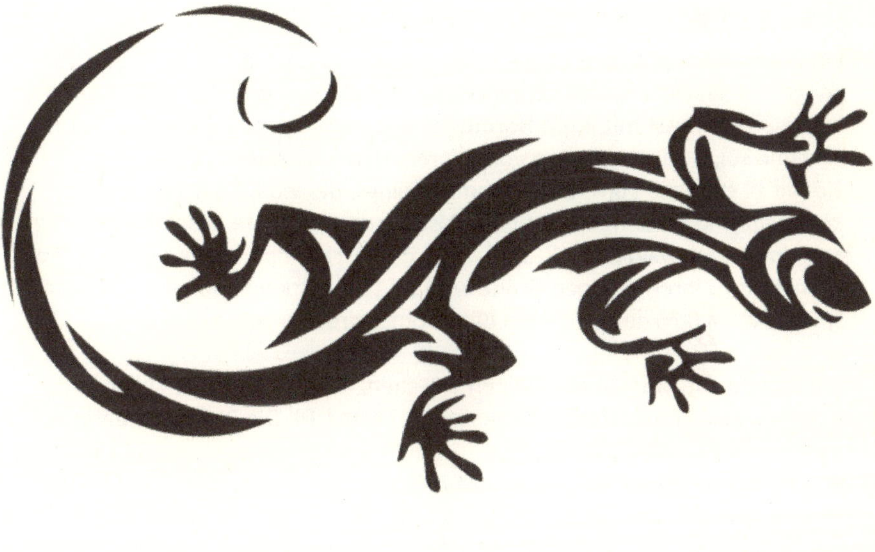

Die Schilddrüse – das Kommunikationsorgan

Eng angeschmiegt an das Sprachrohr der Bestimmung ist die Schilddrüse, das Schmetterlingsorgan. Ist einem kalt, „gibt sie Gas“ und sorgt für mehr Wärme. Hat man eine Virusinfektion, wirft sie das Immunsystem an. Ist man durch zu viele lange Arbeitstage gestresst, die nur mithilfe von Kaffee und Keksen zu meistern waren, dann bremst sie ab, damit man nicht völlig überdreht und holt einen langsam aber sicher wieder auf den Boden, manchmal sogar bis zum Stillstand. (4)

Die Schilddrüse in ihrer organischen Funktion

Ein unscheinbares Organ ist die Schilddrüse, und doch greift sie in alle Vorgänge des Wachstums, der Entwicklung, der Reifung und des Stoffwechsels ein. Sie beeinflusst mit ihren Hormonen das seelische Wohlbefinden, Sexualität und sogar das Wachstum von Haaren, Haut und Nägeln.
Sie hat in etwa die Form eines Schmetterlings, dessen Körper vor dem Kehlkopf liegt und dessen Flügel sich beidseitig der Luftröhre anschmiegen. Die Schilddrüse ist walnussgroß und wiegt durchschnittlich nur etwa 20 g. Im Verhältnis zu ihrer geringen Größe wird sie sehr stark durchblutet und beansprucht etwa 60% des gesamten Blutstromes pro Stunde.

Die Schilddrüse besteht aus kleinen Bläschen, den Follikeln. Die Zellen in der Bläschen-Hülle produzieren die Hormone T3 und T4. Die Bausteine dafür erhalten sie über das Blut.
Die Verwertung von Nahrungssubstanzen in den Zellen, der Energie- und Wasserhaushalt, die Temperatursteuerung, das Skelettwachstum, wie auch die (Mit-)Regulation von anderen Hormondrüsen stehen essentiell unter dem Einfluss der Schilddrüsenaktivität und ihrer ausgewogenen Hormonproduktion.

Die Schilddrüse steht mit dem Galleprozess in enger Verbindung. Für ihre tägliche Arbeit benötigt sie Jod, Selen, Magnesium, Calcium und Zink.
Adrenalin, Cortison, Glucagon, Somatotropin und die Schilddrüsenhormone sind Gegenspieler des Insulin. Sie steigern den Blutzuckerspiegel und verhindern somit eine Unterzuckerung.

Die Schilddrüse selbst wird wiederum direkt von Steuerungshormonen aus dem Gehirn reguliert. Hirnstamm und Hypophyse, die Hirnanhangsdrüse, schütten zur Steuerung der Aktivitäten das Hormon TSH aus. Im Blut lässt sich die Höhe der Ausschüttung als TSH-Wert messen.
Sind ausreichend Schilddrüsenhormone im Blut vorhanden, drosselt die Hypophyse ihre TSH-Produktion und damit verringert auch die Schilddrüse ihre Hormonausschüttung. Bei Schilddrüsenerkrankungen führt ein Zuviel an Schilddrüsenhormonen (Überfunktion) zu einer Unterdrückung der Signale der Hirnanhangdrüse, d.h. TSH sinkt ab. Ein Zuwenig (Unterfunktion) führt zu einer Zunahme der Signale der Hypophyse, d.h. TSH steigt an und regt die Schilddrüse an. So lassen sich Störungen der Schilddrüsenfunktion an dem TSH-Spiegel wie an einem Verstärker früh erkennen. Bei Verdacht auf einer Schilddrüsenstörung ist es wichtig die Werte T3 und T4 und die Antikörper über eine Laboranalyse festzustellen. Für diesen Fall empfiehlt es sich zusätzlich, die Werte Zink und Selen prüfen zu lassen. Oft entspannt sich die Schilddrüse, wenn ihr Zink und Selen zur Seite stehen. Selen ist wichtig für die Umwandlung von T4 in T3 und Zink für die Reizweiterleitung.

TSH im Blut – ist der Wert höher als die Norm, kann dies u.a. folgende Ursachen haben:

» Extreme Kälteempfindlichkeit
» Störung im Eisenstoffwechsel
» Störung in Galle- und Schilddrüsenprozesse
» Träger Stoffwechsel, Gewichtszunahme.
» Konzentrations- und Gedächtnisschwierigkeiten
» Antriebsschwäche und schnelle Ermüdung
» Wassereinlagerungen an verschiedenen Stellen des Körpers
» Trockenheit der Haut und Schleimhäute

TSH im Blut – ist der Wert tiefer als die Norm, kann dies u.a. folgende Ursachen haben:

» Stoffwechsel auf "Hochtouren"
» Störung in Galle- und Schilddrüsenprozesse
» Sauerstoffmangel im Gewebe
» Verstärktes Schwitzen, Herzklopfen, schneller Puls, unkonzentrierte Hektik
» Nervosität, Unruhe, Rastlosigkeit, innere Anspannung, ineffektive Antriebssteigerung
» Gewichtsverlust trotz guten Appetits
» körperliche Leistungsschwäche

» Konzentrationsstörungen, Schlafstörungen, Regelstörungen und Potenzprobleme

Die Schilddrüse in ihrer feinstofflichen, verborgenen Funktion

Die Schilddrüse hat ihren Sitz im fünften Kraftzentrum oder fünften Siegel. Das ist das Zentrum der Kommunikation und Wahrheit. Eigene Ideen, Visionen, Impulse kommen aus dem formlosen Gedankenreich, werden bestätigt im Gehirn und an die Schilddrüse zur Verwirklichung freigegeben.
Die Schilddrüse schmiegt sich um den Kehlkopf. Hier geschieht die willentliche Lautbildung durch koordinierte Sprache und Gesang. Empfindungen und Gedanken können unmittelbar zum Ausdruck gebracht werden. Für sich selbst sprechen zu können, die ureigensten Bedürfnisse, die Motivation zum Selbst-Sein zu artikulieren und in die eigene Welt zu tragen, erfordert Selbst-Bewusstsein, Selbst-Vertrauen. Wilhelm Reich sieht in diesem Vorgang das Sich-Hingeben an das Höhere Selbst. (5) Die Schilddrüse ist das Ausdrucksorgan mit dessen Hilfe wir unsere Botschaft nach außen bringen.

Die Schilddrüse als Schmetterling durchläuft ständig den Prozess der Metamorphose, von der erdgebundenen Raupe zum schwerelosen und sensiblen Schmetterling in die Freiheit der eigenen Selbst-Behauptung. Ihr Thema ist: „Lebe deinen eigenen Lebensplan, verwirkliche deine Talente". Es gilt zu erfahren und zu lernen, uns als ein geistiges Individuum frei, authentisch und unabhängig zu entfalten, um unser Wesen zum höchsten Ausdruck zu bringen.

Probleme mit der Schilddrüse deuten oft auf Angst hin, die Lebensaufgabe nicht meistern zu können. Dauerstress, berufliche Probleme, Existenzangst und Leistungsdruck bedrängen die Schilddrüse. Die Angst führt zur Enge in Seele und Körper. So wie die Angst das „freie Atmen" der Seele einschränkt, führt sie auf der Körperebene zur Behinderung der Atmung. Schlüsselorgan für die Verbindung des im Dunkel liegenden Pols des Unbewussten mit dem sich im Licht befindlichen Pol des Bewussten, ist die Schilddrüse.
Dahinter können die beiden Erfahrungen liegen: „Ich bin zu langsam." oder „Alles bleibt an mir hängen". Es kommt entweder zu einer Erhöhung der Schilddrüsentätigkeit oder einer Reduzierung.
Sobald wir uns der inneren Führung wieder anvertrauen, die Kommunikationswege zum Inneren Selbst, zum „Großen Architekten" öffnen, entspannen die vor Angst eng gewordenen Schilddrüsen-Follikel und eine tiefe innere Ruhe weitet den Brustkorb. Wir können uns in die Adler-Perspektive begeben und uns selbst betrachten.

TSH – was kann dein Wert dir sagen:

Ist dein TSH-Wert im Blut ausgeglichen, kann dies möglich sein:

* Dein Denken und Tun ist im Einklang mit den Impulsen des inneren Feuers.
* Du stehst für dich und deinen Weg selbst ein.
* Mit allen Sinnen verwirklichst du deine Visionen und Pläne.
* Du bist im Hier und jetzt. Das Gestern ist gewesen, die Zukunft entfaltet sich aus dem Jetzt.

Ist dein TSH-Wert im Blut höher als die Norm, kann dies möglich sein:

* Dauerstress, Existenzangst und Spannungen halten dich im „Hamsterrad“ gefangen.
* Du hast als Kind „pariert“, deine eigenen Talente nicht entfalten können. Im Unterbewussten staut Aggression, im Äußeren lebst du in einer „Opfer-Rolle“, ohne etwas zu ändern.
* Du bist zu langsam, die anderen schnappen dir die „Kunden“ weg.
* Du glaubst Liebe und Anerkennung nur durch Leistung zu bekommen.

Ist dein TSH-Wert im Blut tiefer als die Norm, kann dies möglich sein:

* Angst zu deinen eigenen Entscheidungen zu stehen bedrängt dich.
* Angst in die Freiheit zu fliegen blockiert deine Entscheidungen.
* Für dich ist Leben schwer und hart und du vergisst, dass nur du es ändern kannst.
* Du glaubst alles allein machen zu müssen, anstatt deiner höheren Intelligenz zu vertrauen.
* Du achtest deine eigenen Bedürfnisse zu wenig.
*

Monozyt – ein präsenter Schwertkämpfer

Sein Name drückt seine Stellung und seine Aufgabe aus. „Mono" ist der der Erste, der Große und steht für das ICH. Das „Zyt" gibt ihm sein Kleid, sein Gefäß, Hülle und Erkennungszeichen.

Der Monozyt in seiner organischen Funktion

Tatsächlich sind die Monozyten mit einem Durchmesser von etwa 12-20 µm die größten Zellen im zirkulierenden Blut. Sie gehören zur großen Gruppe der Leukozyten und werden im Knochenmark aus speziellen Stammzellen, den Monoblasten, gebildet. 12 bis maximal 48 Stunden nur zirkulieren sie im Blut und fressen alles auf, was ihnen körperfremd vorkommt. Kommt es zu einer Infektion im Gewebe können sie ebenso wie Neutrophile Granulozyten ins Gewebe eindringen und sich dort zu Fresszellen, den Makrophagen differenzieren. Ihre „Kampfstoffe" sind Granula, mikrokleine Körnchen. Diese enthalten Sekretstoffe, mit denen sie Krankheitserreger und körperfremde Strukturen auflösen.
Der wichtigste Speicher- und Trainingsort ist die Milz. Das Besondere an den Monozyten und Neutrophilen Granulozyten ist die Fähigkeit, den Feind zu erkennen und Merkmale unbekannter Feinde sofort zur Antikörperbildung weiterzuleiten. Monozyten gehören zum unspezifischen Immunsystem.

Monozyt im Blut – ist der Wert höher als die Norm, kann dies u.a. folgende Ursachen haben:

» Virusinfektion, wie Masern oder Windpocken
» eben überstandene Infektion
» bakterielle Überbelastung
» parasitäre Erkrankungen wie Malaria
» systemische Pilzinfektion
» Autoimmunerkrankungen
»

Monozyt im Blut – ist der Wert tiefer als die Norm, kann dies u.a. folgende Ursachen haben:

» Störung der Blutbildung

Der Monozyt in seiner feinstofflichen, verborgenen Bedeutung

Als Schwertkämpfer ist der Monozyt in der Milz ausgebildet und für seine Spezialaufgabe im Blutsystem vorbereitet worden. Er ist der Schilddrüse zur Seite gestellt und übernimmt zusammen mit den anderen Monozyten die Überwachung der schrittweisen Verwirklichung ihrer Ziele. Körperbeherrschung, Präsenz, Intelligenz, Wagemut und Kommunikationsfähigkeit zeichnen einen Monozyten-Krieger aus. Angstfrei spürt er den unbestimmten Störenfried im Organismus auf und erledigt ihn mit seinen Kampfstoffen. Ist die Invasion zu groß, ruft er andere Regimenter wie Neutrophile Granulozyten zur Verstärkung. Im Gewebe zur Fresszelle geworden, arbeitet er nicht nur als Verteidiger, sondern auch im Erkennungsdienst des Immunsystems. Stößt der Monozyt auf einen großen, neuen unbekannten Feind, dann hat er die Fähigkeit Erkennungsmerkmale zu sichern und diese an das Hauptquartier weiter zu leiten. Die Erkennungsmerkmale dienen dazu, neue, sogenannte Antikörper passend für diesen Feind herzustellen. Je nach Feindeinsatz lebt und wirkt der Monozyt im Gewebe bis zu mehreren Wochen. Er vertraut auf sein Können, sein Team und seine Verbündeten, vor allem auf die Qualität seines Schwertes.

Setzt sich ein Monozyt für einen Kampf ein, für den er selbst nicht verantwortlich ist, kann es sich um eine Übernahme unerlöster Konflikte aus der Ahnenreihe handeln.

Monozyt – was kann dir dein Wert sagen:

Ist dein Monozyt-Wert im Blut ausgeglichen, kann dies möglich sein:

* Du ruhst in dir, du weißt was du kannst.
* Du bist gewissenhaft, beherrscht und kommunikativ.
* Du konfrontierst deine persönlichen Ängste und emotionalen Begrenzungen mutig.
* Du reflektierst täglich deine Handlungen und korrigierst wenn erforderlich.

Ist dein Monozyt-Wert im Blut höher als die Norm, kann dies möglich sein:

* Du nimmst dich sehr wichtig.
* Du denkst in erster Linie an dich selbst, und dann erst an die anderen. In einer bestimmten Lebenssituation wie Prüfung kann dieser Zustand förderlich sein, auf Dauer machen viele Monozyten dich einsam.
* Du hast dir sehr viel vorgenommen und willst alles auf einmal erledigt wissen.
* Du übernimmst Verantwortung für Belange anderer.

Ist dein Monozyt-Wert im Blut niedriger als die Norm, kann dies möglich sein:

* Du nimmst dich selbst nicht wichtig.
* Du traust dir selbst nicht genug zu, und holst dir Bestätigung, indem du dich für andere einsetzt und deren Ziele unterstützt.
* Du verteidigst nicht deinen eigenen Standpunkt und Standfestigkeit.
* Freude und Stolz am Erschaffen aus eigener Initiative und Können fehlen dir. Du allein kannst dir diese Bestätigung geben.
* Du stellst dein Licht unter den Scheffel.
* Mit geringer Ich-Stärke tust du dich schwer, Probleme zu verarbeiten. Du fühlst dich einfach nur müde, schlapp und schwach.
* Du fühlst dich deiner Aufgabe nicht gewachsen, ohne etwas zu ändern.

Nicht um meinen Bruder zu besiegen, suche ich Kraft,
sondern meinen größten Feind, mich selbst.
Indianische Weisheit

Eisen – Kupfer – die Schwertlegierung

Der Monozyt als Verteidiger steht mit seinem Regiment der Schilddrüse zur Seite. Wie jeder tapfere Krieger vertraut er seinem Schwert. Scharf muss es sein, umgänglich im Einsatz, es darf nicht verbiegen und brechen. Der Werkstoff des „Immun-Schwertes" ist eine spezielle Legierung, bestehend aus Eisen und Kupfer. Es vereint die Härte von Eisen mit der Schnelligkeit des Kupfers.

Eisen – Metall der Absicht

Mars war einer der wichtigsten Götter im jungen Rom. Ursprünglich diente er als Vegetationsgott, als Bauerngott. Als die Bauern immer wieder zum Kriegsdienst herangezogen wurden, riefen sie die Unterstützung ihres Gottes an. Aus dem Bauerngott wurde der Kriegsgott Mars, der mit einer eisernen Lanze die Bauern begleitete.

Eisen in seiner vielseitigen organischen Funktion

- Eisen dient der Blutbildung im Hämoglobin, dient dem Kreislauf und Atmung, der Muskelarbeit und allen Lichtschutz-, Abwehr- und Nervenfunktionen. Das Eisen gibt dem Organismus die notwendige Wärme, die er zum Leben braucht
- Eisen ist für den Sauerstoff-Transport ein elementares Element, da Sauerstoff schlecht wasserlöslich ist. Für den Transport wird Sauerstoff in Hämoglobin eingebunden. Es ist das Eisen im Hämoglobin, das diese Bindung durchführt. Ist die Blutzelle dann im Gewebe, kann der Sauerstoff wieder freigesetzt werden.
- Eisen ist wesentlich für körperliche Aktivitäten wie Ausdauersport, als auch für geistige Tätigkeiten am Schreibtisch. Konzentrationsstörungen sind oft Eisenmangel.
- Körpereisen befindet sich zu 70 Prozent im Knochenmark und im Hämoglobin. In der Leber, dem Knochenmark, der Milz, der Muskulatur und anderen Geweben finden wir Eisendepots wie das Speichereisen Ferritin.

- Eisen greift in den Hormonstoffwechsel unseres Körpers ein. Es ist Bestandteil von Substanzen, die den Produktionskreislauf aller Hormone aktiv regulieren.
- Eisen ist ein wichtiger Bestandteil des roten Muskelfarbstoffs, dem Myoglobin. Es befindet sich in den Herz- und Skelettmuskelzellen und sorgt innerhalb dieser Zellen für den Sauerstofftransport.
- Eisen in Kombination mit Schwefel ist essentiell für die Herstellung der Lebensenergie in den „Kraftwerken" der Mitochondrien.
- Eisen ist für die Funktionsmoleküle wichtig, die einen Austausch von Elektronen ermöglichen. Dadurch bauen sich energetische Spannungsfelder auf, wie kleine sich selbst aufladende „Minibatterien".
- Die Galle ist ein typisches Eisenorgan. Die Funktionen der Schilddrüse, des Nervensystems, des Blut- und Hormonsystems stehen in enger Beziehung zum Eisen.

Eisen im Blut - ist der Wert höher als die Norm, kann dies u.a. folgende Ursachen haben:

» Lebergewebsschwäche, Bleiintoxikation
» Störung des Eisenspeichers
» Genetische Veranlagung
» Überdosierung von Eisen-Präparaten

Eisen im Blut – ist der Wert niedriger als die Norm, kann dies u.a. folgende Ursachen haben:

» Chronische Entzündungen (der Körper stellt vermehrt Blutkörperchen her)
» Wachstumsschub, Unterversorgung, Schwindel
» Stress, Erschöpfung, Schwangerschaft, Vitamin-C-Mangel, Burnout
» Chronische Blutungen
» Leistungsabfall, Müdigkeit, Blässe, Schlafmangel
» Störungen des Wärmehaushalts
» Langanhaltender Durchfall
» Mangel an Vitamin B-6, B-12 und Folsäure

Bei Werten außerhalb der Norm sollte der Eisenspeicher Ferritin angeschaut werden. Möglicherweise liegt hier die Ursache.

Eisen in seiner vielfältigen feinstofflichen, verborgenen Funktion

Ohne Eisen wäre die Welt und damit der Mensch blass, blutleer, Energie- und willenlos.
Die Beziehung zwischen dem Waffenmetall Eisen wird gerne als Spiegel für Bluteisen benutzt. Eisen im Blut macht den Menschen forsch, aggressiv, durchsetzungsstark, absichtsvoll, willensstark bis hin zu wütend, wenn die Galle steigt. Fehlt das Eisen, ist der Mensch schlapp, müde, Selbstvertrauen mangelt, er fühlt sich ohnmächtig und mutlos den Lebensforderungen gegenüber, der innere Halt fehlt, Entscheidungen fallen schwer, die Verbindung zur Lebensaufgabe ist labil. „Sich eine eiserne Rüstung anlegen" kann entweder sinnvoller Schutz sein oder das Verbergen der eigenen Schwäche.

Eisen – was kann dir dein Wert sagen:

Ist dein Eisen-Wert im Blut ausgeglichen, kann dies möglich sein:

* Du bist fröhlich, aktiv und bringst gerne neue Ideen ein.
* Du stehst in deiner eigenen Wahrheit.
* Du gehst bewusst Verbindungen zum Wohle eines größeren Systems ein.
* Du gibst und empfängst ohne Hintergedanken.

Ist dein Eisen-Wert im Blut höher als die Norm, kann dies möglich sein:

* Du gibst dich nach außen stärker als du dich innerlich fühlst.
* Du gibst Stärke vor, wo Angst vor dem eigenen Mut dir den „Schneid abgeschnitten hat".
* Du umgibst dich mit einem Eisenpanzer und lässt niemand an dich ran.
* Du bist „eisenschwer", stur. Denken und Bewegung fällt schwer.
* Du wirst wütend, wenn etwas nicht schnell genug geht oder nicht gut genug funktioniert.
* Du gehst auf Mehranforderung der äußeren Systeme ein. Auf Dauer kann dies schwächend sein.
* Du bist in der Verarbeitung eines inneren Konfliktes und baust Aggression auf.

Ist dein Eisen-Wert im Blut niedriger als die Norm, kann dies möglich sein:

* Es fällt dir schwer Entscheidung für Veränderung zu treffen. Der Wert von Bilirubin kann zu mehr Klarheit führen.
* Du neigst zu Mutlosigkeit, wenig Selbstvertrauen äußeren Einflüssen gegenüber.
* Du lässt dich leicht „unterbuttern", oder dich für die Projekte anderer einsetzen, auch wenn du eigentlich keine zusätzlichen Ressourcen zur Verfügung hast.
* Du bist müde, lustlos, schlecht gelaunt und willst deine Ruhe haben.
* Du lebst von der Hand in den Mund ohne zu speichern. Möglicherweise lässt du die Speicher plündern.

Kupfer – Metall der Kommunikation

Als Aphrodite, die Schaumgeborene, ewig jung und ständig neu aus den Wellen geboren, gibt sie dem Element Kupfer Bedeutung. Sie wird als Behüterin der gesamten Natur verehrt. Sie war damit nicht nur die erschaffende und bewahrende, sondern auch die zerstörerische Große Göttin.

Kupfer in seiner organischen Funktion

Kupfer kommt nur spurenmäßig im Körper vor und regelt doch lebenswichtige Steuerungen.

- Kupfer ist für die Herstellung der roten Blutkörperchen (Erythrozyten) im Blut erforderlich. Diese sind u.a. für die Sauerstoffaufnahme aus der Atemluft und die Belieferung aller Zellen mit Sauerstoff verantwortlich. Eine Anämie, eine Blutarmut, kann deshalb auch mit einem Kupfermangel verbunden sein.
- Kupfer steuert den Pigmentstoffwechsel und reguliert die Beschaffenheit des Bindegewebes.
- Kupfer fördert die Wundheilung und erleichtert die Aufnahme von Eisen aus der Nahrung in den Körper.
- Kupfer ist an dem Aufbau von Knochen, Haut und Haar beteiligt und ermöglicht dem Körper die Bildung von Nervenfasern für das Nervensystem.
- Kupfer aktiviert ein wichtiges Enzym für die Telomere, das die Lebensdauer jeder Zelle bestimmt. Kupfer ist ebenfalls ein wärmendes und helfendes Element bei Stauungen, Krämpfen und kalten Extremitäten.
- Kupfer hat einen wichtigen Bezug zur Niere und Thymus.

Kupfer im Blut– ist sein Wert höher als die Norm, kann dies u.a. folgende Ursachen haben:

» Infektionskrankheiten
» Sauerstoffmangel im Gewebe
» Einnahme von Kontrazeptiva
» Bauchspeicheldrüsenschwäche
» Störung der Nierenprozesse und Ausreifung der Blutzellen

Kupfer im Blut – ist sein Wert tiefer als die Norm, kann dies u.a. folgende Ursachen haben:

» Appetitmangel, Ernährungsfehler
» Genetische Veranlagung
» Chemotherapie, Bestrahlungen, Depression
» Störung der Nebennieren
» Mangel an Vitamin B-12
» Blutarmut

Kupfer in seiner feinstofflichen, verborgenen Funktion

Eine Spur Kupfer genügt, um mit allen Sinnen ein lebendiger Teil des Lebens zu sein. Kupfer ist das aktive Element der fortwährenden Jugend. Es aktiviert ein Segment der DNS, das für stetige Erneuerung zuständig ist. Kupfer stärkt die Schutzkappen der Chromosomen, die Telomere. Je länger die Telomere, desto länger die Lebenserwartung. Zuviel Kupfer bringt übertriebene Emotionalität wie Hysterie, Krämpfe, Egozentrismus, Schizophrenie oder Autismus. In seelischer Kälte, Depressionen oder Apathie wird bei einem Kupfermangel die Kommunikation mit der lichtvollen Seite des Lebens erschwert. Kupfer steht für Balance in der Wellenbewegung des Lebens.

Kupfer– was kann dir dein Wert sagen:

Ist dein Kupfer-Wert im Blut ausgeglichen, kann dies möglich sein:

* Du bist einfühlsam, gewinnst Erfahrung aus Veränderung.
* Du genießt das Leben mit allen Sinnen, auf der geistigen Ebene sowie die materielle Seite.
* Du setzt deine geistigen Fähigkeiten absichtsvoll ein, um Ziele zu verwirklichen.

Ist dein Kupfer- Wert im Blut höher als die Norm, kann dies möglich sein:

* Du bist leicht hysterisch, regst dich über jede Kleinigkeit auf, vor allem über dich.
* Wenn du wütend wirst, kannst du zerstörerisch sein.
* Wenn es dir nicht passt, tauchst du in deine eigene Welt ab.
* Du willst um jeden Preis deinen Plan gemäß deinem Willen durchsetzen, ohne innere Führung.

Ist dein Kupfer- Wert im Blut niedriger als die Norm, kann dies möglich sein:

* Du neigst zu Selbstvorwürfen, Versagen und Schuldzuweisung.
* Du willst mit niemandem kommunizieren, bist apathisch und kannst kaum über den eigenen Tellerrand hinaussehen.
* Eine innere Verkrampfung macht sich breit.
* Im Moment bist du lethargisch, hast Schwierigkeiten, dich der Wellenbewegung des Lebens anzupassen.

Werden diese beiden Elemente Eisen und Kupfer in ihrer individuellen Wertigkeit ins alchemistische Feuer geworfen, dann zeigt sich im Verhältnis von Eisen zu Kupfer oder dem Fe/Cu-Quotienten die Härte des Stahls, die die Qualität des Schwertes und demzufolge der Abwehr bestimmt.

Eisen-Kupfer-Quotient – Faktor der Schwertlegierung

Der Eisen-Kupfer-Quotient resultiert rechnerisch aus den individuellen Werten von Eisen und Kupfer. Während Eisen bei der „Einatmung“ den Sauerstoff an die roten Blutkörperchen heranführt und seine Hauptaktivität im arteriellen Bereich des Kreislaufs entfaltet, ist Kupfer das „Atmungsmetall“ in der Tiefe des Stoffwechsels, im Lymph- und Venensystem. Für eine erfolgreiche Stoffwechselaktivierung (6) ist das Verhältnis von Eisen zu Kupfer aussagekräftig. Ein niedriger Eisen-Kupfer-Quotient deutet möglicherweise auf eine Stauung in den feinen Gängen zwischen Leber und Galle hin. Ist der Quotient erhöht, kann die Hormonausschüttung der Nebenniere für ein Ungleichgewicht sorgen.

Blutfließgeschwindigkeit – das Vorwärtskommen

Die Blutfließgeschwindigkeit spielt in der Grundversorgung des Körpers eine entscheidende Rolle. Wie in unserem Straßenverkehr hängt die Fließgeschwindigkeit von der Beschaffenheit der Straßen, der Straßenführung, der Fahrzeuge, der Versorgung und der Umweltfaktoren ab.
Sind die Blutbahnen wie Arterien und Venen elastisch und weit genug? Gibt es Ablagerungen unterwegs? Ist die Strecke recht kurvenreich oder befindet sie sich in einem Hauptverkehrskreuz wie dem Herzen oder der Leber? Wie steht es mit der Straßenreinigung, dem Entschlacken? Sorgen Baustellen für Einengung, Blockaden? Fließt der Strom frei vom Schwerlastverkehr oder passt sich der Strom an das Verkehrsaufkommen von 12-Achsern und Radfahrern an? Ist der Straßenbelag passend und wird der Zustand auch aufrechterhalten? Ist das Fundament belastungsfähig? Läuft der Verkehr reibungslos oder fehlt es an der Steuerung?

Die Werte von MCV, MCHC, MCH und Hämatokrit geben uns Einblick in das Verkehrsaufkommen und das Vorwärtskommen im Blutsystem.

Diese Abkürzungen MCV, MCHC, MCH stellen Laborwerte dar, die der Funktionsüberprüfung der roten Blutkörperchen, der Erythrozyten dienen.

MCV steht für mean corbuscular volume und beschreibt das durchschnittliche Volumen des roten Blutkörperchens.

MCH steht für mean corpuscular hemoglobine und repräsentiert den Hämoglobin-Gehalt des einzelnen Erythrozyten.

MCHC steht für mean corpuscular hemoglobine concentration und ist die mittlere korpuskuläre Hämoglobin-Konzentration. Der Wert verdeutlicht die Konzentration des Hämoglobins innerhalb der roten Blutkörperchen. Er lässt sich berechnen: MCHC = MCH / MCV.

Der Hämatokrit in Verbindung mit den MCV/MCHC/MCH-Werten zeigt uns, wie gut das Blut und damit wir im Fluss sind und vorwärtskommen. Der Hämatokrit-Wert ist der Anteil der Blutzellen am Gesamtblut, also das Verhältnis von festen zu flüssigen Blutbestandteilen. Er sagt etwas über die Fließeigenschaft des Bluts aus. Dabei gilt: Je höher der Hämatokrit, desto "dicker" das Blut, was die Transportkapazität verändert. Bei Sportlern z.B. nach einem Höhentraining ist das Blut dickflüssiger, da die Sauerstoff-Transportkapazität gestiegen ist.

MCV/MCHC/MCH im Blut – sind einzelne Werte höher als die Norm, kann dies u.a. folgende Ursachen haben:

» träge Stoffwechsellage
» Ernährungsstörungen, Nikotin und Alkohol
» Störung der Leber- Nieren- Schilddrüsenprozesse
» Mangel an Vitamin B12 und Folsäure.
» Störung der Zellteilung und Zellerneuerung
» Störung des Hormon-Stoffwechsels, Menopause

MCV/MCHC/MCH im Blut – sind einzelne Werte tiefer als die Norm, kann dies u.a. folgende Ursachen haben:

» Eisenmangel, Infekt
» Mangel an Sauerstofftransport, Konzentrationsstörung
» Mangel an Vitamin B mit Auswirkung auf den Hormonhaushalt
» Neigung zu depressiver Stimmung
» Störung der Gallen-, Nieren- und Blasenprozesse
» Störung des Eiweiß-Stoffwechsels, Zellerneuerung

MCV/MCHC/MCH in den vielfältigen feinstofflichen Funktionen – Das große Thema der Verwirklichung der eigenen Ideen

Hier spiegelt sich deine Fähigkeit der inneren Ruhe, Ideen mutig zu planen und sie in einen harmonischen Kreislauf der Verwirklichung zu entlassen. Wie leicht fließen deine kreativen Energien? Kann sich dein zielgerichtetes Handeln auf das zuverlässige Mitwirken anderer Partner verlassen, oder liegen zu viele dicke „Brocken" im Weg? Kannst du sinnvoll planen, oder verzögern sich Handlungsprozesse durch Transporthindernisse?

MCV/MCHC/MCH – was können dir die Werte sagen:

Sind die Werte von MCV/MCHC/MCH im Blut ausgeglichen, kann dies möglich sein:

* Du kannst dich auf deine Stärken verlassen und innovative Lösungen ohne verzetteln angehen.
* Die Kommunikation in deinem Team funktioniert ehrlich und konstruktiv.
* Du erreichst deine Ziele entspannt und nimmst Lob und Anerkennung wahr.

Sind einzelne Werte von MCV/MCHC/MCH im Blut höher als die Norm, kann dies möglich sein:

* Du fühlst dich steif und stur, die Arbeit fließt dir langsam von der Hand.
* Du bist gestresst, weil du deine Ideen nicht vorstellungsgemäß verwirklichen kannst.
* Du stößt an vielen Stellen auf Gegenwehr und versteckst dich hinter depressiver Laune.
* Du suchst den Schuldigen in Dingen, Menschen, Zeiten und Gegebenheiten.
* Du hast alte, untaugliche Gedankenkonstrukte aufgebrochen und bist in einem Befreiungsprozess.

Sind einzelne Werte von MCV/MCHC/MCH im Blut tiefer als die Norm, kann dies möglich sein:

* Es mangelt dir an Selbstvertrauen, es passiert viel, ohne dass du es zügig verarbeiten kannst.
* Du bist nervös und gereizt, du beginnst den Tag besonnen und endest ihn in Unruhe, ohne das erledigt zu haben, was du dir vorgenommen hast.
* Du wirst oberflächlich, hektisch und gibst deine Ziele schnell auf.
* Große Anstrengung zehrt an deinen Nerven. Verbinde dich mit deiner inneren Kraft, und deine Energien fließen wieder frei und ausgewogen.

Jegliche Vorwärtsbewegung der Immunzellen, der Ver- und Entsorgung, ist von der Blutfließgeschwindigkeit abhängig. Der Erythrozyt spielt dabei eine ausschlaggebende Rolle.

Erythrozyten – die Sauerstoffträger

Der Erythrozyt in seiner organischen Funktion

Erythrozyten sind rote Blutkörperchen, gefüllt mit Hämoglobin, dem roten Blutfarbstoff. Sie haben eine scheibenförmige Gestalt, häufig mit einer Einbuchtung in der Mitte. Die spezielle Form der Erythrozyten vergrößert die Oberfläche der Zellen und verbessert dadurch den Gasaustausch und die Flexibilität. Die Struktur und Funktion der Zelle ist unmittelbar abhängig von der Energieversorgung, die wiederum aus dem Sauerstoff gewonnen wird. Ein Mangel an Sauerstoff führt damit unweigerlich zur verminderten Zellfunktion und kann bis zum Zelltod gehen. Das empfindlichste Organ ist das Gehirn. Doch genau das Gehirn ist für ein bewusstes Leben essentiell.

Aus den Stammzellen im Knochenmark bilden sich pro Sekunde etwa zwei Millionen neuer Blutkörperchen. Eine gewaltige Produktion. Hier ist die Brutstätte der kleinen roten Blutkörperchen, der Erythrozyten. Diese „Transporter"- Zellen gehören zu den kleinsten im Blut, und sie sind am häufigsten vertreten. Sie enthalten den roten Blutfarbstoff Hämoglobin, der für die Sauerstoff- und Kohlendioxidbindung an die roten Blutkörperchen zuständig ist. Das Hämoglobin bindet den eingeatmeten Sauerstoff in den roten Blutkörperchen. Die Erythrozyten können ihn dadurch im Körper verteilen. Somit hängt die Sauerstoffversorgung des Körpers stark von der Anzahl der roten Blutkörperchen ab. Umgekehrt beeinflusst auch die Sauerstoffversorgung die Konzentration der Erythrozyten: Gelangt wenig Sauerstoff in den Körper, bildet dieser vermehrt rote Blutkörperchen, damit mehr Sauerstoff transportiert werden kann.
Sind zu wenig Erythrozyten vorhanden, wie bei Blutarmut oder Anämie, so resultiert dies in einer zunehmenden Leistungsminderung und Schwäche.
Je mehr Sauerstoff an das Hämoglobin der Erythrozyten gebunden ist, desto größer ist die Leistungsfähigkeit des Gehirns, der Muskeln, der Organe etc.
Erythrozyten stehen in interaktiver Beziehung zur Funktion der Galle, der Schilddrüse, dem Hormonsystem, der Milz und der Nieren.
In der Milz werden die roten Blutkörperchen auf ihren Einsatz vorbereitet. Dort gehen sie sozusagen in die Schule. Überalterte Erythrozyten kommen zurück in die Milz, werden hier bis in die kleinsten noch brauchbaren Teile zerlegt. Das Hämoglobin wird dabei freigelegt und der Leber für den Gallenstoff zur Verfügung gestellt.

Erythrozyt im Blut – ist der Wert höher als die Norm, kann dies u.a. folgende Ursachen haben:

- » Sauerstoffmangel, dickeres Blut (kann auch durch Rauchen verursacht sein)
- » wenig Erneuerung
- » Bezug zur Störung in den Galle-, Schilddrüsen-, Milz- und Nierenprozessen
- » erhöhter Sauerstoffbedarf z.B. bei Bergsteigen oder in einer Heilungsphase

Erythrozyt im Blut – ist der Wert tiefer als die Norm, kann dies u.a. folgende Ursachen haben:

- » Störung des Säure-Basen-Gleichgewichts
- » Eisenmangel, Blutmangel
- » Vitamin-B- Mangel, Folsäuremangel
- » Bezug zur Galle, Schilddrüse, Milz, Nieren

Der Erythrozyt in seiner feinstofflichen, verborgenen Funktion

Erythrozyten sind Sauerstofftransporter. Ohne Sauerstoff ist unser Leben, unsere Verwirklichung auf diesem Planeten undenkbar. Jeder Samenkern kommt unter Einwirkung von Wärme, Licht, Wasser und Sauerstoff zum Keimen. Der Erythrozyt lässt Leben in all seinen vielfältigen Formen keimen, sorgt für Lebendigkeit verbunden mit Autorität, Wissen, Durchsetzungskraft, Verstehen und Liebe.
Das muntere Leben der Erythrozyten lässt sich mit allen Lebensvorgängen in Beziehung setzen.

Erythrozyt – was kann dir dein Wert sagen:

Ist dein Erythrozyt Wert im Blut ausgeglichen, kann dies möglich sein:

- * Du fühlst dich unterstützt und gehst mit leichtem Herzen an große Aufgaben.
- * Kein Weg ist dir zu weit und zu schwer für deine Aufgaben.

Ist dein Erythrozyt Wert im Blut höher als die Norm, kann dies möglich sein:

- * Die geistige Durchdringung deiner Aufgaben strengt dich an.
- * Die Aufgaben fließen dir schwer von der Hand, vor allem wenn hohe Werte von Hämoglobin und Hämatokrit dazu kommen.

* Alles fließt zäh, so träge wie der Stoffwechsel.
* Du aktivierst zu viel Lebenskraft, um das anzugehen, was du im Leben meistern willst. Hast du dir zu viel vorgenommen?

Ist dein Erythrozyt Wert im Blut niedriger als die Norm, kann dies möglich sein:

* Deine körperliche und geistige Kraft ist vermindert. Bist du in einem Selbstwert-Konflikt?
* Alles fließt schnell, auch die Zeit. Am Abend fragst du dich, wo der Tag geblieben ist.
* Es fällt dir schwer, deine Ideen in Tat und Handlung umzusetzen.
* Du bist sauer, weil du glaubst, dir mangelt es an innerer Stabilität, an Wissen und Zuneigung.
* Du gehst Herausforderungen aus dem Weg.
* Du blockierst die Freude, die Spannkraft, die Würze des Lebens.

„Heilung zu einer Lebensweise zu machen bedeutet,
ein noch höheres Maß an Ganzheit und Glück zu erlangen und
schließlich ein goldenes Leben zu verwirklichen."
Chuck Spezzano
„Die inneren Heilkräfte erwecken" (7)

Thrombozyten – die Sofortreparatur

Der Thrombozyt in seiner organischen Funktion

In diesem Blutfließ-Transport-System übernehmen bestimmte Blutzellen lebensrettende Reparaturmechanismen. Das sind die Thrombozyten. Sie sind mikroklein und besitzen keinen Zellkern. Im Knochenmark werden sie gebildet und in der Milz abgebaut. Die Thrombozyten sind überaus wichtig für die Blutgerinnung. Sie lagern sich bei einer Verletzung, wie z.B. einer Schnittwunde, an den betroffenen Gefäßwänden ab und sorgen dafür, dass ein Blutpfropf entsteht. Der verschließt in Folge die Schnittstelle.
Thrombozyten stehen auch mit Schock-Erlebnissen in Verbindung. „Mir stockt der Atem, mir gerinnt das Blut in den Adern". Im Schockzustand verschmelzen unsere Sinneswahrnehmungen in Millisekunden, wobei diese Informationen direkt an den Atem und das Blut weitergegeben werden. Thrombozyten sind sofort in einer großen Zahl vorhanden und bauen einen Schutzwall.

Thrombozyt im Blut – ist der Wert höher als die Norm, kann dies u.a. folgende Ursachen haben:

- » schwerer Eisenmangel
- » angegriffenes Immunsystem
- » durch einen Schock ausgelöst
- » große körperliche Anstrengung

Thrombozyt im Blut – ist der Wert tiefer als die Norm, kann dies u.a. folgende Ursachen haben:

- » Vitaminmangel, vor allem Vitamin-B-12
- » bakterielle oder virale Infekte

Der Thrombozyt in seiner feinstofflichen, verborgenen Funktion

„Heile, heile Segen, drei Tage Regen ..."
Mit einer kleinen Schürfwunde am Knie rennt das Kleinkind zur Mutter. Die Blutplättchen in diesem jungen Organismus sorgen bereits dafür, dass sich rasch ein schützender Wundschorf bildet. Das liebevolle Streicheln mit „heile Segen" ist lediglich das Pflaster für die Seele. Werden solche Blutplättchen-Pflaster dick wie Mauern, können sie die Selbstregulation blockieren. Dies kann bei einem plötzlichen Unfallschock oder Trauma geschehen, als blitzschneller Selbstschutz des Organismus, um trotz des Schocks weiter funktionieren zu können.

Zu viele Blutplättchen bauen einen Sichtschutz auf vor dem, was wir nicht anschauen wollen. Sie verkapseln ungelöste Probleme und stecken sie in eine Art Ruheraum für eine spätere Bearbeitung.

Thrombozyt – was kann dir dein Wert sagen:

Ist dein Thrombozyt Wert im Blut ausgeglichen, kann dies möglich sein:

* Du weißt, dass aus jeder Irritation eine Perle entstehen kann. Du bleibst in diesem Prozess.
* Du schaust nach vorne, vertrauend, dass sich immer wieder Lösungen zeigen.
* Du beobachtest deine Gedanken und Einstellungen und änderst sie, wenn erforderlich.

Ist dein Thrombozyt Wert im Blut höher als die Norm, kann dies möglich sein:

* Du schirmst dich ab, bis hin zur Isolation.
* Du haderst mit deinem Schicksal und tyrannisierst damit deine Umwelt.
* Bist du bereit, starr gewordene Verhaltensmuster aufzugeben, damit die freigesetzte Energie dir für Neues bereit steht?
* Was hat dich in der letzten Zeit so geschockt, dass du dich abkapselst?

Ist dein Thrombozyt Wert im Blut niedriger als die Norm, kann dies möglich sein:

* Du fühlst dich schutzlos dem Schicksal ausgeliefert.
* Es wird dir alles zu viel, du hast Albträume.

Das Immunsystem – die hoch effiziente Entsorgung der Reste

Das Immunsystem ist in unserem aktiven Wortschatz als Verteidigungssystem verankert. Verteidigung ist nur sinnvoll, wenn es einen Feind und einen Freund gibt, wenn es Gut und Böse gibt. Im Grunde ist ein Immunsystem eine hoch-intelligente und effiziente körpereigene Müllabfuhr. Hier wird gesammelt, sortiert, zerkleinert, gebündelt, zerhackt, markiert, verbrannt und kompostiert. Die Reste werden über das Lymphsystem ausgeschieden, vergleichbar einem Kanalsystem.

Abfallentsorgung ist der Oberbegriff für alle Verfahren und Tätigkeiten, die der Beseitigung oder Verwertung von Abfällen dienen. Abfälle sind Überreste in festem, flüssigem und gasförmigem Zustand, die nicht mehr benötigt werden. Müll war ursprünglich das, was durch "müllen" = "zerstoßen", "zerreiben" wie in einer Mühle entstanden war.

Zum Müll im menschlichen Organismus gehören die unverdaulichen oder unbrauchbaren Nahrungsrückstände wie glutenhaltige Partikel. Eine eigene Abteilung, die der Neutrophilen Granulozyten nehmen sich derer an.

Das unbestimmte Immunsystem unterhält eine spezielle Abteilung mit Schmutzrobotern, das sind die Späherzellen. Sie durchstreifen die Blutbahnen und das Gewebe und versehen jedes Schmutzpartikel mit einem roten Punkt. Die Fresszellen erledigen die Entsorgung der markierten Partikel.

Die Beseitigung des Sondermülls liegt in Obhut des bestimmten Immunsystems. Die intelligenten Lymphozyten sind trainiert spezielle Stoffe, wie Masernviren zu erkennen, zu markieren und zu eliminieren.

In den Lymphknoten sind die Betriebsstätten der Abfallwirtschaft. Von hier aus werden eilige Einsätze bei Großaufkommen wie dem Einfall von Bakterien organisiert und ausgeführt.

Die Granulozyten lösen ihre Aufgabe sofort mikroprozessorunterstützt. Sie bringen einen bio-chemischen Stoff mit sich, der das Müllpartikel augenblicklich auflöst.

Die Einführung des Immunsystems als hocheffiziente Müllabfuhr setzt ein Umdenken voraus. Mit diesem Bild fällt uns die Vorstellung leicht, den eigenen Gedankenmüll zu eliminieren. Wenn wir davon ausgehen, dass manche Blockade in unserem System auf Grund von verhärteten Denkstrukturen entstanden ist, dann kann das Alte, Beklemmende ein für alle Mal über Bord geworfen werden, wie es eben bei einer Müllabfuhr geschieht.

Björn Eibl spricht in seinem Buch: „Die seelischen Ursachen der Krankheiten" von der „Klomuschel-Therapie".

> *„Jeder von uns weiß, was am WC zu tun ist: ein Häufchen ablegen, Spülung betätigen, fertig. Ein einfacher Vorgang, tausendfach bewährt.*
> *Jetzt stellen wir uns einmal vor: jemand platziert sein Häufchen. Anstatt zu spülen beginnt er mit der Klobürste die Exkremente im WC zu verteilen. –Verrückt? Zweifellos! Aber genau das machen wir immer wieder! Anstatt Konflikte (Klomuschel-Inhalt) hinunter zu spülen und zu vergessen, tragen sie wir Tage, Wochen, Monate, Jahre, ja ein ganzes Leben mit uns herum. Uns grübelnd und sinnierend quasi im Kreise drehend blockieren wir unsere Lebensenergie. Ständig an die Altlasten der Vergangenheit denkend, torkeln wir in die nächstbeste Grube des Schicksals, weil wir nicht im Hier und Jetzt Schluss damit machen. Weg mit dem alten Zeug! Ziehen wir die Lehren aus der Vergangenheit, aber lassen wir den Ballast hinter uns! Beginnen wir jeden Tag neu!"* (8)

Um der Klarheit willen, gehe ich zurück zur gewohnten Beschreibung des Immunsystems als Verteidigungssystem, jedoch mit dem neuen Verständnis der Restentsorgung.

Das Immunsystem – das hocheffiziente Schutzschild

Wie eine Streitmacht mit zahlreichen Waffengattungen verteidigt das Immunsystem den Organismus. Es ist ein hoch kompliziertes System, das ständig in Veränderung ist, sich an die Umweltgegebenheiten oder den eigenen Lebenswandel anpasst.

Sicht- und greifbar ist es nicht, das Immunsystem. Es ist nicht wie ein Herz, eine Leber oder eine Niere ein „greifbares“ Organ. Erst in seinen Aktionen wird es erfahrbar, sogar sichtbar. Es ist das hoch spezialisierte Abwehrsystem des menschlichen Körpers gegen Krankheitserreger, Mikroorganismen, Viren, Bakterien, Parasiten, Fremdstoffe und Zellbestandteile. Es ist ein System, das wie ein großes, unsichtbares Kommunikationsnetz den gesamten Körper durchzieht, und dessen Leben schützt.

Das unspezifische Immunsystem

Geboren werden wir mit allen Fähigkeiten des unspezifischen Immunsystems. Der Teil des Immunsystems, der sich um die Abwehr aller unbestimmten und als fremd eingestuften Stoffe und Lebewesen sorgt. Das können unverträgliche Lebensmittel, eben explodierte Zellen oder Schnupfenviren sein. Die unspezifischen Abwehrmaßnahmen, ausgeführt durch die Leukozyten, sind zuerst am Ort des Geschehens. Sie werden über chemische Botenstoffe, die Späherzellen angelockt, Makrophagen umzingeln den Fremdstoff und entlassen stark reaktive Enzyme. Dabei wird der Eindringling regelrecht aufgefressen oder phagozytiert. Intelligente Kommunikationskanäle beschleunigen den Vorgang.

Leukozyten – die Polizei im Körper

Der Leukozyt in seiner organischen Funktion

Aus pluripotenten Stammzellen im Rückenmark gebildet, gehören Leukozyten zur stärksten Verteidigung. Das Wort setzt sich zusammen aus „leuko" und „zyt", es kommt aus dem Griechischen und bedeutet „weißes Gefäß". Deshalb nennen wir sie weiße Blutkörperchen.
Leukozyten stellen mit den fünf Spezialeinheiten, den Monozyten, Neutrophile, Eosinophile, Basophile und Lymphozyten das entscheidende Bollwerk der Verteidigung dar. Sie patrouillieren im Blut und im Gewebe. Dazu tasten sie die Wände der Gefäßzellen systematisch nach bestimmten Störfaktoren und Stoppsignalen ab. Manche Erreger verkapseln sich, um sich im Schutze der Wirtszelle zu vermehren. Eine gesunde Abwehr erkennt das. Dafür ist eine funktionierende Zell-zu-Zell-Kommunikation wichtig. Sobald ein Störfaktor erkannt ist, wird er markiert und von Fresszellen, den Makrophagen, eingezingelt und erledigt. Sind die Eindringlinge in der Überzahl, wird unmittelbare Verstärkung aus dem Hauptquartier, den Lymphknoten angefordert. Das Immunsystem ist im gesamten Organismus omnipräsent.

Leukozyt im Blut – ist der Wert höher als Norm, kann dies u.a. folgende Ursachen haben:

- Entzündungen, Infekt
- krankhafte Vermehrung der weißen Blutzellen oder Leukämie
- akuter Blutverlust
- übermäßiger Tabakkonsum
- Therapie mit Immunsuppressiva oder Bestrahlungen

Leukozyt im Blut – ist der Wert tiefer als Norm, kann dies u.a. folgende Ursachen haben:

- Knochenmarkerkrankungen
- Therapien mit Bestrahlungen oder Antikrebs-Medikamenten
- Virusinfektion, Leukämie
- Überfunktion der Milz
- Vitamin-B-12 Mangel, träger Stoffwechsel
- Medikamente
- körperliche Überanstrengung wie Extremsport

Der Leukozyt in seiner feinstofflichen, verborgenen Funktion

Der Mensch ist Teil einer Lebensgemeinschaft tausender Organismen, die sich gegenseitig bedienen. Mit dem bloßen Auge sehen wir sie nicht, sind aber immer und überall von ihnen umgeben, den Bakterien.
Sie treiben nicht ziellos in der Gegend umher, sondern sie führen genau wie die komplexeren Zellen die grundlegenden physiologischen Prozesse aus. Bakterien wirken lebenserhaltend in unseren Schleimhäuten, dem Mund, dem Magen und dem Darm, unterstützen die Verdauung von Lebensmitteln und die Produktion von Energie. Sie greifen schützend ein gegen Kontakte mit schädigenden Viren. Allerdings stört ein Zuviel oder ein Zuwenig an Bakterien lebenswichtige Vorgänge. Lebensbedrohliche Situationen können sich daraus ergeben.
Bakterien passen sich blitzschnell Veränderungen der Lebensgewohnheiten und der Umwelt an.
Sie können wahrnehmen, wo es Nahrung gibt und sich dorthin bewegen. Gifte und Räuber erkennen sie und flüchten vor ihnen.

Gedanken und Einstellungen sind wie Bakterien. Sie passen sich an, wenn sie unentdeckt sein wollen. Sie wollen genährt werden und belegen wichtige Rezeptoren, die „Antennen" auf der Zellmembran. Sie können lebenswichtig sein oder lebensvernichtend.

Leukozyt– was kann dir dein Wert sagen:

Ist dein Leukozyt Wert im Blut ausgeglichen, kann dies möglich sein:

- Du bist wie ein Schwertkämpfer. Komme was wolle, du weißt dich zu verteidigen.
- Du bist geschult und kannst Feind von Freund unterscheiden.

Ist dein Leukozyt Wert im Blut höher als die Norm, kann dies möglich sein:

- Du reagierst oft aggressiv und willst einen Gegner, einen Schuldigen finden. Sind es nicht deine eigenen Einstellungen dazu?
- Wenn du keinen Gegner findest, dann kann sich das Aggressionspotential gegen dich selbst richten. Schau auf die Gallenwerte, sie geben dir weitere Hinweise.
- Die Abwehr ist im Alarmzustand, obwohl du im realen Leben kaum etwas zu befürchten hast. Hinterfrage die Angst. Ist sie eingebildet?
- Leukozyten greifen einen unbestimmten Feind an. Was ist für dich der unbestimmte Feind? Was sitzt dir im Nacken und du kannst es nicht erkennen?

* Sind es Sorgen, Angst vor der Zukunft, Angst vor bösem Gerede?
* Du bist leicht gereizt und nervös. Was ist die Ursache? Finde es heraus und kläre es, bringe es ins Licht, dann gibt sich der unbekannte Feind zu erkennen.

Ist dein Leukozyt-Wert im Blut niedriger als die Norm, kann dies möglich sein:

* Fühlst du dich der Angst, dem Schicksal ausgeliefert?
* Hol dir Unterstützung und Stärkung. Sei dein eigener Meister.
* Du fühlst dich gelähmt, weil Informationen, Zuarbeiten anderer nicht zeitgemäß kommen.
* Du stehst kurz vor dem Durchbruch einer neuen Idee, einer Erweiterung deines Bewusstseins und blockierst mit „Nein".

Granulozyten – chemische Kampfstoffe

Das sind die gefährlichsten Truppen der Abwehrzellen, sie stellen nachweislich die größte Gruppe der Leukozyten dar. Ihre speziellen Granulas, ihre Kampfstoffe, tragen sie in kleinen blasenförmigen Behältern mit sich. Zu den Granulozyten gehören:

- Monozyten
- Neutrophile Granulozyten (Segmentkernige)
- Eosinophile Granulozyten
- Basophile Granulozyten
- Lymphozyten

Neutrophile Granulozyten – die Lernfähigen

Der Neutrophil in seiner organischen Funktion

Wie die Monozyten bewegen sich die Neutrophile, auch Segmentkernige genannt, im Blutstrom und patrouillieren ständig durch das Gewebe. Im Gewebe differenzieren sie sich zu Makrophagen, den Fresszellen. Die Neutrophilen Granulozyten sind zuerst am Einsatzort und räumen gründlich auf. Werden die Makrophagen mit einer Invasion nicht allein fertig, rufen sie über Botenstoffe Kampfstoff-Verstärkung herbei. Zeitversetzt kommen die Monozyten und erledigen den Rest. Sie sind „Allesfresser", von Partikeln unverträglicher Lebensmittel bis zu undefinierbaren Zelltrümmern und sonderbaren Bakterien. Die beim Kampf freigesetzten freien Radikale sorgen für eine stärkere Durchblutung, das Areal schwillt an und die zerstörten Bakterienreste können leichter abtransportiert werden.

Unverträgliche Lebensmittel werden vom Immunsystem in bestimmten Fällen auch als Störenfriede erkannt und angegriffen, z.B. glutenhaltige Partikel aus Weizen, Gerste, Hafer und Roggen. Neutrophile Granulozyten greifen ein und bauen diese als fremd angesehenen Substanzen ab - ohne Einsatz von Antikörper. Häufen sich solche glutenhaltige „Invasionen" fühlen sich die Neutrophile überlastet und rufen Lymphozyten zur Unterstützung. Das kommt einer allergischen Reaktion gleich und zeigt sich im Blutbild.

Das Knochenmark gibt jeden Tag etwa hundert Milliarden Neutrophile Granulozyten ab. Sie leben nur wenige Tage, doch während einer Infektion schnellt ihre Zahl auf das Fünffache. Jeder von ihnen kann etwa 25 Bakterien verschlingen und zerstören, bevor er stirbt. Makrophagen hingegen zerstören etwa hundert Eindringlinge, bevor sie selbst verenden. Sie sind größer, stärker und leben länger.

Neutrophile im Blut – ist der Wert höher als die Norm, kann dies u.a. folgende Ursachen haben:

» akute oder chronische Infektion
» Nebenwirkungen Medikamente
» Störung der Leber-, Gallenprozesse

Neutrophile im Blut – ist der Wert niedriger als die Norm, kann dies u.a. folgende Ursachen haben:

» Infektionen wie Mumps, Grippe
» genetische Situation

- In Verbindung mit hohen Lymphozyten Verdacht auf Gluten-Intoleranz.

Eosinophile und Basophile Granulozyten

Eosinophile und Basophile in ihren organischen Funktionen

Sie sind die Eliteeinheiten in der zellulären und humoralen Abwehr. Sie arbeiten vermehrt im Untergrund, im Darm. Parasiten wie Würmer und Läuse rufen sie in Alarmbereitschaft. Eosinophile und Basophile reagieren auf lang andauernden Stress mit allergieähnlichen Überempfindlichkeitsreaktionen wie Asthma, Nesselsucht, allergischer Schnupfen oder Schock.

Immer wenn es um das Thema Stress geht, spielen die Nebennieren eine Rolle. Auch stehen Niere-, Lungen- und Schilddrüsenprozesse in Beziehung zu Eosinophile und Basophile. Einzelwerte lassen nur Schlüsse zu.

Eosinophile/Basophile im Blut – sind einzelne Werte höher als die Norm, kann dies u.a. folgende Ursachen haben:

- Störungen in Schilddrüsen-, Nebenniere-, Nieren- und Lungenprozessen
- Parasiten im Darm
- Autoaggression
- allergische Disposition

Eosinophile/Basophile im Blut – sind einzelne Werte niedriger als die Norm, kann dies u.a. folgende Ursachen haben:

- akuter Infekt
- Stress
- Störung der Nebenniere
- Kortisonbehandlung

Immunsystem im Darm

Etwa 80 Prozent aller Abwehrzellen sind im Darmbereich zu finden. Im Dünndarm arbeiten mehr spezielle weiße Abwehrkörperchen als im ganzen Blut.

Das spezifische Immunsystem

Mit der Geburt entwickelt der Körper neben dem angeborenen, unspezifischen Immunsystem ein zweites Immunsystem, das spezifische Immunsystem. Beide Abwehr-Mechanismen arbeiten Hand in Hand. Überwinden die Erreger die Barriere über Haut und Schleimhäute, tritt im Körperinnern zuerst die unspezifische Abwehr in Aktion. Alles, was die Späherzellen als „Feind" erkennen und markieren, wird vom unbestimmten Immunsystem übernommen. Hierbei wird der Feind nicht selbst identifiziert. Die spezifische Abwehr hingegen setzt das Erkennen voraus, muss erlernt werden und tritt nur in Aktion, wenn der Aggressor bekannt ist und Antikörper gebildet wurden.

Wenn sich zum Beispiel ein Kind mit dem Masernvirus ansteckt, dann muss eine Immunzelle einen schützenden Antikörper gegen diesen Virus entwickeln. Der Antikörper dockt an dem bekannten Virus an, deaktiviert den Angreifer und markiert ihn für die Zerstörung. Die Zellen bewahren die genetische Erinnerung an diesen Antikörper, so dass sie, sollte der Mensch noch einmal einem Masernvirus begegnen, sofort die schützende Immunabwehr einleiten können. Die neuen Antikörper-Gene können auch an alle Nachkommen dieser Zelle weitergegeben werden. Diese erstaunliche genetische Fähigkeit offenbart den zelleigenen intelligenten Mechanismus.
Lymphozyten – wirkungsvolle Waffe

Der Lymphozyt in seiner organischen Funktion

Lymphozyten gehören zu den Leukozyten. Nach ihrer Entstehung aus pluripotenten Stammzellen im Knochenmark wandern sie für eine solide Spezialausbildung in die Thymusdrüse.
Hier lernen viele der T-Lymphozyten, wie sie nach ihrem Ausbildungsort genannt werden, eigenes Gewebe von Fremdstoffen, den Antigenen zu unterscheiden - etwa von Bakterienbruchstücken, Bausteinen von Viren oder Substanzen, die für Würmer charakteristisch sind. Koordiniert werden die Lymphozyten von den so genannten T-Helfer-Zellen. Ihr Beobachtungsposten ist der Lymphknoten. Erspähen sie einen Feind, treiben sie die B-Lymphozyten zur Arbeit an. Die Oberfläche dieser Zellen ist mit Antikörpern gespickt, die von Zelle zu Zelle verschieden sind und jeweils exakt zu einem Fremdstoff passen. Auf den Befehl der T-Helfer-Zellen hin schwellen die zuständigen B-

Zellen an, teilen und vermehren sich. Jede einzelne produziert dabei zahlreiche Antikörper. T- und B-Zellen lernen aus Erfahrung. Sie bilden sozusagen das "Gedächtnis" des Immunsystems. Haben sie einen Angriff einmal zurückgeschlagen, sind sie bei der nächsten Attacke desselben Feindes viel schneller und präziser auf ihrem Posten.

Alle Immunzellen stehen mit dem gesamten Organismus in Beziehung. Eine differenzierte Betrachtung der Lymphozyten erlaubt gewisse Schlüsse.

Lymphozyt im Blut – ist der Wert höher als Norm, kann dies u.a. folgende Ursachen haben:

» akute oder chronische virale Infekte
» Keuchhusten
» Nebenwirkungen Medikamente

Lymphozyt im Blut – ist der Wert niedriger als Norm, kann dies u.a. folgende Ursachen haben:

» Störung im Kohlenhydrat-Stoffwechsel
» viel Stress, schwaches Lymphsystem
» Störungen in den Leber-, Galleprozessen
» Kortisonbehandlung

Der Lymphozyt in seiner feinstofflichen, verborgenen Funktion

Die Thymusdrüse, der geschützte Ort der Ausbildung entspricht dem vierten Siegel der bedingungslosen Liebe. Ist die Thymusdrüse aktiviert, schüttet sie ein Hormon aus, das den Körper bei perfekter Gesundheit halten und den Alterungsprozess stoppen kann. Hier bereitet sich der Lymphozyt auf seine Aufgabe vor. Er gehört zur Eliteeinheit, er ist intensiv geschult und greift sofort ein, wenn ein bereits bekannter Feind auf die Lebensbühne kommt. Hier setzen die geschulten Lymphozyten ein, sie erkennen den „Feind“, stoppen den Vorgang, korrigieren und ändern emotionslos. Selbst-Reflexion führt über Selbst-Korrektur in die Freiheit.

Lymphozyt– was kann dir dein Wert sagen:

Ist dein Lymphozyt Wert im Blut ausgeglichen, kann dies möglich sein:

* Du stehst in deiner Mitte, bist frei von Angst und agierst aus der Adlerperspektive.
* Du konfrontierst deinen Feind und deine Herausforderungen und wächst daran.
* Du handelst bedingungslos.

Ist dein Lymphozyt Wert im Blut höher als die Norm, kann dies möglich sein:

* Emotionale Belastungen aus der Vergangenheit bereiten dir Stress.
* Du bist ständig in Abwehrhaltung und vermutest hinter jeder Störung eine absichtliche Handlung. Traust du dir selbst nicht mehr?
* Auf der geistigen Ebene willst du Veränderung. Mit deinem Ego blockierst du sie.

Ist dein Lymphozyt Wert im Blut niedriger als die Norm, kann dies möglich sein:

* Du fühlst dich verwundbar und planst Verteidigungsmaßnahmen.
* Angst, den nächsten Schritt im Leben zu tun, lähmt deine Lebensfreude.
* Du gehst dem Feind aus dem Weg, ohne ihn zu konfrontieren, ohne zu korrigieren.
* Was sind deine wiederkehrenden Gedanken, die Lebensenergie binden?

Elektrolyte – Beweger der Spannung

700 Milliarden individuelle Zellen formen das gesamte System, das aus der einen Ur-Stammzelle entstanden ist. Jede dieser lebendigen Zellen umgibt sich mit einer vibrierenden, schützenden Membran, gleich einem atmungsaktiven Mantel. Dieser „Mantel" schützt die lebenserhaltenden Vorgänge im Inneren und erlaubt gleichzeitig auch die Kommunikation mit der Außenwelt. Die Membran ist die Schnittstelle zwischen externer und interner Umgebung. In dieser Eigenschaft liest die Zellmembran die Umwelt und passt die Zelle entsprechend an. Bruce Lipton bezeichnet die Membran als „ das wahre Geheimnis des Lebens. Sie liegt genau an der Schnittstelle zwischen dem Inneren und dem Äußeren, und ist im Fall der Zelle gerade ein siebenmillionstel Millimeter dick." (2) Es ist diese zelluläre „Haut", durch welche unser Körper Umweltsignale in Verhalten umsetzt. Unserem Nervensystem gleich steuern Membranproteine die Lebensprozesse der Zelle, vor allem auch die Energieversorgung.

Elektrolyte in ihren organischen Funktionen

Die Wortbedeutung von Elektrolyte „elektrisch“ und „auflösbar“ führt unmittelbar in die Aktion. Elektrolyte sind Stoffe, die in wässriger Lösung elektrischen Strom leiten können. Sie zerfallen dabei in positiv oder negativ geladene Teilchen, in Ionen. Die meisten Ionen im Körper kommen als Elektrolyte vor. Die wichtigsten Elektrolyte sind Natrium, Magnesium, Kalium. Chlorid, Phosphat, Sulfat und Bikarbonat.

Ohne Spannungsgefälle kein Austausch

Elektrolyte sind lebenswichtige Substanzen, die das Spannungsgefälle von innen durch die Zellmembran nach außen und von außen durch die Zellmembran nach innen aufbauen. In den Zellen, intrazellulär, herrscht eine andere Konzentration der Ionen als außerhalb der Zellen, dem sogenannten extrazellulärem Raum. Über die Grenze der Zelle hinweg, die Zellmembran, erfolgt der aktive und inaktive Ionentransport. Durch diesen Ionentransport ändert sich die Spannung an der Zellmembran. Diese Spannungsänderungen wiederum ermöglichen die Steuerung aller Prozesse, die auf Zellebene ablaufen.

Innerhalb der Zellen sind mehr Kalium-, Magnesium- und Phosphor-Ionen vorhanden als außerhalb, während es außerhalb der Zellen viel mehr Natrium, Calcium und Chlorid gibt als innerhalb. Nur wenn die Verteilung der Elektrolyte zwischen Innen und Außen erhalten bleibt und Spannungsänderungen an den Zellwänden möglich sind, sind die Zellen des Körpers kommunikations- und lebensfähig. Dann können sie ihre Aufgaben erfüllen und Informationen untereinander austauschen. Nerven- und Muskelzellen, vor allem Herzmuskelzellen sind auf dieses Erregungspotential angewiesen.

Elektrolyte teilen sich in zwei Gruppen:

Gruppe 1

besteht aus positiv geladenen Elektrolyten, den Kationen.
Natrium, Kalium, Calcium und Magnesium gehören dazu.

Gruppe 2

besteht aus negativ geladenen Elektrolyten, den Anionen.
Phosphat, Sulfat, Chlorid und, Hydrogencarbonat gehören dazu.

Kalium – stärkt Nerven und Psyche

Kalium in seiner organischen Funktion

Kalium ist ein positiv geladenes Ion und der wichtigste Mineralstoff im Inneren der Zellen. Kalium sorgt für die Reizweiterleitung im Nervensystem. In der Muskulatur ist es an der Steuerung der Kontraktionen beteiligt. Erst dadurch können unsere Organe, das Herz, das Nervensystem, die Skelettmuskulatur, die Darmmuskulatur und auch die Haut gesteuert werden und so ihre Funktion erfüllen. Kalium gleicht Erregungszustände aus. Blutdruck ist ein gutes Beispiel dafür. Kalium ist an der Aktivierung von Enzymen beteiligt, an der Bildung von Eiweißen, am Kohlenhydrat-Stoffwechsel und an der Energiebildung. Das geschieht in enger Zusammenarbeit mit Natrium. Über die Nahrung gelangt Kalium in den Organismus, ausgeschieden wird es über die Niere.

Ohne Kalium kein Leben – in unterschiedlichsten Körper-Systemen können sich Störungen durch Kalium-Mangel oder Kalium-Überfluss zeigen.

Kalium im Blut – ist der Wert höher als die Norm, kann dies u.a. folgende Ursachen haben:

- » Nierenbelastung
- » Störung der Energieversorgung, Insulin-Stoffwechsel
- » Störung des Säure-Basen-Haushaltes
- » fehlerhafte Blutabnahme oder längerer Zeitraum zwischen Abnahme und Laboranalyse

Kalium im Blut – ist der Wert niedriger als die Norm, kann dies u.a. folgende Ursachen haben:

- » Durchfall, Dehydration, Erbrechen
- » Muskelschmerzen, Krämpfe und Schwäche
- » Störung der Herz- und Nierenprozesse
- » Diabetes, Stress
- » Neigung zu Depression
- » falsche Einnahme von Medikamenten wie Diuretika

Kalium in seiner feinstofflichen, verborgenen Funktion

Kalium ist ein Mineral der Lebensfreude und der Akzeptanz des Lebens. Kalium baut mit Leichtigkeit Kontakte auf und nährt sie mit der ureigenen Essenz aus der inneren Quelle. Wer sein Leben bewusst lebt, übernimmt Verantwortung für sich und all das, wofür er im Leben verantwortlich ist. Kalium will nie allein sein, es braucht eine enge Beziehung zu seiner Umwelt. Kalium will Teil des Ganzen sein und geht dafür auch in die Pflicht.

Kalium – was kann dir dein Wert sagen:

Ist dein Kalium Wert im Blut ausgeglichen, kann dies möglich sein:

* Du liebst die klassischen Lebensstrukturen wie die der Familie, das Miteinander oder Freunde.
* Du bist gerecht, korrekt, es ist eine Freude mit dir zusammen zu leben. Dein Strahlen ist ansteckend.
* Du stehst zu deinen Aufgaben und Bedürfnissen.

Ist dein Kalium Wert im Blut höher als die Norm, kann dies möglich sein:

* Du machst es anderen schwer, ihr eigenes Leben zu genießen.
* Du bist übergenau und beharrst auf Tradition und Althergebrachtem.
* Du neigst dazu geizig und eifersüchtig zu sein, bist schnell sauer.
* Du arbeitest viel, ohne das Leben genießen zu können.

Ist dein Kalium Wert im Blut niedriger als die Norm, kann dies möglich sein:

* Du neigst dazu griesgrämig und traurig zu sein.
* Es fällt dir schwer Gefühle zu zeigen oder anderen das Glück zu gönnen.
* Du nimmst am liebsten nicht am Leben teil und verkriechst dich einsam in deine Höhle.
* Der Ansporn für neue Dinge fehlt dir.

Natrium – die Dynamik im Leben

Natrium in seiner organischen Funktion

Natrium ist ein Universalregulator im menschlichen Körper. Kalium braucht das Natrium, um lebensfähige Spannungsverhältnisse im Inneren und Äußeren der Zelle aufzubauen. Das geschieht direkt in der Zellmembran. Dort werden Kalium- und Natrium-Ionen in einem bestimmten Verhältnis von innen nach außen und von außen nach innen bewegt. So entstehen das Ruhemembran- und das Aktionspotential. Ohne diesen Ausgleich könnte das Herz nicht funktionieren. Unverzichtbar ist Natrium für die Übertragung von Reizen über die Nervenleitbahnen auf die Muskeln, für einen geregelten Wasserhaushalt und für einen ausgeglichenen Säure-Basen-Haushalt.

Natrium im Blut – ist der Wert höher als die Norm, kann dies u.a. folgende Ursachen haben:

» mangelnde Flüssigkeitszufuhr
» Verbrennungen
» Gelenk- und Rückenschmerzen
» erhöhte Natriumzufuhr

Natrium im Blut – ist der Wert niedriger als die Norm, kann dies u.a. folgende Ursachen haben:

» starke Schmerzen, Fieber
» Durchfälle, Erbrechen
» extreme sportliche Anstrengungen
» Ernährungsfehler
» Störung in Nieren-, Leberprozessen
» Medikamente wie Diuretika

Natrium in seiner feinstofflichen, verborgenen Funktion

Natrium ist die „Zwillingsschwester" von Kalium. Für viele Vorgänge kann die eine nicht ohne die andere arbeiten. Die beiden Zwillingsschwestern Natrium und Kalium genießen das Leben. Sie setzen sich auch dafür ein, dass die Lebensvorgänge harmonisch und voller Energie ablaufen können. Genuss und Wohlstand entsteht im Geben und Nehmen. Sie sind ein wichtiger Stabilitätsgarant für das eigene Leben wie für die Umwelt im Kleinen und Großen.
Natrium – was kann dir dein Wert sagen:

Ist dein Natrium Wert im Blut ausgeglichen, kann dies möglich sein:

* Du fühlst dich vital, du genießt das Leben, bist liebenswert.
* Du liebst die Harmonie und das Schöne im Leben.
* Du sorgst für ein friedliches Miteinander und ein gemeinsames Verwirklichen größerer Ziele.

Ist dein Natrium Wert im Blut höher als die Norm, kann dies möglich sein:

* Du suchst übertrieben jede Möglichkeit das Leben zu genießen, neigst dabei zu Egoismus.
* Du willst dir zurzeit nichts verbieten lassen und gerne an vorderster Stelle stehen.
* Bei gleichzeitig niedrigem Magnesiumwert suchst du Entspannung durch Genuss wie Schokolade.
* Du stehst kurz vor einem geistigen oder materiellen Durchbruch und hast Unterstützung gerufen.

Ist dein Natrium Wert im Blut tiefer als die Norm, kann dies möglich sein:

* Dir fehlt das Salz des Lebens und der Dynamik. Du kannst dein Leben nicht genießen.
* Du bist sehr sensibel und reagierst auf Umwelteinflüsse als auch auf zwischenmenschliches sehr empfindlich und zurückhaltend.
* Du definierst dich über Arbeit und Leistung.
* Probleme trägst du mit dir aus und sprichst nicht darüber.
* Du bemühst dich um Mitmenschen und deren Probleme und stellst dich und deine Bedürfnisse hinten an.
* Du verziehst dich gern ins stille Kämmerlein und bist melancholisch.
* Du denkst zuerst an andere. Oft bleibt keine Zeit für deine eigenen geistigen und materiellen Bedürfnisse. Wenn dies auf Dauer geschieht, wird der Körper krank.

Calcium – innere Festigkeit

Vor vielen Millionen Jahren zerstörten die Kräfte der Erosion die Sedimentgesteine, in denen Calcium überwiegend in Form von Calciumcarbonat, CaCo3, vorhanden war. Dieser gelöste Kalk wurde ins Meer geschwemmt, wo er sich in Bänken oder Platten absetzte und bei seiner Versteinerung vieles mit einschloss, was in diesem Moment im Meer lebte. Eine besonders bedeutsame Folge jedoch war, dass sich die Weichtiere mit Hilfe des Kalkes auf den Weg machen konnten, das Land zu erobern. Sie bauten für sich ein Knochengerüst auf, welches ihnen innere Festigkeit und Struktur verlieh. Das Leben auf dem Land konnte beginnen.

Calcium in seiner organischen Funktion

Schon allein das Wort Calcium erzeugt Bilder von Festigkeit, Härte und Stabilität. Etwa 1.000 Gramm gebundenes Calcium befinden sich im menschlichen Körper. Kein anderer Mineralstoff liegt in größerer Menge vor. Nur ein Bruchteil, weniger als 1%, des Calciums zirkuliert als positiv geladenes Teilchen im Blutkreislauf und übernimmt hier zahlreiche Funktionen. Bei der Muskelkontraktion spielt Calcium eine große Rolle, bei der Blutgerinnung, der Ausschüttung von Hormonen und der Aktivitätssteuerung von Enzymen. Außerdem beeinflusst Calcium die Durchlässigkeit der Zellwände. Das ist wichtig für Herzrhythmus, Gehirnströme, Zell-zu-Zell-Kommunikation und neuronale Strukturen im Gehirn.
Im Blut bewegt sich der Calciumspiegel in einem sehr engen Bereich, wobei nur geringe Schwankungen toleriert werden. An Calcium darf es dem Körper nie fehlen. Er legt überschüssiges Calcium in einer Art Calcium-Bedarfsspeicher ein. Die Steuerung der Aufnahme, der Einlagerung oder der Auslösung des Mineralstoffs Calcium aus dem Knochen sowie die Ausscheidung über die Nieren wird direkt über das Gehirn gesteuert und über Hormone vermittelt. Diese präzise Regulation des Calciumspiegels wird durch das Zusammenspiel der Hormone Parathormon, Calcitonin und Vitamin D gewährleistet.
Der Calciumhaushalt ist eng mit dem Phosphat- und Magnesium-Haushalt verknüpft.

Dr. Tidow Henning wies im November 2013 in seinen neuesten Forschungsarbeiten nach, dass Calcium bei Menschen maßgeblich verantwortlich ist für die Kommunikation zwischen den Zellen im Organismus. Calcium-Ionen wirken als Botenstoff zwischen den Zellen und sind für die sogenannten

Signaltransduktion, also die Weiterleitung von Sinnesreizen und Nervenimpulsen, verantwortlich. (9)
Der Einsatzbereich von Calcium ist sehr vielseitig. So zeigen sich Störungen des Calcium-Stoffwechsels im gesamten Organismus.

Calcium im Blut - ist der Wert höher als die Norm, kann dies u.a. folgende Ursachen haben:

- » Störungen der Nieren-, Galle- und Leberprozesse
- » Störungen im Schilddrüsen-, und Nebenschilddrüsensystem
- » nach einer langen Ruhigstellung wie Krankheit
- » Kataboler Stoffwechsel, wenn der Kaliumwert ebenfalls erhöht ist
- » Störung Säure-Basen-Haushalt

Calcium im Blut – ist der Wert niedriger als die Norm, kann dies u.a. folgende Ursachen haben:

- » Lichtmangel
- » Störungen im Dünndarm
- » einseitige Ernährung wie Fasten oder Alkoholmissbrauch
- » Vitamin-D-Mangel
- » Eiweiß-Stoffwechselstörung
- » chronische Nieren- und Knochenstoffwechselstörung
- » Störung der Zell-zu-Zell-Kommunikation
- » Störung Säure-Basen-Haushalt

Calcium in seiner feinstofflichen, verborgenen Funktion

Die Muschel zeichnet uns die feinstoffliche Funktion von Calcium vor. Die Muschel liebt die kosmische Struktur, die sich selbst tragende Festigkeit, das eigene Heim und die Zufriedenheit mit dem einfachen Leben. Sie liebt ihr Umfeld, akzeptiert solange die Irritationen des täglichen Lebens, bis eine Perle daraus entsteht. Die Muschel lebt friedlich in ihrem Umfeld, manchmal verschließt sie sich wie eine Auster. In der Geometrie der Muschel kann man annähernd göttliche Verhältnisse entdecken. Der Bauplan folgt dem Prinzip des Goldenen Schnitts und symbolisiert geistige Erneuerung oder Unsterblichkeit.

Calcium – was kann dir dein Wert sagen:

Ist dein Calcium Wert im Blut ausgeglichen, kann dies möglich sein:

* Du zeigst Rückgrat, dein Ja ist ein Ja.
* Du bist gewissenhaft und setzt Prioritäten in deinem Leben.
* Was immer du produzierst, hat Struktur und ist in Harmonie mit dem übergeordneten System.
* Du liebst geregeltes Wachstum und kontrolliertes Risiko.
* Du bist Gestalter deines Lebens und schreibst dein eigenes Programm.

Ist dein Calcium Wert im Blut höher als die Norm, kann dies möglich sein:

* Die Leichtigkeit fehlt dir zurzeit. Richtungsänderung verweigerst du.
* Verbissen, inflexibel zeigst du dich, ganz einfach stur und hart. Verzeihen und Liebe lösen Härte.
* Nach außen kannst du selbstsicher auftreten und verbirgst dadurch innere Schwäche.
* Du kannst sehr unzufrieden sein mit dir, den Mitmenschen und dem Umfeld.
* Du flüchtest hinter eine Kalkmauer, um geistige Bedürfnisse nicht wahrzunehmen.

Ist dein Calcium Wert im Blut niedriger als die Norm, kann dies möglich sein:

* Du fühlst dich instabil, und hast Angst von anderen nicht gut befunden zu werden.
* Du hast keinen „Biss“ für Bewegung und das Beginnen neuer Projekte.
* Du ziehst dich gerne zurück und suchst Schutz in festen, geschlossenen Strukturen.
* Du vermisst zurzeit ein geborgenes Zuhause.

Phosphor – Feuer des Lebens

> *„Wenn der Bergmann im Schweiße seines Antlitzes phosphorsauren Kalk aus der Erde holt, der Bauer mit ihm seinen Weizen düngt, so denkt er nicht daran, dass er damit nicht bloß den Körper, sondern am letzten Ende auch das Gehirn des Menschen nährt. Ohne Phosphor kein Gedanke!"* (10)

Prometheus oder Pyrphoros, der Vorausdenkende Feuerbringer und der Freund der Menschheit gibt diesem speziellen Spurenelement Phosphor seine Vision und Antrieb mit ins Leben.

Phosphor in seiner organischen Funktion

Ein Spurenelement ist das Phosphor, im menschlichen Körper kaum aufzuspüren und doch ist es für viele Prozesse der Initialfunke, so wie ein Schwefelhölzchen der Funke für ein großes Feuer ist.
Alle Phosphor-gebundene Stoffwechsel-Vorgänge dienen der Verwandlung, der Transformation.
Phosphorverbindungen sind Bestandteile der genetischen Erbinformation, der Blaupause in der DNS- und RNS-Moleküle. Phosphor ist als alchemistisches Element essentiell für den Energiestoffwechsel ATP der Zellen. ATP steht für Adenosintriphosphat und ist ein universeller Energieträger in lebenden Organismen. Dieses ATP spielt bei allen Stoffwechselvorgängen eine zentrale Rolle, denn es ist der „Brennstoff" der Zellen, die diese am Leben erhält. Ohne ATP geht das „Licht" in der Zelle aus. Burnout ist eine der Folgen.

Zellmembranen sind in ihrer Grundstruktur aus Phospholipiden (Verbindung von Phosphor und Fettsäuren) und Proteinen aufgebaut. Besonders Nervenzellen benötigen reichlich Phospholipide, da sie eine größere Zelloberfläche als andere Zellen haben. Phosphate schützen das Blut vor einer Übersäuerung und gehören zum essentiellen Puffersystem, das den pH-Wert des Bluts kontrolliert. Phosphor gibt in Verbindung mit Calcium den Knochen und Zähnen das stabile Gerüst. Ohne Phosphor wäre ein Leben auf diesem Planeten nicht denkbar.
Die Phosphatkonzentration im Blut unterliegt wie die von Calcium einer strengen Regulation durch Hormone. Wenn der Calciumspiegel gestört ist, liegt meist auch der Phosphatwert außerhalb des Normalbereichs. Mit seiner Hilfe gelingt es häufig, die Ursache für die Störung des Calciumspiegels

festzustellen. Für die Ausscheidung von Phosphat sind die Nieren und zu einem großen Teil der Darm verantwortlich.

Phosphor im Blut – ist der Wert höher als die Norm, kann dies u.a. folgende Ursachen haben:

- » Störung in den Nieren-Prozessen
- » Störung in der Energieversorgung
- » Störung im Knochenhaushalt
- » Atemwegserkrankungen

Phosphor im Blut – ist der Wert niedriger als die Norm, kann dies u.a. folgende Ursachen haben:

- » Störung im Kohlenhydrat- und Eiweiß -Stoffwechsel
- » Dauerstress, körperliche Anstrengung
- » Störung im Säure-Basen-Haushalt
- » Störung im Nebenschilddrüsensystem
- » einseitige Ernährung wie zu viel Alkohol, Fasten
- » Mangel an Vitamin-D
- » Neigung zu Überforderung und Burnout

Phosphor in seiner feinstofflichen, verborgenen Funktion

Phosphor ist das Feuer des Lebens, der große Verwandler. Phosphor ist kontaktfreudig und schöpft seine Impulse aus der Zukunft. Diese Impulse vermittelt er uns. Phosphor sorgt für kontinuierliches harmonisches Wachstum. Wenn wir wie Bruce Lipton sagt: „machtvolle Erschaffer unseres eigenen Lebens sind", dann geschieht dies durch bewusste Veränderung unseres Denkens.

Phosphor – was kann dir dein Wert sagen:

Ist der Phosphor Wert im Blut ausgeglichen, kann dies möglich sein:

- Du liebst Veränderung, gehst neue Beziehungen optimistisch an.
- Du siehst die hellen, lichtvollen Seiten des Lebens.
- Du verstehst es, Harmonie aufzubauen und zu erhalten.
- Neue Dinge gehst du mit Elan und Klarheit an.
- Du eroberst dir neue Wissensgebiete.

Ist der Phosphor Wert im Blut höher als die Norm, kann dies möglich sein:

- Du bist leicht genervt, sehr hitzig.

* Du lässt dich bei jeder Kleinigkeit reizen, du hast eine geringe Toleranzschwelle.
* Du bist ungeduldig mit dir, gibst vor zu verstehen und ärgerst dich doch über dein Verhalten.
* Du handelst impulsiv ohne vorherige Folgen abzuwägen.

Ist der Phosphor Wert im Blut niedriger als die Norm, kann dies möglich sein:

* Momentan fehlt dir das Feuer und die Lust etwas Neues zu unternehmen.
* Du ziehst dich zurück, auch fehlt dir die Konzentration.
* Angst mit ihren vielfältigen Masken plagt dich, Angst allein zu sein, Angst vor Gewitter, Dunkelheit, Zukunft, Krankheit, Mangel, Liebesentzug.
* Angst vor der eigenen Courage, deine Stärken zu leben und dich zu behaupten, hält dich klein.
* Kummer, Schlafmangel, Schreck, Ängste, und das Denken an die Angst schwächen dich.
* Du fühlst dich allein gelassen, unverstanden. Dabei brauchst du nur die Türen zu öffnen und deinen Geist einströmen lassen.
* Du willst mehr als du momentan kannst.
* Das Feuer des Lebens ist der Gleichgültigkeit gewichen.

„Das Einzige, was wir zu fürchten haben, ist unsere eigene Furcht."
Franklin Delano Roosevelt

Magnesium – der große Entspanner und Verwandler

Wer bei schlechter Laune, emotionalem Stress und geistiger Konzentration Heißhunger auf Schokolade hat, hat meist auch einen Magnesiummangel.

Magnesium in seiner organischen Funktion

Magnesium hat im Körper eine Schlüsselrolle: Es ist Bestandteil von Enzymen und kommt zu ca. 60% in den Knochen, zu 39% in den Weichteilen und zu 1% im Blutplasma vor.

Magnesium ist wichtig für die Bildung von allen Eiweißen, nicht nur für Muskeleiweiß, sondern auch für die universellen Nukleinsäuren der genetischen Blaupause. Gesteuert werden die Magnesiumvorgänge im Gehirn über Hormone. Gleichzeitig sind es Hormone, die erst mit Magnesium funktionieren können.

Da das Membranpotential der Zellen mit Magnesium-Ionen schwingt, kann Magnesium das Ruhepotential von erregbaren Muskel- und Nervenzellen und der Zellen des autonomen Nervensystems stabilisieren. Tiefe Regeneration im Schlaf und hohe Konzentrationsleistung bei der Arbeit werden erreicht.

Magnesium sorgt für einen entspannten Herz-Kreislauflauf. Für das Herz bedeutet das Fehlen von Magnesium eine Verkrampfung und bewirkt ein beklemmendes Gefühl und Angstzustände.

Magnesium und Phosphor binden Calcium im Knochensystem. Sie mineralisieren den Knochen.

In Mitwirkung von Magnesium sorgen 320 Enzyme für eine effektive Energiegewinnung aus dem Fett-, Kohlenhydrat-, und Eiweiß-Stoffwechsel. Magnesium ist für einen ausgewogenen Säure-Basen-Haushalt wichtig. Magnesium wirkt als Katalysator in der Atmungskette der Zellen. Gerade die Krebszellen weisen aufgrund ihres raschen Wachstums eine anaerobe Zellatmung auf. Hier stützt Magnesium die gesunden Zellen in ihrer Energielieferung.

Magnesium im Blut – ist der Wert höher als die Norm, kann dies u.a. folgende Ursachen haben:

» Ruhelosigkeit, Nervosität, Reizbarkeit
» Neigung zu Migräne, Tinnitus
» Neigung zu Herz-Kreislaufbeschwerden
» angespannt, gestresst
» Störung im Säure-Basen-Haushalt

» erhöhte Einnahme von Magnesium Präparaten oder Magensäure-Blockern
» Störung der Magen-, Leber-, Galle- und Nierenprozesse

Magnesium im Blut – ist der Wert tiefer als die Norm, kann dies u.a. folgende Ursachen haben:
» Schwierigkeiten sich zu entspannen, erhöhter Stress
» Depressive Stimmung
» Einseitige Ernährung wie z.B. Alkoholismus, Fasten
» Magnesiumverluste über den Magen-Darm-Trakt
» Erhöhte Ausscheidung über Nieren
» Schwangerschaft
» Diabetes oder Insulintherapie
» Krämpfe, erhöhte Magensäure
» Störung der Magen-, Leber-, Galle- und Nierenprozesse
» Störung der Zellatmung

Magnesium in seiner feinstofflichen, verborgenen Funktion

Magnesium ist der Entspanner und Verwandler. Magnesium entspannt den Teil des Neocortex im Gehirn, in dem die Vergangenheit gespeichert ist. Alle emotionsgeprägten Erfahrungen mit Menschen, Dingen und Ereignissen sind in diesen Zellen gespeichert und werden vom Gehirn in dem Moment aktiviert, in dem wir im Leben mit einer entsprechenden Erfahrung in Resonanz gehen. Diese fest-„verdrahteten" Neuronennetze lösen bei Resonanz chemische Botenstoffe aus, die z. B. eine Adrenalinausschüttung anregen. Wir reaktivieren gefühlsmäßig auf das „Alte", sind wütend, aggressiv oder traurig oder fühlen uns schuldig. Magnesium entspannt die Neuronen so, dass wir durch absichtsvolle Selbst-Reflexion die alten Speicher anschauen und auflösen können. Schale für Schale, wie beim Schälen einer Zwiebel. Über den Weg der Selbst-Korrektur haben wir die Chance mit neuen, zukunftsfördernden Gedanken ein neues Areal des Gehirns zu belegen. Wenn die alten Neuronen-Verdrahtungen nicht mehr genährt, d.h. beobachtet werden, lösen sie sich auf. Wir sind einen Schritt weiter in ein bewusstes Leben vorwärts gekommen. Magnesium entspannt, damit Verwandlung möglich ist. Magnesium ist das Liebes- und Friedensmineral.

Magnesium ist am Wirken deines Körpers beteiligt. Was kann es dir sagen?

Ist dein Magnesium Wert im Blut ausgeglichen, kann dies möglich sein:

* Du bist in einem ausgeglichenen Spannungsverhältnis.
* Du liebst Herausforderungen und kennst deine Grenzen.
* Du betrachtest die Welt mit frischen Augen.
* Depression und Traurigkeit sind verschwunden.
* Du befreist dich Schritt für Schritt aus der Gefangenschaft deiner eigenen Begrenzungen.

Ist dein Magnesium Wert im Blut höher als die Norm, kann dies möglich sein:

* Du hältst krampfhaft an Vergangenem fest und erkennst die Lösungen nicht.
* Es geht nicht vorwärts.
* Du kannst dabei sehr aggressiv werden, siehe dazu auch Bilirubin.
* Du lebst unter einem ständigen Zwang, deine Emotionen zu unterdrücken, was dich sehr viel Kraft kostet.
* Der Verwandlungsprozess geht Schale um Schale und kann nicht Erzwungen werden.

Ist dein Magnesium Wert im Blut niedriger als die Norm, kann dies möglich sein:

* Du fühlst dich verkrampft, bist in deinem Gedankengefängnis blockiert.
* Momentan fällt es dir schwer, das Leben zu genießen.
* Lachen kennst du nicht mehr, worüber auch.
* Du verweigerst die Leichtigkeit und die Freude an neuen Kontakten.
* Du schluckst deine Gefühle hinunter und regst dich innerlich über die Gewalt anderer auf.

„Ideen sind Katalysatoren, die treibende Kraft, die uns voranbringt.
Sie werfen Fragen auf, die uns umtreiben und dazu bewegen,
neue Wege einzuschlagen, sie eröffnen uns neue Perspektiven,
zwingen uns zu eigenen Überlegungen,
weisen uns in neue Richtungen."

Richard Bach, „EinsSein"

Galle und Bilirubin – Entscheider mit Autorität

„Galle muss der Mensch haben", sagt Olaf Koob, Arzt für Allgemeines und Anthroposophische Medizin. „Ohne Galle wären wir alle Phlegmatiker. Wir würden die Hände, die Arme, den Kopf hängen lassen und uns lustlos bewegen" (11)

Die Galle in ihrer organischen Funktion

Die Gallenblase ist ein birnenförmiger Sack, der an der Unterseite des rechten Leberlappens hängt. Bilirubin heißt die zähe, grüne Gallenflüssigkeit. Ihren Ursprung findet sie in der Arbeit der Milz. Die Milz baut überalterte Blutzellen ab, separiert das Hämoglobin und schickt es in die Leber zur Herstellung der Gallenflüssigkeit. Über die Leberwege wird dieser bräunlich-grüne Saft in die Gallenblase transportiert und dort bis zu ihrem Einsatz gespeichert. Die Gallenflüssigkeit dient der Fettverdauung. Da Fette nicht wasserlöslich sind, können sie nach der Nahrungsaufnahme nicht direkt im Darmbereich resorbiert werden. Sie werden vorher mit Hilfe von Gallensaft und Enzymen, den Lipasen durch Emulgation und Aufspaltung „transportfähig" gemacht. Der Gallensaft ist alkalisch und neutralisiert den sauren Verdauungsbrei, der durch die Magensäure angesäuert ist. Die Galle ist ebenfalls ein Ausscheidungsmedium für Substanzen, die schwer wasserlöslich sind und in der Leber in eine eliminierbare Form gebracht werden.

Die Galle sitzt an einem entscheidenden Punkt im Stoffwechselgeschehen. Der Gelbe Kaiser sagt über die Galle: „Die Gallenblase ist wie ein Richter, denn sie herrscht über die Entscheidungsfähigkeit". (12) Herz, Leber, Milz, Lunge, Niere, Magen, Dick- und Dünndarm, Blase, Schilddrüse und Hormonsystem sind alle abhängig von den Entscheidungen der Gallenblase. Stress und Zeitdruck verengen die feinen Kanäle und können dazu führen, dass „die Galle überläuft". Stauen sich Aggression, Frust und Wut, dann blockiert die Galle. Das entschlossene Verweigern im entscheidenden Moment ist die Stärke der Galle. Wenn die Galle überläuft hat die Geduld ein Ende. Entweder reagiert sie gereizt mit einem „Wutanfall", oder blockiert den Weg der Fettverdauung. Gestaute seelische und körperliche Schlacken führen oftmals zu Allergien, Rheuma oder Gicht. Neben dem Schilddrüsensystem ist die Milz ein wichtiger Partner für die Galle.

Bilirubin im Blut – ist der Wert höher als die Norm, kann dies u.a. folgende Ursachen haben:

- Störung des Fettstoffwechsels
- Fett- oder Stauungsleber
- Gallenabflussstörung
- Störung der Leber und Bauchspeicheldrüse
- Störung des Zuckerstoffwechsels, Diabetes
- Vitamin B12- oder Folsäuremangel
- Eisenstoffwechselstörung

Bilirubin im Blut – ist der Wert niedriger als die Norm, kann dies u.a. folgende Ursachen haben:

- Blutarmut, Eisenmangel
- Störung der Schilddrüsenprozesse

Die Galle in ihrer feinstofflichen Funktion

Die Galle hat einen sehr engen Bezug zur Schilddrüse. Wenn sie eine eigene Störung nicht mehr ausgleichen kann, geht die Belastung auf die Schilddrüse über. In der Redewendung: „Ich hab so einen Hals", wird das deutlich. Wut ist das Thema der Galle. Doch im genannten Fall kommt sie nicht heraus und bleibt im Körper stecken. (13)

Emotional geprägte Verhaltensmuster sind Schlacken aus der Vergangenheit und sorgen für Stauungen im körperlichen wie im energetischen Stoffwechsel. Ausbrechen aus dem Alten schafft Raum für absichtsvolle neue Kreationen. Die Aggression der Galle wird meist mit einer negativen, zerstörerischen Aktivität in Verbindung gebracht. Aggression im aufbauenden Sinn beseitigt Hindernisse, die aus der Vergangenheit, aus dem Gestern, dem Alten stammen.
Wie ein Blitz schafft sie Klarheit und Freiheit. Sie erkennt die Dinge wie sie sind. Sie beurteilt nicht, teilt nicht ein in gut oder schlecht. Ihre Entscheidungen sind durchdacht und abgewogen. Schließlich geht es hier darum, die Weichen für die Zukunft zu stellen. Selbsterhaltungsaggression wird vom eigenen Willen getragen, die Führung im Leben zu übernehmen. (siehe auch

Schilddrüse) Die Entscheidungen kommen von innen, aus der Treue zu sich selbst. Dass das durchaus mit Freude, Mut, Intuition und Leidenschaft geschieht, spiegelt der Rubin in Bilirubin. Der Rubin ist der hochwertigste aller Farbedelsteine mit einer intensiven roten Farbe.

„Die Galle ist nur demjenigen ein Gegner, der seine Richtung und seinen Sinn nicht korrigieren kann, wenn der fließende Gesamtsinn des Herzens Einklang fordert", sagt Walter Köster. (14)

Bilirubin – was kann dir dein Wert sagen:

Ist dein Bilirubin Wert im Blut ausgeglichen, kann dies möglich sein:

* Du bist klar und gehst mit Leidenschaft an die Verwirklichung deines Planes.
* Du stehst zu deinen Entscheidungen und folgst deinem klaren Lebenssinn.
* Schwierige Angelegenheiten packst du entschieden an. Wenn erforderlich holst du Hilfe.
* Du siehst die Dinge wie sie sind, objektiv und wertfrei.

Ist dein Bilirubin Wert höher als Norm, kann dies möglich sein:

* Du überreagierst, regst dich schnell auf.
* Sobald du be- und verurteilst, kreisen deine Gedanken um Gewesenes und du bist wütend, zerstörerisch, oft auch gegen dich selbst.
* Du entscheidest impulsiv ohne zukunftsgerichtete Gedanken.
* Du übst Macht über andere aus und wirst dabei zum Opfer der Situation.
* Du hast aus der Ahnenreihe eine schwere Rolle übernommen, für die du nicht verantwortlich bist. Erkennen, versöhnen und vorwärtsgehen in Liebe tut gut.

Ist dein Bilirubin Wert niedriger als die Norm, kann dies möglich sein:

* Frust, Wut, Stress sind gestaut.
* Du fühlst dich angegriffen und bitter wegen einer Sache und/oder der dreisten Unverschämtheit eines anderen Menschen.
* Sobald du be- und verurteilst kreisen deine Gedanken um Vergangenes und du fühlst dich als Opfer, resignierst und blockierst deine Freude und Inspiration.
* Entscheidungen fallen dir schwer.

* Du neigst zur Lethargie, lässt die anderen deinen Tag bestimmen, anstatt selbst der Bestimmer deines Tages zu sein.

„Ideen sind Katalysatoren, die treibende Kraft, die uns voranbringt.
Sie werfen Fragen auf, die uns umtreiben und dazu bewegen,
neue Wege einzuschlagen, sie eröffnen uns neue Perspektiven,
zwingen uns zu eigenen Überlegungen,
weisen uns in neue Richtungen."
Richard Bach, „EinsSein"

Leber und Galle – erworbene Autorität

Die Chinesen haben eine wunderbare Symbolgestalt für gesunde Leber-Energie kreiert. Es ist der Glücksgott Budai. Budai verkörpert die immateriellen Schätze wie Klugheit, Wissen, Erfahrung, Gelehrsamkeit, Tapferkeit, Wohlstand, langes Leben, Glück und Zufriedenheit. Sie umgibt sich mit materiellen Schätzen wie einen unerschöpflichen Sack, den Glücksmantel, den Zukunft weisenden Stab, den unsichtbar machenden Hut und die mit dem Lebenskern der Erde verbindenden Sandalen.

Budai ist der in sich ruhende Gott, der frei gibt und frei nimmt. Seine Autorität hat er sich durch Klugheit und Tapferkeit erworben. Sein freier Bauch steht für die Versöhnung mit vergangenen Konflikten aus der Ahnenreihe. Die Fülle des Lebens trägt er mit sich. Unangreifbar ist Budai geworden, freizügig entblößt er seinen Körper und zeigt seine „ehrliche“ Haut. In seinem unerschöpflichen Sack trägt er seinen Wohlstand in Form von Perlen und Kräuter der Weisheit. Wo immer Budai auftaucht, schenkt er damit langes Leben. Budais Lachen ist frei und „frisch von der Leber weg“. Es kommt aus der Tiefe seines Zwerchfells. Die Leber begleitet auf der Zither, die Galle haut auf die Pauke und die Bauchspeicheldrüse tanzt mit der Milz. Der Darm gurgelt im Bass dazu. Aus diesem glücklichen Miteinander sprudeln Lebensfreude, Humor und Vertrauen. Es ist ansteckend. Budai fordert uns lachend auf, ein Stück Wegs mit ihm zu gehen.

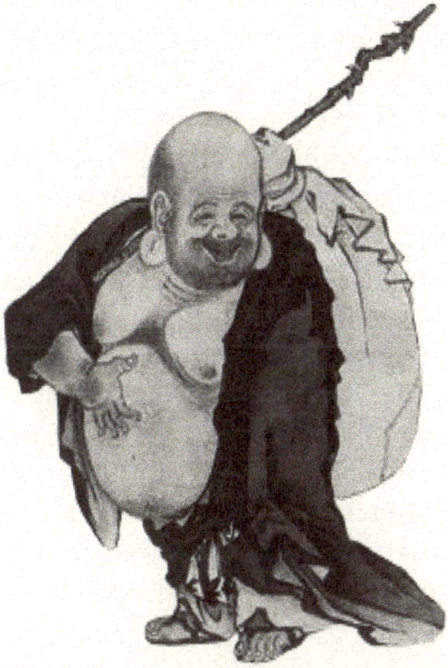

Der Glücksgott ist kein strenger Yogi, er ist nicht schlank und ernst drein blickend. Er lebt aus der Fülle, aus einer glücklichen, befreiten Leber.

„Wie auch immer die Konflikte hinter Leber und Galle im Detail aussehen mögen, die zentrale intelligente Lösung ist immer Versöhnungsarbeit.“ (15)

Leber – Mittler zwischen Vergangenheit und Zukunft

Die Leber in ihrer organischen Funktion

Die Leber ist wie eine Super-Mutter. Tag für Tag kontrolliert, verarbeitet und erneuert sie rund 2.000 Liter Blut. 1,5 Liter Blut fließt pro Minute durch die Leber. Das leistungsstarke Organ wiegt nahezu so viel wie das Gehirn, zwischen 1,3 und 1,7 Kilogramm.
Die Leber ist der Sitz der Lebenskraft. Sie ist unser zentrales Stoffwechselorgan. Fast alles, was in unserem Körper aufgebaut, abgebaut, gespeichert, versorgt, sortiert, gewaschen, geputzt, aufgeräumt, reguliert oder organisiert, entfernt oder hinzugefügt wird, geschieht mit Hilfe der Leber.
Die Leber ist das aktivste Multitalent in Sachen Stoffwechsel. Fehlt ein Vitamin, dann stellt die Leber eines her. Brauchen die Zellmembranen eine dickere Haut, die Leber produziert Bausteine dafür. Besteht die Gefahr der Unterzuckerung? Die Leber geht in ihre Vorratskammer und schickt Glykogen als Ersthilfe. Sie ist eng in die Steuerung des Glukose-, Fett- und Eiweiß-Stoffwechsels eingebunden und gleicht den Blutzuckerspiegel aus. Zahlreiche Moleküle baut sie in diejenigen um, die im Augenblick nötiger sind. Wenn wir viele Medikamente schlucken, sorgt die Leber für die Weiterleitung der nötigen Wirkstoffe und den Abbau unbrauchbarer Stoffe. Die Leber unterhält sogar eine Abstellkammer zur Zwischenlagerung von unorganischen Substanzen wie Farb- und Konservierungsstoffe. Körpereigene Abbauprodukte des Stoffwechsels werden über die Leber zerlegt und für die Ausscheidung unwiderruflich präpariert. Mit der Steuerung des Flüssigkeitshaushalts kontrolliert sie die Transportwege.

Die Leber liegt strategisch zwischen Darm und dem sauerstoffreichen, lichten Oberkörper. Sie wirkt als Filter und verhindert so den Darmbakterien Eingang in die Blutbahn. Sie ist das aktivste und wichtigste Entgiftungsorgan mit einer wichtigen Rolle im Abwehrsystem.

„Leber ist der Alchemist im Bauche"
Paracelsus

Die Leber in ihrer feinstofflichen Funktion

Auf Hawaii begrüßt man sich traditionell mit der Formel: „Wie geht es ihrer Leber?" Eine berechtigte Frage, denn die Leber ist die große Zentrale für Emotionen. Alles was wir emotional erfahren und schlucken, landet in der Leber. Sie leidet stumm und erträgt Wut und Ärger, Zucker, Medikamente, Alkohol, Fett, E-Stoffe usw. - bis ihr dann eines Tages im wahrsten Sinn eine „Laus über die Leber" läuft und darauf die „Galle überfließt".
Der Schmerz der Leber ist die Müdigkeit. Sehr oft führt diese Müdigkeit und Schlappheit in depressive Verstimmungen. Stress wirkt sich verkrampfend direkt auf die Leber aus. Die Leber-Galle-Gänge sind nicht entspannt genug, um den störungsfreien Durchfluss von Gallensaft zu gewährleisten. Eine tapfere Leber zeigt keinen Schmerz.

Die Leber symbolisiert geradezu die Vielfalt, sie liebt die Freiheit der vielen Möglichkeiten. Sie hält sich mehr als nur zwei Wege offen und sorgt nicht nur vor, sondern kann auch Reparaturen vornehmen. Sie kann so exakt arbeiten, weil die anderen Organe, ihre Partner und Freunde ihr zuarbeiten. Die gesunde Leber behauptet sich und steht zu ihren Partnern und dem gesamten System. Mit Hilfe der Galle sorgt sie für Sicherheit, Wahrheit und Gerechtigkeit, schließlich liefert sie der Galle die Gallensäure. „Die Leber steht für erworbene Autorität, Schöpferkraft, Humor und Tatendrang. Wird dies durch mangelnde Selbstliebe unterdrückt, kommt es zur Aggression und Krankheiten (15)". Sie ist durch ihre Lage zwischen Darmbereich und Blutsystem der strategische Vermittler zwischen Vergangenheit und Zukunft. Ihre Stärke liegt im Jetzt.
Die Leber ist sehr wichtig. Nimmt sie sich jedoch gar zu wichtig, dann fühlt sie sich überlegen, mächtig, pflegt ihr Ansehen und überstrapaziert ihre enzymatischen Partner wie GOT, GPT und Gamma GT. Sie wird ungeduldig mit ihnen, übertreibt den Perfektionismus und verzeiht keinen Fehler. Sie verteidigt ihr eigenes Revier und kann dadurch in Identitätskonflikte kommen.

Steigt der Druck von außen, dann resigniert die Leber. Sie ist enttäuscht, fühlt sich klein und ohnmächtig. „Ich kann nicht, ich will nicht, lasst mir meine Ruhe", drückt sie aus. Dabei ist sie doch diejenige, die mit einem „Stopp" die Zuflut hätte regeln können. Sie sucht den Schuldigen und findet ihn in gespeicherten Einstellungen aus der Vergangenheit. Beleidigungen, Trauer, Schmerz, Enttäuschungen gehören hierzu.

Nachtragend kann sie sein, die erschöpfte Leber. Wenn sie leidet, dann sollen die anderen mitleiden.
Generationen- oder Revierkonflikte belasten die Leber. Solch ein Konflikt kann bereits in der Ahnenreihe angelegt sein. (8)

Herz und Galle können die müde Leber aufwecken und ins Jetzt zurückbringen. Steckt doch in dem Wort Leber bereits das Leben. Eine gute Leberenergie führt in die Herzkraft.

GPT – vielseitige Partnerin der Leber

GPT (Glutamat-Pyruvat-Transaminase = Alanin-Aminotransferase, ALT), ist ein Enzym, das vor allem in der Leber abbauend wirkt. Auch im Herzmuskel und in der Skelettmuskulatur ist GPT am Werk. Werden Zellen dieser Systeme zerstört, gelangen die GPT Enzyme ins Blut. Daran können Erkrankungen wie Leberentzündung oder Fettleber, Gallenwegs-Verschluss oder auch Leberschäden durch Giftstoffe oder Nebenwirkungen von Medikamenten schuld sein.

GOT – unermüdlich wirkende Freundin der Leber

Die GOT(Glutamat-Oxalacetat-Transaminase) ist ein Enzym aus dem Eiweiß-Stoffwechsel. Das GOT-Enzym unterstützt die Leber bei ihren vielseitigen Ab- und Aufbauarbeiten. GOT wirkt sowohl im Skelett- und Herzmuskelsystem, als auch in geringerer Menge in den Nieren, der Lunge, der Bauchspeicheldrüse und im Gehirn.
Die GOT ist eines der wichtigen Leberenzyme. Wenn dieses Enzym im Blut nachweisbar ist, dann kann eine Störung im Gallen- oder Lebersystem der Anlass sein. Auch bei Muskelerkrankungen oder Verletzungen tritt GOT verstärkt ins Blut über.

Gamma GT Enzym – für die Schwerarbeit

Gamma-GT (Gamma-Glutamyl-Transferase) ist ein Enzym, das in Leber, Nieren, Dünndarm, Milz, Bauchspeicheldrüse und anderen Geweben vorkommt.

Es spielt eine Rolle bei Entzündungen und vor allem beim Abbau schädlicher Substanzen, wie Alkohol, chemische Zusatzstoffe, Medikamentenrückstände oder krebserregende Fremdstoffe in der Leber.
Die Gamma GT reagiert dabei sehr empfindlich auf Schädigungen an der Leber oder Galle. Sie ist oft schon erhöht, bevor Symptome und Beschwerden einer Erkrankung auftreten.

Cholinesterase – der persönliche „Pressesprecher" der Leber

Alle Substanzen mit der Endung „-ase" sind Enzyme, so auch die Cholinesterase. Die Leber erzeugt sie selbst und gibt sie mit Informationen in den gesamten Blutkreislauf. Diese Enzyme vermitteln nicht nur den Funktionsstatus der Leber, sondern verrichten auf ihren Wegen zusätzliche Arbeiten an den Muskeln und im Gewebe. Als „Pressesprecher" sind sie auf effiziente Kommunikationswege angewiesen. Auch darum kümmert sich die Cholinesterase. Mit ihrer Hilfe wird Cholesterin freigesetzt. Cholesterin baut neue Hormone auf. Diese sind Botenstoffe, die wiederum als unabhängige Helfer dem Leber-"Pressesprecher" dienen. So hilft der eine dem anderen, der eine stellt das her, was der andere braucht, damit das gesamte System souverän seiner Aufgabe nachkommen kann.

Der Wert der Cholinesterase ist ein Laborparameter. Cholinesterase vermittelt die Fähigkeit der Leber, ihre vielschichtigen Aufgaben wahrzunehmen. Sie zeigt auch, wie dieses Organ auf psychische und physische Überbelastung reagiert, entweder in der Unfähigkeit zum Nein sagen, zur Abgrenzung oder in einer übersteigerten, aggressiven Abgrenzung. In jedem Fall sind die Entgiftung- und Ausscheidungsfunktionen der Leber gestört.

Cholinesterase im Blut – ist der Wert höher als Norm, kann dies u.a. folgende Ursachen haben:

- Fettleber, z.B. verursacht durch Alkohol
- Störung des Eiweiß-Stoffwechsels
- Störung der Leber-, Galle- und Schilddrüsensysteme
- Diabetes mellitus
- Überlastung körperlicher und seelischer Art
- Strahlen- oder Schwermetallbelastung

Cholinesterase im Blut – ist der Wert niedriger als die Norm, kann dies u.a. folgende Ursachen haben:

- » Lebererkrankung
- » Mangelernährung
- » Überlastung körperlicher und seelischer Art
- » verminderte Wandlungsfähigkeit

Die Cholinesterase in ihrer feinstofflichen Funktion

Über die Cholinesterase drückt sich die Leber aus. Die Cholinesterase ist an allen Vorgängen in der Leber beteiligt. Sie erspürt und prüft die Eiweiß-Synthese, ist bei wichtigen Entscheidungen präsent, hat am Erfolg und Misserfolg der Lebertätigkeiten teil, greift ein, wo Hilfe nötig ist, z.B. beim Muskelaufbau. Sie geht ihre Arbeit gründlich und mit Weitblick an. Bei großem Arbeitsaufkommen informiert sie die Partner und dirigiert Kooperationen. Sie stärkt die aktive Abgrenzung gegenüber schädigenden psychischen Einflüssen und behauptet sich angemessen gegenüber emotionaler und psychischer Ausbeutung. Sie reflektiert ihre Vorstellungen von gewohnten Abläufen, überprüft diese und passt sie eventuell an neue Lebenserfahrungen an.

Cholinesterase – was kann dir dein Wert sagen:

Ist dein Cholinesterase Wert ausgeglichen, kann dies möglich sein:

- * Du planst deine Aufgaben, koordinierst mit deinem Team und sorgst, dass jeder sein Potential einsetzen kann.
- * Gemeisterte Erfahrungen sind für dich Perlen der Weisheit.

Ist dein Cholinesterase Wert höher als Norm, kann dies möglich sein:

- * Für dich gibt es nur Arbeit. Als „Arbeitstier" kommst du nicht zur Ruhe.
- * Durch das Zuviel an Arbeit (körperlich wie seelisch) wirst du oberflächlich.
- * Es fällt dir schwer, dich aus alten Gewohnheiten zu lösen und dich zu verändern.
- * Als „Hansdampf in allen Gassen" willst du überall dabei sein, bist umtriebig, kannst nicht Nein sagen und verlierst dabei das Wesentliche.
- * Du blockierst nach außen. Du hast Angst, es nimmt dir jemand etwas weg.

Ist dein Cholinesterase Wert niedriger als die Norm, kann dies möglich sein:

* Du frisst die Arbeitssituation in dich hinein. Verarbeitung, Änderung oder Entgiftung fallen dir schwer.
* Du nimmst die Auswirkung seelischer und körperlicher Überbelastung als unveränderlich an.
* Du fühlst dich von außen angegriffen und verkapselst dich.
* Emotionale und physische Belastungen lähmen dich, du arbeitest kopflos wie eine Maschine. „Das Leben ist schwer".

Die Wurzel von Leber-Galle Störungen können auch in tief liegenden Aspekten der Ahnenreihe liegen. Angst oder Wut, Entscheidungsprobleme, Krankheiten oder Beziehungsbrüche können mit geleugneten oder verdrängten Erlebnissen im Familiensystem oder Schicksalsschlägen zusammenhängen.

„Als ich fünf Jahre alt war, sagte meine Mutter zu mir,
dass Fröhlichkeit das Wichtigste im Leben sei.
Als ich in die Schule kam, wurde ich gefragt,
was ich sein will, wenn ich groß bin. Ich schrieb: ‚fröhlich'.
Sie sagten mir, ich hätte die Aufgabe nicht verstanden.
Und ich sagte ihnen, sie hätten das Leben nicht verstanden."
John Lennon

Milz – das Ja zur Gegenwart

Die Kraft des Jetzt, das Ja zur Gegenwart, das ist die Stärke der Milz.
Alles was uns den Weg zur inneren Bestimmung finden lässt, ist gut für die Milz.

Die Milz in ihrer organischen Funktion

Sie ist ein bohnenförmiges Organ, das unter dem linken Rippenbogen liegt und an Zwerchfell, Magen und linke Niere grenzt. Als das größte Lymphorgan filtert sie Blut. Das Blut sickert durch die Wände der Milzarterien in die schwammartige rote Pulpa. Der äußere Bereich wird kontrolliert von Fresszellen. Überalterte Zellen werden vertilgt und abgebaut. Der frei gewordene rote Blutfarbstoff wird der Leber zugeführt, die daraus den Gallenfarbstoff macht. Uralte, speziell geschulte Milz-Fresszellen haben ein besonderes detektivisches Auge auf Erregerzellen. Sind die Erreger bekannt, werden sie gefressen, sind sie unbekannt, werden markante Kennzeichen vermerkt und direkt in das Datenzentrum des erworbenen Immunsystems weitergeleitet. Erst dann werden sie eliminiert. Forscher der Universität Duisburg-Essen fanden 2012 heraus, dass die Milz eine eigene Schule unterhält. Makrophagen werden in der Milz gebildet und als Spezialeinheit für neu erkannte Erreger geschult. (16)
Alles, was es durch diese Filteranlage schafft, genießt erst einmal ein entspanntes Leben, ohne Druck und Pflichten. Neue Blutkörperchen können wachsen, werden trainiert und erst dann von der Milz für ihre Aufgaben im Organismus freigegeben, wenn das Training abgeschlossen ist.

Heute ist die Milz häufig ein strapaziertes Organ, wir lassen ihr zu wenig Zeit. Die Ernährung ist meist zu kalt, zu schwer, zu fett und zu kohlenhydrathaltig. Wir essen viel, schnell, spät, unbewusst und unkontrolliert.

Die Milz in ihrer feinstofflichen Funktion

Der Verdauungsprozess und die Verarbeitung von Gefühlseindrücken haben viele Gemeinsamkeiten mit dem Wirken der Milz. Bei beiden müssen die aufgenommenen, wesensfremden Substanzen und Energien angeschaut, erkannt, überwunden, verarbeitet und ein für alle Mal geregelt werden. Das kommt der Erfahrung gleich, die wir aus einmal gewonnenen Erlebnissen speichern.

In der Milz herrscht ein buntes Treiben wie in einem Kindergarten. Die Zellen lernen voneinander, lassen sich vom Strom des Blutes mitreißen und sammeln Wissen. Rote und weiße Blutkörperchen finden sich ein, werden repariert und auf ihren neuen Einsatz vorbereitet. Wie nach einem Urlaub gestärkt, verlassen sie die Milz und nehmen ihre wichtigen Funktionen im Organismus wahr. „Hier können sich die Blutkörperchen subjektiv verwirklichen, bis sie wieder ihren objektiven Aufgaben zugeführt werden". (14)

Die Milz ist das Organ der Freude, der Leichtigkeit. Übermäßige Sorge, Zorn und negatives Denken erschöpfen die Milz und machen krank. Geschickt schmiegt sie sich hinten links an das Gewölbe des Zwerchfells an. Es ist, als würde sie sich mit jedem Lachen von Groll, Grübeln und Sorgen freischütteln wollen.

Die Milz zeigt, dass das Ende eines Blutkörperchens nicht das Ende des Organismus als Ganzes ist. So ist ein Verlust in unserem Leben nicht das Ende unseres Lebens. Wenn die Kinder flügge werden und aus dem Haus gehen, ist das nicht der Verlust der Familie. Dann ist es Zeit für eine Rückschau und Zeit, sich neu zu orientieren.
In der Milz spiegelt sich ein Urvertrauen auf das Zu-Fallen einer Lösung aus einer zunächst unbekannten Zukunft. Wie können wir zweifeln? Hat die Milz doch eine direkte Beziehung zu dem großen totipotenten Architekten in der Zirbeldrüse.
„Leben ist ein Spiel und kein Arbeitslager", meint die Milz. Lohn und Pflicht kennt sie nicht.

Ganz anders ihre große Schwester, die Bauchspeicheldrüse. Sie ist die Macherin, sie wird an ihrer Leistung gemessen, sie will sich beweisen und übernimmt die stärkere Rolle. Sie bringt die vorwärts treibende Kraft und das Vertrauen, auch die schwersten „Brocken" aufzulösen.

Bauchspeicheldrüse – die fleißige Gestalterin

Im Magen versammeln sich die geschluckten Bissen. Hier ist der große Sammelplatz, bevor das Sondieren und Sortieren beginnt. Wenn Nahrungsmittel uns nicht gut tun, dann liegen sie wie ein Stein im Magen. Schubweise wird der zusammengewürfelte Brei in den Dünndarm entlassen. Jetzt beginnt das vielseitige Wirken der Verdauungsorgane. Wo der Magen nur das Aufnahmeorgan war, sind Milz und Bauchspeicheldrüse für die Aufspaltung der Nahrungsmittel in verdauliche Moleküle verantwortlich. Nur so kann die Weitergabe in die Darmabteilungen erfolgen.

Die Bauchspeicheldrüse in ihrer organischen Funktion

Die Bauchspeicheldrüse ist ein etwa 80 g schweres, 14 bis 18 cm langes Drüsenorgan. Sie liegt im Oberbauch sehr weit hinten direkt vor der Wirbelsäule. Auf der rechten Seite wird sie von der Leber, auf der linken Seite von der Milz und nach vorne vom Magen begrenzt. Fleißig produziert sie Verdauungsenzyme zum Zerkleinern der eingegangenen Nahrung. Diese Verdauungsenzyme spalten Eiweiße, Kohlenhydrate und Fette der Nahrung im Darm in ihre Grundbestandteile. Zudem produziert die Bauchspeicheldrüse in den Langerhans-Inseln die Hormone Insulin und Glykogen. Insulin reguliert die Aufnahme von Glucose in Körperzellen. Insulin ist der natürliche Gegenspieler des Hormons Glucagon.

Die Bauchspeicheldrüse in ihrer feinstofflichen Funktion

Zucker ist der Grundbaustein der körperlichen Leistungsfähigkeit, Zeichen der Anerkennung und Liebe. Ehrliche Anerkennung fließt wie Honig die Kehle herunter. „Ohne Anerkennung", sagt Dr. Köster, „erlahmen wir seelisch, wie bei Zuckermangel und wir fühlen uns ohnmächtig". (14)

Innere Ruhe und Frieden mit sich selbst und seinem Tun entspricht einem ausgewogenen Kohlenhydrat-Stoffwechsel. Kohlenhydrate, in Form von Glucose sorgen für die Süße und Leichtigkeit des Lebens. Sie garantieren die Zell-zu-Zell-Kommunikation aller 700 Milliarden Zellen. Sie versorgen das Gehirn mit Energie für geniale Gedanken. Die Muskeln werden gewappnet für Kraft und Ausdauer und die kleinen Mitochondrien erzeugen Energie. Die Augen leuchten und eine wohlige Wärme breitet sich Körper aus. Jene tiefe innere Ruhe, die aus der „Zufriedenheit mit den Taten erwächst, scheint dem Zuckerkranken zu mangeln“, sagt der Gelbe Kaiser. (12)

Hier in diesem Bauchspeicheldrüsen- und Milzbereich begegnen sich Blut und Nerven unmittelbar. Ein autonomes Geflecht sympathischer und parasympathischer Nervenfasern, der Solarplexus, überspannt und steuert diesen Bereich. Dieser steht in Resonanz zum Emotional- und Mentalkörper und verarbeitet Informationen aus dem Bereich Unterbewusstsein, Gesellschaftsbewusstsein, Einstellungen, Gedanken, Glaubenssätze, Persönlichkeit und inneren Identitäten. Angst in jeglicher Form, vor allem Überlebensangst dämpft die sensiblen Organe Bauchspeicheldrüse und Milz.

Probleme mit der Bauchspeicheldrüse deuten darauf hin, dass der gespeicherte Schmerz überwältigend ist, dass er mehr ist, als wir glauben integrieren zu können. So wird er unterdrückt und gespeichert. Sobald wir das erkennen, die Situation konfrontieren und die „Leichen“ aus dem tiefen Keller des Unterbewusstseins ans Tageslicht ziehen, schöpft die Bauchspeicheldrüse Mut, die Galle kommt zu Hilfe und die Milz steckt mit ihrem Lachen an.

Die Werte der Alpha Amylase und der Lipase zeigen uns im Blutbild die Situation der Bauchspeicheldrüse.

Alpha Amylase

Die Alpha Amylase gehört zu den Verdauungsenzymen. Sie wird in Drüsenzellen der Bauchspeicheldrüse und der Speicheldrüsen hergestellt und in den Darm bzw. die Mundhöhle abgegeben. Amylasen spalten Mehrfachzucker aus der Nahrung und machen sie damit für den Körper verwertbar.

Lipase

Das Enzym Lipase spaltet im Dünndarm die mit der Nahrung aufgenommenen Fette. Es wird in der Bauchspeicheldrüse gebildet und mit dem Verdauungssaft in den Darm abgegeben.

Amylase und Lipase in ihrer feinstofflichen Funktion

Amylase und Lipase sind die lebendigen Enzyme, die an allem teilhaben wollen, gern ihren Saft dazu geben wollen und sich über ein lebendiges Miteinander freuen. Amylase und Lipase stehen für das Thema Selbstliebe und Kreativität. Zur Selbstliebe gehören der Humor, die Freude und ein tiefes Vertrauen. Die heilende Kraft des Lächelns kommt hier zum Ausdruck wie auch das befreiende Lachen über selbst verursachte Situationen. Heilung, Öffnung und Wandlung geschieht hierdurch.

Ein Mangel oder ein Zuviel an Amylase oder Lipase zeigen die Opfersituation der Bauchspeicheldrüse. Mangel an Selbstliebe lässt erspüren, dass die Mitte und das Fundament der Liebe momentan vermisst werden. Wer sich selbst nicht genügend Anerkennung schenkt, wird die der anderen nicht wahrnehmen und schätzen können. Unsere seriösen Häute sind gestört und wir sind schnell beleidigt. Angst vor Zukunft, Angst vor Verlust, Mangel und egoistische Aufopferung stauen die Wahrnehmung der Süße des Lebens. Wir lachen zu wenig.

„Lachen ist heilender und befreiender als alles, was wir sonst noch an Medien des Heilens und der Befreiung zur Hand haben." (17)

„Lächeln erzeugt Lächeln."
Konfuzius

Das Herz – die Rhythmik im Organismus

So wie die Leber als der General im menschlichen Organismus fungiert, der nach innen alles reguliert und den aggressiven Galleprozess als Waffe zur Abwehr von Fremdeinflüssen aus der aufgenommenen Nahrung braucht, so ist das Herz mit dem Gold der lebenspendende Sonnenkönig im organischen Bereich, der alles wahrnimmt und zusammenfasst und durch das Leben im ganzen Land verbreitet werden kann. (11)

Das Herz in seiner organischen Funktion

Das menschliche Herz ist das zentrale Organ des Blutkreislaufs. Anatomisch ist das Herz aus zwei Kammern und zwei Vorhöfen, den so genannten Herzhöhlen aufgebaut. Durch Herzklappen sind sie voneinander getrennt und in den Körper- beziehungsweise Lungenkreislauf eingeschaltet. Im Herzen kreuzen sich real die Blutströme von oben, unten, rechts und links und durchfließen so den gesamten Organismus.
Das Blut, die Gefäße und das Herz bilden eine rhythmische Einheit. In der medizinischen Forschung wird das Herz nicht mehr als „Motor" des Kreislaufs angesehen, sondern als Teil dieses rhythmischen Systems. Das Blut und die Gefäße besitzen eine eigene Bewegungsenergie, und die Fortbewegung des Blutes ist nicht von der Herztätigkeit abhängig.

Das Herz schlägt kontinuierlich, etwa 100.000-mal am Tag und bewegt dadurch etwa 4.800 Liter Blut Tag für Tag. Das entspricht der Füllmenge von 36 Badewannen mit einer durchschnittlichen Füllmenge von 140 Litern. Wir spüren das Herz kontinuierlich schlagen, schon einen stockenden Puls erleben wir als massive Gefährdung.

Das Herz in seiner feinstofflichen Funktion

Das Herz arbeitet rege und fleißig etwas links von der Mitte des Brustkorbes. „Es ist Sache des Herzens", sagt der altchinesische Gelbe Kaiser, „ die Harmonie zu sichern". Das Herz ist das große Verbindende aller Interessen zu einem Ganzen. Daraus baut sich Harmonie auf. Das Herz vertraut unmittelbar den Stoffwechselorganen. Versagen Leber und Galle und gelangen Stö-

renfriede ins Blut, dann wehe dem Herzen! Das Herz hat keinen Mülleimer. Es nimmt alles auf, was mit dem Blut anschwimmt. Wer in solchen Abhängigkeiten lebt, der muss vertrauen und auf Harmonie setzen. (14)
Das Herz liegt im Spannungsfeld zwischen gestauter Kraft und impulsiver freudiger Entladung. Durch Stauung und Entstauung entsteht ein frischer, sich selbst anregender Rhythmus.

Das Herz ist der Raum für differenzierte Gefühle, Freude, Hingabe, Liebe, Freiheit, Fülle, Mut, Begeisterung, Leidenschaft, Erregung, Enge, Trauer, Aufopferung, schwere Enttäuschung, Langweile, Angst, seelische Panzerung, Offenheit, Wärme und Vertrauen in das Leben.

In vielen Redewendungen drücken wir aus, was uns das Herz sagen kann:

- Du bist mein Herz.
- Mein Herz hüpft vor Freude.
- Mein Herz fällt in die Hose.
- Ich verliere mein Herz an jemanden.
- Mein Herz klopft vor Erregung.
- Dies ist hartherzig oder barmherzig.
- Das ist herzlos.
- Etwas bricht mir das Herz.
- Ich lerne auswendig - im englischen: I learn by heart
- Ich bin couragiert – im Französischen heißt le coeur: das Herz
- Ich werde auf Herz und Nieren geprüft.
- Es ist mir bang ums Herz.
- Jemanden ins Herz schließen,
- etwas übers Herz bringen,
- ans Herz wachsen,
- ins Herz schneiden

CK-NAC – die Energieversorgung des Herzens

CK-NAC ist ein Enzym, das für die stabile Energieversorgung des Herzens ausschlaggebend ist. CK-NAC findet sich in allen Muskelzellen, vor allem auch im Gehirn.

CK-NAC im Blut– ist der Wert höher als Norm, kann dies u.a. folgende Ursachen haben:

- » Hochleistungssportler (Sportlerherz)
- » genetische Veranlagung
- » vor der Blutentnahme lag eine große Anstrengung wie Sport oder Stress
- » Störung der Schilddrüsenprozesse
- » Störung der Leber- und Bauchspeicheldrüsenprozesse
- » Mangelsituation an Elektrolyte

CK-NAC im Blut – ist der Wert tiefer als Norm, kann dies u.a. folgende Ursachen haben:

- » Mangel an Bewegung
- » Nebenwirkung von Medikamenteneinnahme

„Wenn wir die Besinnung in der Stille,
zu der uns der Stau führen will,
annehmen und sogar suchen,
entwickeln sich im Herzen Impulse,
die uns zu einer höheren seelischen Qualität des Lebens führen.
Dann öffnen wir uns für die weise Führung durch das Herz."
Roger Kalbermatten (18)

Die Nieren – das Hochleistungsorgan

Der Gelbe Kaiser beschreibt Organe nach ihrer Funktion im großen Staatsgeschehen, im Körper. Die Leber ist der General, schlau und mutig. Wenn sie unausgewogen ist, opfert sie alles im Namen des Voranschreitens. Die Galle, als großer Richter herrscht über die Entscheidungsfähigkeit.
Die Niere mit ihren unzählbaren Glomeruli, das sind die fleißigen Beamten, die tatkräftig ans Werk gehen, prüfen, Entscheidungen treffen und sich durch die Fähigkeit auszeichnen Nutzloses zu eliminieren, damit der Staat reibungslos funktioniert. (12) Sie behalten den kühlen Kopf. In der chinesischen Medizin gehören sie zum Element Winter.

Die Nieren in ihren organischen Funktionen

Im hinteren Bereich, außerhalb des warmen Bauchraumes mit den Stoffwechselorganen, oberhalb der Taille unter der 12. Rippe liegen die Nieren mit ihren etwa 200 Millionen Glomeruli, den Nierenbläschen. Ihr Aussehen ist bohnenförmig. Die kontinuierliche Leistung ist gigantisch. 1.700 Liter, d.h. 24.000 Mal das Schlagvolumen des Herzens, gehen in 24 Stunden durch die beiden kleinen Nierenorgane von insgesamt 300 g und 12 cm Länge. Das Blut wird geprüft, gefiltert, sondiert, Wertvolles in das System zurückgespült und Nutzloses in den Harn abgegeben. 180 Liter Ultrafiltrat in 24 Stunden, wovon etwa 178 Liter wieder ins Blut zurückgenommen und zwei Liter über den Urin ausgeschieden werden.

In den Nierenkanälchen, die schleifenförmig von oben nach unten und wieder nach oben verlaufen, finden die Blutreinigungsvorgänge statt. Überflüssige, verbrauchte Salze und Schlacken werden ausgeschieden während lebenswichtige Substanzen wie Natrium wieder ins Blut zurückgepumpt werden. Die Blase saugt das letzte Konzentrat als Urin ab. Kommt dieser Mechanismus aus dem Gleichgewicht, dann fluten Abfallprodukte des Stoffwechsels wieder zurück in den Organismus und führen zu störenden Symptomen.

Die Nieren sind ein Hochleistungsorgan. Sie stehen in intensiver Beziehung zum Sauerstoff. Nur das Herz und das Gehirn benötigen mehr Sauerstoff als die Nieren. So sorgen sie selbst für einen Notfall vor. Sie sind in der Lage bei Blutverlust und Höhenluft, wenn der Organismus unter Sauerstoffmangel leidet, eine Substanz zu bilden, die im Knochenmark die Produktion der Erythrozyten anregt. Erythrozyten transportieren Sauerstoff.

Die Niere zeichnet nicht etwa das lustige Bild der Milz, sondern eines von Druck und Gegendruck, von Widerstand und Enge. Die Niere braucht den Druck, sonst hört sie auf zu arbeiten. Wo Druck und Widerstand unausgewogen sind, da ist auch die Enge spürbar. Enge und Angst gehen Hand in Hand.

Die Nieren in ihren feinstofflichen Funktionen

„Schlaf legt jeden Abend einen Winter ein. Danach kann er wieder einen kräftigen Frühling gebären. Er braucht den Mut der Niere zur Klärung der Probleme von gestern" (14). Die Niere lebt wie alle anderen Organe von der Kraft des Jetzt. Sie erfährt Leid als Veränderung und Wachstum, sie klärt ihre aus der Vergangenheit kommenden Substanzen solange, bis sich die reine Essenz des Lebens als Liebe zeigt. So sprudelt aus der Nierentätigkeit der Bergbach, der jeden Frühling nährt, leichtherzig und voller Träume für die nächste Phase. Nierenenergie stärkt den eigenen Willen für seinen individuellen Weg.

Als Partnerorgan sind die Nieren angelegt. Sie symbolisieren Yin und Yang, das Lichte und das Dunkle, Anfang und Ende, Mann und Frau, Ei- und Samenzelle. Die Energie der Reproduktion und Geschlechtsorgane gehört zum Funktionsbereich der Niere. Die Energie und die Absicht bei der Verschmelzung von Ei- und Samenzelle werden zum prägenden Faktor des neuen Menschen. Es findet nicht nur eine Veränderung, sondern eine Neugestaltung statt. Der Sinn jeder Partnerschaft ist ein Weg ins Neue und fordert den Mut zum Wagnis. Treue, Vertrauen, Respekt und Humor sind wertvolle Reisebegleiter für ein glückliches, abenteuerreiches Leben.

Der Gegenpol zu Sicherheit und Geborgenheit ist Angst. Angst, Stress und Zeitdruck führen zu einer Verengung der feinen Nierenkanälchen und bringen somit die Nierenfunktionen aus dem Gleichgewicht. Jegliche Angst ist eine Erfahrung der Vergangenheit auf die Zukunft projiziert. Zukunft kann nur der gestalten, der sich schrittweise aus dem Diktat der Zwänge löst.
Wir fühlen uns bedroht, und Angst ist die Reaktion auf die Bedrohung. Geschehnisse gehen an „die Nieren" oder „schlagen auf die Blase".

Harnstoff – der Ammoniakwandler

Harnstoff entsteht in der Leber aus Spaltprodukten von Eiweißen und wird zu etwa 90 Prozent über die Nieren ausgeschieden. Eines dieser Abbauprodukte von Aminosäuren, den kleinsten Teilen der Eiweiße, ist Ammoniak. Da er für Zellen giftig ist, wird er über den Harnstoffzyklus in den ungiftigen Harnstoff umgewandelt und über die Nieren ausgeschieden. Harnstoff ist das Hauptabbauprodukt des Eiweißstoffwechsels und steht in unmittelbarer Beziehung zu unserer Ernährung.

Nimmt die Filtrationsleistung der Nieren ab, steigt deshalb die Harnstoffkonzentration im Blut, der Laborwert für Harnstoff ist erhöht. Die Konzentration nimmt allerdings erst zu, wenn die Filtrationsleistung der Nieren um etwa ein Viertel niedriger ist als im Normalfall.

Kreatinin – der persönliche „Pressesprecher" der Nieren

Kreatinin in seiner organischen Funktion

Kreatinin entsteht als Stoffwechselprodukt aus Kreatin. Kreatin ist in unserem Körper überall dort zu finden, wo eine sehr schnelle Versorgung mit Energie überlebenswichtig ist, wie in der Skelett- und Herzmuskulatur, im Gehirn, in der Netzhaut der Augen und im Spermium. Es bildet für unseren Körper einen wichtigen Energiepuffer und ist eine Energietransportform auf zellulärer Ebene.
Circa ein bis zwei Prozent des Kreatins werden pro Tag zu Kreatinin abgebaut, in den Kreislauf gegeben und über Filterprozesse mit dem Harn ausgeschieden. Diese Prozesse sind abhängig von Alter, Geschlecht, von der Nierenfunktion, von körperlicher Arbeit, von der Muskelmasse und in einem gewissen Umfang auch von der Ernährung. So lässt z.B. ein erhöhter Fleischkonsum den Kreatinin-Spiegel ansteigen.
Am Kreatinin-Wert im Blut lässt sich die Funktionstüchtigkeit der Nieren erkennen. Ist diese gestört, wird weniger Kreatinin mit dem Urin ausgeschieden, doch der Spiegel im Blut steigt durch weitere Stoffwechselaktivität an.
Wie beim Harnstoff zeigt sich eine Erhöhung des Kreatinin-Wertes im Blut erst bei einer deutlich verminderten Filtrationsleistung der Nieren.

Kreatinin im Blut – ist der Wert höher als Norm, kann dies u.a. folgende Ursachen haben:

- » Nierenfunktionsstörung und Niereneinschränkung
- » Störung der Schilddrüsensysteme
- » vermehrter Konsum von Fleisch und Fisch
- » Störung des Energiehaushalts

Kreatinin im Blut – ist der Wert tiefer als Norm, kann dies u.a. folgende Ursachen haben:

- » vermehrter Abbau von Muskelmasse, Muskelverletzungen
- » juvenile Diabetes
- » Störung der Schilddrüsensysteme
- » Fastenkur
- » Störung des Säure-Basen-Gleichgewichts

Kreatinin in seiner feinstofflichen Funktion

Kreatinin kommt ursprünglich aus dem kraft- und lichtvollen Bereich der Bewegungsenergie. Bewegung ist sein Leben. In seinen letzten Tagen, nach dem Abbau in den Zellen nimmt ihn der Blutstrom mit und übergibt ihn den Nieren zur Ausscheidung. Hier wird Kreatinin Beobachter der Nierenprozesse. Er ist in diesen Polaritäten zwischen Licht und Dunkel aufgefordert, seinen Weg zu erkennen. Er lässt sich von den Druckverhältnissen, von Arroganz, Ärger, Stress und Aggression nicht in die Enge treiben, vertraut auf seine Urkraft und sucht Lösungen. Als objektiver „Pressesprecher" vermittelt er die in den Nieren erlebten Erfahrungen samt Lösungen. Die Kraft der Niere erwächst aus dem Herzen, aus dem Gespür für das Weiterfließen Moment für Moment. Die Niere befreit im Jetzt das Gestern für ein neues Morgen.

Kreatinin – was kann dir dein Wert sagen:

Ist dein Kreatinin Wert im Blut ausgeglichen, kann dies möglich sein:

- * Du nutzt die Unstimmigkeiten in deinem Leben und gewinnst daraus neue Erfahrungen.
- * Du bist ausgewogen mit deinem Urteil und hältst an deiner Vision fest.
- * Du klärst am Abend die emotionalen Erfahrungen des Tages und bestimmst aus dem neuem Neuronen-Netz heraus den Morgen.

Ist dein Kreatinin Wert im Blut höher als die Norm, kann dies möglich sein:

* Erfahrungen aus der Vergangenheit machen dir das Leben schwer, du hältst fest, verweigerst Änderungen.
* Enttäuschungen, Frustrationen und Schuldgefühle blockieren hartnäckig deine Lebensenergie.
* Jegliche Art von Partnerschaftskonflikt erschwert den Fluss der Lebensfreude, auch die eigene Partnerschaft zu dir selbst.
* Du bist subjektiv nach dem Motto: Wie gefällt mir die Sache? Inwiefern habe ich etwas davon?

Ist dein Kreatinin Wert im Blut niedriger als die Norm, kann dies möglich sein:

* Angst sorgt für Enge, für Überlastung. Es ist keine Lösung in Sicht.
* Du leidest unter Widersprüchlichkeiten des Lebens und sehnst sich nach bedingungsloser Liebe.
* Der harmonische Fluss der verbindenden Gefühle in einer Beziehung ist gestört. Ist es die Beziehung zu dir selbst?
* Du flüchtest vor deinen Aufgaben.
* Du vernachlässigst Selbstliebe und Selbstrespekt.

Harnsäure – der Zellkernwandler

Harnsäure in ihrer organischen Funktion

Jede einzelne Zelle unseres Organismus hat eine eigene Lebensuhr und Lebenserwartung. Blutzellen legen eine Strecke von 1600 Kilometern zurück, bevor sie sich nach ungefähr 120 Tagen teilen und der alte Teil abstirbt. 30 Stunden lang leben Dünndarmzellen im Durchschnitt. Magenzellen leben ca. 45 Stunden, bevor sie von Nachfolgezellen ersetzt werden. Ist das innere und äußere Milieu der Zelle verschlackt und drücken Emotionen und Stress auf die Zellwände hat das eine Auswirkung auf die proteinhaltigen Telomere, die Schutzkappen unsres Erbguts. Sie liegen an den Enden der Chromosomen und werden mit jeder Zellteilung kürzer. Der Zyklus der Teilung hängt von der Zellgesundheit ab. Ist die Zelle verschlackt findet eine häufige Zellteilung statt. Die führt zu einer kürzeren Lebensdauer des gesamten Organismus. Die Harnsäure ist bei jedem Schritt involviert.

Gehen Zellen zugrunde oder werden aus der Nahrung abgebaut, baut der Organismus DNS (Desoxyribonukleinsäure) und RNS (Ribonukleinsäure) zu Harnsäure ab. Der größte Teil der Harnsäure wird über die Niere ausgeschieden. Auch das ist wiederum abhängig von der Filtrationsleistung der Niere. Ein Harnsäurestau kann zur Bildung von Harnsäurekristallen führen. Schmerzhafte Störungen wie z.B. Gicht und Rheuma entstehen dann, wenn sich diese Kristalle in den Gelenken und im Gewebe ablagern.

Beim gesunden Menschen sorgt der Körper selbst dafür, dass unbrauchbare, ungesunde Nährstoffe wieder ausgeschieden werden. Das Nützliche aus der Nahrung nennt Paracelsus Essenz. Das Übrige bezeichnet er als Gift. So kann z.B. nach übermäßigem Fleisch- oder Meeresfrüchtekonsum das „Gift" Harnsäure einen Gichtschub auslösen.

Harnsäure im Blut – ist der Wert höher als die Norm, kann dies u.a. folgende Ursachen haben:

» Störung der Nieren-, Leber- und Galleprozesse
» Störung des Säure-Basen-Gleichgewichts
» Ernährungsfehler
» Alkohol

Harnsäure im Blut – ist der Wert tiefer als die Norm, kann dies u.a. folgende Ursachen haben:

» Sauerstoffmangel im Gewebe
» Störung der Nieren-, Leber- und Galleprozesse
» niedrige Zellverbrennung
» extrem träger Stoffwechsel

Harnsäure, in ihrer feinstofflichen Funktion

Harnsäure berührt den Lebensnerv wie kaum eine andere Substanz. In der Nukleinsäure ist die Stammzelle eingebunden. Harnsäure ist der Wegbegleiter der Stammzelle über die Auflösung, einem Sterbeprozess gleich in die Transformation. Sie bindet das Alte, Verbrauchte, Kraftlose, dessen Lebenserwartung erschöpft ist, bringt es zur Ausscheidung und schafft dadurch Raum für Neues, für neue schöpferische Tätigkeit. Die Harnsäure arbeitet im Inneren, im Verborgenen, am Kern. Sie wird nicht in einem Organ gebildet, sondern entsteht im Abbauprozess absterbender Erbsubstanz. Alte Einstellungen, übernommene Verhaltensmuster tragen nicht mehr, werden abgebaut und ausgeschieden. Ist die Ausscheidung erschwert, bilden diese alten, zu Säure erstarrten Muster spitzkantige Kristalle und fordern schubartig über penetrante Schmerzsignale eine Änderung der Gesinnung.
Harnsäure – was kann dir dein Wert sagen:

Ist dein Harnsäure Wert im Blut ausgeglichen, kann dies möglich sein:

* Du respektierst das Erreichte und bist bereit für die nächste Herausforderung.
* Verhaltensmuster verbrennst du wie ein Alchemist im Schmelztiegel, um daraus das Gold der Erfahrung zu gewinnen.
* Du vertraust deiner angeborenen Fähigkeit, Mit- Gestalter des Lebens zu sein.

Ist dein Harnsäure Wert im Blut höher als die Norm, kann dies möglich sein:

* Verbissen hältst du an Altem fest, bist starrsinnig und neigst zu Aggression.
* Du neigst dazu, deine eigenen Träume und Pläne zu zerstören.
* Du siehst dich in einem Selbstwert-Konflikt und duldest keine Hilfe.
* Revier- oder Ahnenkonflikte belasten dich.

Ist dein Harnsäure Wert im Blut niedriger als die Norm, kann dies möglich sein:

* Du fühlst dich müde und schwach, dem Schicksal ausgeliefert.
* Du hast keine Kraft zu dir zu stehen und die persönliche Trägheit zu durchbrechen.
* Du ziehst dich zurück und igelst dich ein.
* Du siehst dich in einem Selbstwert-Konflikt und fühlst dich verlassen, öffnest dich nicht für die Leichtigkeit des Lebens.

„Nierenpflege ist Seelenpflege“
Olaf Koob

Eiweiß – Magisches Protein

Eiweiß in seiner organischen Funktion

Mehr als 110. 000 unterschiedliche Eiweißstoffe - gleichsam als molekulare Bausteine der Gedanken - sind in jeder einzelnen Hirnzelle aktiv - das ist mehr als in jeder anderen Körperzelle.

Eiweiße oder Proteine sind wie Magier im Körper. Sie geben dem Körper wichtige Baustoffe für Struktur, für Haut, Haare, Muskeln oder Bindegewebe.
Proteine bilden die Gerinnungsfaktoren, die vor dem Verbluten schützen. Proteine dienen dem Albumin für Kommunikationswege. Proteine der Immunoglobuline schützen vor Krankheitserregern. Proteine unterstützen als Enzyme und Hormone die Durchdringung wichtiger Lebensvorgänge. Alles was sich im Körper bewegt, strukturiert und in irgendeiner Weise mit speziellen Eiweißen kommuniziert, ist mit den Proteinen verbunden. Jegliche Zellerneuerung, Verjüngung und Neuprogrammierung des Gehirns basiert auf diesen magischen Eiweißen.

Alle diese Plasmaproteine zusammen bilden das Gesamteiweiß. Es stabilisiert über seine chemischen Eigenschaften die Konzentration und den pH-Wert des Bluts.
Umstände, welche die Eiweißsynthese im Körper stören, vermindern das Gesamteiweiß – beispielsweise Krebs, schwere Leberentzündungen oder chronische Hungerzustände. Ein erniedrigtes Gesamteiweiß resultiert auch aus Eiweißverlust bei Nierenstörungen, bestimmten Darmerkrankungen oder Verbrennungen.

Gesamt-Eiweiß im Blut– ist der Wert höher als Norm, kann dies u.a. folgende Ursachen haben:

» chronische Infekte
» Störung des lymphatischen Systems
» Bluthochdruck
» Störung der Nierenprozesse

Gesamt-Eiweiß im Blut – ist der Wert höher als Norm, kann dies u.a. folgende Ursachen haben:

- » Regeneration ist gestört
- » Störung der Herz-, Leber- und Bauchspeicheldrüsenprozesse
- » Störung der Nierenprozesse
- » Mangelernährung
- » Enzym- und Stoffwechselstörungen
- » schwere Verbrennungen

Gesamt-Eiweiß in seiner feinstofflichen Funktion

Zerlegen wir Eiweiße, kommen wir zu den Aminosäuren und somit zum Ursprung unseres Lebens. Eiweiße ermöglichen Leben in dieser physischen Form als Körper auf dieser Erde. Gedanken werden mit Hilfe von Eiweißen im Rahmen einer aktiven Gehirntätigkeit zu einer greifbaren, messbaren Realität. Mehr als 110.000 unterschiedliche Eiweißstoffe, gleichsam als molekulare Bausteine der Gedanken, sind in jeder einzelnen Hirnzelle aktiv. Indem wir Proteinketten durch fokussiertes Denken stimulieren, verändern wir unsere Gehirnchemie und damit unsere Zukunft.
Eiweiße garantieren störungsfreie Zell-zu-Zell-Kommunikation, sie geben den Zellen und somit jedem Gewebe Struktur, bewahren das Wesentliche im Kern. Eiweiße sorgen jeden Tag für gute Laune, Erfindungsreichtum und die Fähigkeit der Entfaltung aller Sinne. Liebe mit unseren Sinnen wahrnehmen, das ist eine Kommunikationsvernetzung mittels Eiweißketten. Viele davon bilden den heißen Draht ins Gehirn, in die Schalt- und Schöpfungszentrale. Die Selbst-Korrektur und das Erschaffen neuer Realitäten erfolgen auf der physischen Ebene über Eiweißketten.

Eiweiß – was kann dir dein Wert sagen:

Ist dein Eiweiß Wert im Blut ausgeglichen, kann dies möglich sein:

- * Du gibst dem „Schmetterling" in dir Struktur, Ausgewogenheit und Stabilität.
- * Du vermittelst die schöpferische Leichtigkeit und steckst andere damit an.
- * Du bist der Gestalter neuer Realitäten.

Ist dein Eiweiß Wert im Blut höher als die Norm, kann dies möglich sein:

* Du willst deine Ziele unbedingt erreichen. Welche Mittel setzt du dafür ein?
* Du hältst an den Dingen fest, die früher einmal funktionierten und verweigerst Änderung.
* Jegliche Veränderung deines Schicksals geschieht nicht über deinen fordernden Willen, sondern in Hingabe.

Ist dein Eiweiß Wert im Blut niedriger als die Norm, kann dies möglich sein:

* Deine Regeneration ist gestört, du sehnst dich nach Ruhe und Besinnung.
* Offenbar fehlt dir in der jetzigen Situation ein Lebenswegweiser, dabei trägst du ihn in dir.

„Wenn ihr euch ändert, verliert ihr euch nicht.
Veränderung geschieht nicht, indem man etwas anderes wird, sondern indem man die Dinge entfernt,
die eure Sicht auf die Ganzheit eures Selbst behindern.
Das wird ‚Werden' genannt, ein passendes Wort."

Ramtha „Liebe dich selbst ins Leben" (19)

Cholesterin – lebenswichtiges Multitalent

Cholesterin in seiner organischen Funktion

Das strukturbildende Cholesterin ist mit HDL und LDL lebenswichtig. Der Fettstoffwechsel zeigt die Bedeutung von Fetten und Cholesterin und gleichzeitig die Genialität des natürlichen Systems. Cholesterin ist im Blut nicht transportfähig, da es als Fettkörper, als Lipid nicht wasserlöslich ist. Transportfähig wird es durch Bindung an HDL und LDL. Wir sprechen daher von einem HDL- und LDL-Lipoprotein-Cholesterin-Komplex. HDL-Lipoprotein nimmt das durch die Nahrung aufgenommene Cholesterin auf und transportiert es zur Leber, die es zu Gallensäuren und zu freiem Cholesterin verarbeitet. LDL-Lipoprotein nimmt das von der Leber gebildete Cholesterin auf und führt es den Körperzellen zu.

Die Hauptfunktion des Cholesterins besteht vorrangig in der Reparatur und dem Aufbau von Zellwänden. Funktionsfähige Zellen benötigen eine strukturell geschlossene, aber gleichzeitig selektiv durchlässige Zellmembran. Cholesterin sorgt dafür, dass die Körperzellen dicht sind, der Innen-Außen-Tausch funktioniert, und dass neue Zellen gemäß der ursprünglichen Blaupause entstehen können. Dies ist ganz besonders im Bereich des Nervensystems erforderlich. Wann immer es also im Körper zu einer verstärkten Beschädigung oder Zerstörung von Zellen kommt, wird ausreichend Cholesterin für Reparatur- und Aufbautätigkeit benötigt, d.h. dies kann sich in einem erhöhten Cholesterin-Wert ausdrücken.

Cholesterin als Ausgangsprodukt ist Vorläufer von anderen lebenswichtigen Stoffen, wie Gallensäure, Vitamin D, Nebennierenhormonen und Geschlechtshormonen, z.B. Androgene für den Mann und Östrogene für die Frau. Cholesterin ist körpereigener Krebsschutz.

Damit unserem Körper stets genug der lebenswichtigen Substanz zur Verfügung steht, werden durchschnittlich 90% des täglichen Cholesterinbedarfs selbst produziert. Dies entspricht etwa ein bis zwei Gramm. Die verbleibenden 10% werden über die Nahrung aufgenommen. Über eine Nahrungskontrolle wie z.B. cholesterinfreie Margarine lässt sich der Cholesterinwert nur in sehr geringem Maße beeinflussen.

Cholesterin im Blut – ist der Wert höher als die Norm, kann dies u.a. folgende Ursachen haben:

- verstärkte Zellreparatur und Zellaufbau, vor allem bei Nervenzellen
- Störung der Schilddrüsenprozesse
- genetische Veranlagung
- Störung der Blutdurchlässigkeit der Venen, mögliches
- Herz-Kreislauf-Risiko
- Überaktivität und einseitige Belastung des Nervensystems
- Störung der Hormonprozesse
- Ernährungsstörung

Cholesterin im Blut – ist der Wert tiefer als die Norm, kann dies u.a. folgende Ursachen haben:

- hormonelle Dysfunktion
- Verdauungsstörung
- schwerer Infekt
- schwaches Immunsystem

Cholesterin in seiner feinstofflichen – verborgenen Funktion

Cholesterin ist Bausubstanz der schützenden Zellmembran, dem „Häuschen" der Zelle.

Die Kommunikation zwischen der Außen- und Innenwelt erlaubt uns, dass das Innere mit dem Äußeren interagieren kann. Cholesterin stellt hierzu eigens bestimmte Botenstoffe, die Hormone her. Alle Stoffwechselvorgänge im Inneren laufen autonom ab. Im Herzen der Zelle, im Zellkern wirkt kontinuierlich die DNS mit der genetischen Urinformation. Über die Membran-„Antennen" wird die DNS zur Erneuerung, zum Erhalt und zur Verjüngung stimuliert.

Das lebendige Zellinnere drängt nach außen, nimmt mit der nächsten Zelle Kontakt auf und ist so in das Zusammenspiel des gesamten Organismus eingebunden und schicksalhaft vernetzt. Eine intakte Zellmembran beherbergt, schützt nach innen und nach außen vor Eindringlingen oder sonstigen Störenfrieden. Sie schützt ihr Revier. Ist die Membran zu steif, verkapselt sich das Zellinnere, der Austausch ist erschwert oder gar nicht erst erwünscht. Blockiert die Zelle, kann sie auch ihre Aufgaben nur schwer wahrnehmen, Arbeiten werden langsam ausgeführt oder bleiben ganz liegen. Nehmen die sozialen Bedrängnisse von außen zu und fehlt gleichzeitig der Schutz von

Freunden, dann verziehen wir uns ins Haus, bauen einen dicken Schutz um uns herum auf. Das zeigt sich in erhöhten Cholesterinwerten. Wir sind nicht bereit dem scheinbaren Druck des anderen nachzugeben. Mit niedrigen Cholesterinwerten fehlt uns die Unterstützung durch Personen aus der nahen Umgebung.

Cholesterin – was kann dir dein Wert sagen:

Ist dein Cholesterin Wert im Blut ausgeglichen, kann dies möglich sein:

* Du freust dich auf neue Herausforderungen, weißt dich von Freunden und Ratgebern umgeben.
* Du bist ein Brückenbauer, verbindest unterschiedliche Anschauungen und Einstellungen.

Ist dein Cholesterin Wert im Blut höher als die Norm, kann dies möglich sein:

* Du neigst dazu, dich mit einem Schutzpanzer vor störenden äußeren Einflüssen, auch emotionalen Schmerz zu schützen.
* Die Kommunikationskanäle für Freude und Erregung scheinen blockiert zu sein, ebenfalls der Zugang zu geistigen Schätzen.
* Du treibst Raubbau an deinem Körper.
* Du verteidigst dein Revier, blockierst den Austausch mit anderen.

Ist dein Cholesterin Wert im Blut niedriger als die Norm, kann dies möglich sein:

* Du bist äußeren Einflüssen stark ausgeliefert.
* Die zwischenmenschliche Kommunikation fehlt dir, du ziehst dich melancholisch zurück.
* Der Schutzmantel und der Bezug zu dir, zu dem was dich bewegt, fehlen dir momentan.

HDL – LDL – Cholesterine in Aktion

LDL in seiner organischen Funktion

LDL ist die Abkürzung für Low Density Lipoprotein. LDL bringt Cholesterin zu den Körperzellen. Cholesterin gibt der Zellmembran Struktur, repariert, baut auf und hält die steuernden Rezeptoren aktiv. Cholesterin gibt der Zellmembran die erforderliche Flexibilität für das reibungslose Ein- und Ausschleusen von Nähr- und Abbaustoffen.

Das LDL-Protein (Triglycerid) transportiert das Cholesterin durch unsere Blutbahnen in die peripheren Zellen. Das HDL-Protein nimmt das Cholesterin aus den peripheren Zellen wieder auf und transportiert es zur Leber, dem hauptsächlichen Ausscheidungsorgan des Cholesterins. Besteht ein erhöhtes Risiko von Arteriosklerose und Herzinfarkt, dann haben wir einen erhöhten Cholesterin-Transport (LDL-Cholesterinwert) in die Zellen und gleichzeitig einen verringerten Abtransport (HDL-Cholesterinwert) aus den Zellen.

HDL in seiner organischen Funktion

HDL – ist die Abkürzung für High Density Lipoprotein oder Lipoprotein hoher Dichte. HDL-Proteine sind intelligente Transportvehikel. HDL streicht durch die Blutgefäße und bringt überschüssiges Cholesterin aus den peripheren Geweben, zum Beispiel aus den Wänden von Blutgefäßen, zurück zur Leber. Hier kann das Cholesterin dann in Gallensäuren umgewandelt und so über die Gallenflüssigkeit eingesetzt und ausgeschieden werden.

LDL zu HDL – das Verhältnis

HDL sind die aufmerksamen, liebenswerten „Straßenkehrer" im Blutsystem. Bildlich gesprochen ziehen sie mit einem Besen durch das Blutsystem und sammeln die übriggebliebenen LDL-Cholesterine ein. Das Besondere ist, dass der Besen eines „Straßenkehrers" nur drei Borsten besitzt. An jeder Borste lässt sich ein Cholesterinmolekül binden. Ein gesundes Verhältnis von LDL zu HDL liegt bei 3:1.

HDL/LDL in feinstofflichen – verborgenen Funktionen

HDL und LDL arbeiten im Körper Hand in Hand

Wenn Cholesterin im richtigen Verhältnis als LDL-Protein in die Zellmembran und die überschüssigen Cholesterine mit HDL-Protein wieder zurückgebracht wird, dann spiegelt es eine hohe Bereitschaft der Wandlung und Veränderung auf der individuellen Reise durch das Leben. Wir tauschen uns mit Menschen am Arbeitsplatz und zuhause aus, setzen uns damit auseinander und kommen im Inneren zu einem eigenen Standpunkt. Wir stehen klar und objektiv zu unseren Erkenntnissen. Das ist ein fruchtbarer zwischenmenschlicher Austausch.

Ist dein HDL/LDL-Verhältnis im Blut ausgeglichen, kann dies möglich sein:

* Du genießt die Phasen des Lebens, nutzt das Miteinander zur kreativen Gestaltung größerer Aufgaben.
* Du begleitest deine Ideen von der Kontemplation, der Planung, der Umsetzung in den Erfolg, die Verwirklichung deiner selbst. Du schätzt dich, dein Umfeld und deine Leistung.

Ist dein HDL/LDL-Verhältnis im Blut höher als die Norm, kann dies möglich sein:

* Du bist momentan unflexibel, hältst an starren Meinungen fest, auch wenn sie objektiv gesehen falsch sind.
* Du wehrst dich klar gegen das Einmischen anderer, weil du denkst sie verstehen dich nicht oder du glaubst, es besser zu wissen.
* Du fühlst dich wie ein Einzelkämpfer, verausgabst dich emotional und körperlich.
* Du lässt dich verwöhnen, spielst gern „Hahn im Korb".

Ist dein HDL/LDL-Verhältnis im Blut niedriger als die Norm, kann dies möglich sein:

* Du fühlst dich alleingelassen.
* Das soziale Umfeld stärkt dich nicht, es findet kein heilsamer Austausch statt.
* Du bist leicht verletzlich, die schützende Hand fehlt.

Triglyceride – flexible Häutchen

„Das ‚wahre Geheimnis des Lebens' liegt genau an der Schnittstelle zwischen dem Inneren und dem Äußeren, und ist im Fall der Zelle gerade einmal ein siebenmillionstel Millimeter dick. Es ist diese zelluläre Membranhaut, durch welche unser Körper Umweltsignale in Verhalten umsetzt. Unserem Nervensystem gleich steuern die Membranproteine die Lebensprozesse der Zelle." (2)

Triglyceride in ihrer organischen Funktion

Cholesterin und Triglyceride sind für Stabilität und Flexibilität des Körpers wichtig. Zellmembranen erhalten ihre Funktionsmöglichkeiten durch Triglyceride. Membranen sind die Schnittstellen zwischen den externen und internen Umgebungen, und in dieser Eigenschaft lesen sie die Umwelt und passen die Zelle entsprechend an. Alle lebendigen Zellen besitzen eine Membran mit der gleichen dreilagigen Struktur.

Die Zellmembran erfüllt noch eine weitere enorm wichtige Aufgabe: Sie sorgt dafür, dass das Innere der Zelle immer negativ geladen bleibt, während das Zelläußere eine elektrisch positive Ladung aufweist. So wirkt die schützende Zellmembran zudem als Isolationsschicht, welche das Spannungspotential zwischen negativer und positiver Ladung überhaupt erst möglich macht.

Gäbe es also kein „isolierendes Häutchen" zwischen den Zellen und ihrer Umgebung, würden sich die energetischen Spannungspotentiale gegenseitig kurzschließen.

Triglyceride sind als Fettsäure Teil des Körperfetts. Fette sind Wärmeschutz und dienen auch der Auskleidung innerer Organe wie der „Wintermantel" der Nieren, das Nierenfett. Triglyceride werden aktiv aus dem Darm aufgenommen und in den Lipoproteinen transportiert.

Interessanterweise besteht besonders die Gehirnsubstanz, das "Gehirnschmalz" fast ausschließlich aus langkettigen Fetten sowie fettartigen Substanzen.

Triglyceride im Blut – ist der Wert höher als die Norm, kann dies u.a. folgende Ursachen haben:

- » Störung der Nebennierenprozesse
- » Störung der Schilddrüsenprozesse
- » Ernährungsstörung, evtl. Alkohol
- » Insulinresistenz der Zellen in Verbindung mit niedrigen HDL-Werten
- » Störung der Zell-zu-Zell-Kommunikation

Triglyceride im Blut – ist der Wert tiefer als die Norm kann dies u.a. folgende Ursachen haben:

- » Störung der Nebennierenprozesse
- » Störung des Energiehaushalts, Burnout-Risiko
- » geringer Schutz gegen Viren, Bakterien

Triglyceride in ihrer feinstofflichen, verborgenen Funktion

Fette wie Triglyceride sind wie der dicke Wintermantel, der das empfindliche Innere vor den eisigen Winterwinden schützt, Regen abhält, aktiv atmet, Fremdlinge abweist und Stöße abdämpft. Der Wintermantel hat dicke Taschen für den Notvorrat. Vitamine, Wasser, Schokoriegel, Messer, Handy, Taschenlampe, Batterien und Hausschlüssel sind verstaut. Es ist genug vorhanden, um in einer Notsituation den Nachbarn auszuhelfen. Der Wintermantel schützt die empfindliche Blöße darunter, schafft einen gewissen Abstand zwischen Zelle und Nachbar und ist doch gleichzeitig das einzig Verbindende. Der Wintermantel erhält das Feuer im Inneren. Es herrscht ein reger Austausch zwischen den inneren Arbeitsabläufen und dem äußeren Ver- und Entsorgungssystem. Beide können nicht getrennt voneinander lebensfördernd wirken. Diese Fette spiegeln das Geborgensein, das gewisse Maß an Urvertrauen, dass die Welt es gut mit uns meint und dass der Lebensprozess ein Prozess der Entfaltung, des Wachsens und Ausdrückens sein darf mit allen fühl- und messbaren Konsequenzen.

Triglyceride - was kann dir dein Wert sagen:

Ist dein Triglycerid-Wert im Blut ausgeglichen, kann dies möglich sein:

- * Du bist verbunden mit den inneren Zentren des Urvertrauens und der ursprünglichen Lebensenergie.
- * Du bist frei deinen Traum zu leben, unabhängig von "Wollen", "Müssen" und "Machen".
- * Du teilst deinen inneren und äußeren Reichtum mit anderen.

Ist dein Triglycerid-Wert im Blut höher als die Norm, kann dies möglich sein:

* Du bist dabei, dir eine „dicke Haut" zuzulegen, weil du dich vor emotionalen Verletzungen schützen willst.
* Du reagierst egoistisch, kannst nur dich sehen und blockierst Konfrontation und Klärung.
* Du bist der Meinung eine große Belastung überfordert dich und schaltest auf Überlebensmodus um. Es wird gespeichert was es zu speichern gibt.

Ist dein Triglycerid-Wert im Blut niedriger als die Norm, kann dies möglich sein:

* Du fühlst dich dem Schicksal ausgeliefert, du hast keine Kraft das Zepter selbst in die Hand zu nehmen. Was hindert dich?
* Du erlaubst störenden Frequenzen von Menschen, Dingen, Zeiten und Ereignissen zu nahe an deinen eigenen Lebensmittelpunkt zu kommen.
* Du fühlst dich ohnmächtig, schutzlos den Widrigkeiten ausgeliefert.
* Kraftlos fällt dir Denken und Fokussieren schwer. Die Aussichten auf bessere Zeiten sind neblig verhangen.

HbA1c – das Blutzuckergedächtnis

HbA1c in seiner organischen Funktion

In der Bezeichnung HbA1c steckt das Wort Hämoglobin, abgekürzt Hb. Das Hämoglobin, das von den roten Blutkörperchen transportiert wird, geht mit dem im Blut gelösten Zucker eine chemische Verbindung ein. Diese Verknüpfung wird nach kurzer Zeit so fest, dass die roten Blutkörperchen sie nicht mehr lösen können. Weil die roten Blutkörperchen die Hämoglobin-Zucker-Verbindung nicht lösen können, transportieren sie diese, solange sie leben, also etwa 80 bis 100 Tage lang. An der Menge des HbA1c lässt sich der Blutzuckerspiegel in den vergangenen sechs bis 12 Wochen erkennen.

Glucose – die Süße des Lebens

Ohne Glucose gibt es kein Leben. Zucker ist wichtig für alle intelligenten Wechselwirkungen zwischen den Zellen unseres Körpers. Die Rezeptorproteine auf der Zellmembran können erst mit den richtigen Zuckerstoffen korrekt senden und empfangen. Zucker ist ein entscheidender Faktor aller Zellaktivitäten und der Energie.

Glucose in seiner organischen Funktion

Tag für Tag, Sekunde für Sekunde sind die Zellen Energie-Groß-Verbraucher, damit das System gemäß unserem Plan und individuellen Einstellungen atmen, denken, laufen, lachen, weinen kann.

Als Treibstoff dient ihnen hauptsächlich Zucker, auch Glucose genannt. Ohne diese Substanz könnten wir nicht überleben. Das Gehirn ist der größte Glucose-Verbraucher. Glucose ist in der Lage, die Blut-Hirn-Schranke zu überwinden und versorgt so das Gehirn. Hirnzellen und rote Blutkörperchen akzeptieren nur Glucose als Treibstoff. Süßes gilt als Nervennahrung, als „soulfood".

Der Körper kann den Brennstoff Glucose selbst aus verschiedenen Lebensmitteln, etwa aus Brot, Nudeln, Gemüse und Obst freisetzen. Sogar Fette und Eiweiße lassen sich in Energie umwandeln. Aus dem Darm oder der Leber gelangt der Zucker ins Blut. Hier warten bereits „Glucose-Taxis“, das Insulin. Diese transportieren Glucose zur Zelle. Glucose steuert den Energiehaushalt, das Säure-Basen-Gleichgewicht und ist Garant für die Zell-zu-Zell-Kommunikation. Bei erhöhten Blutzuckerwerten wird Glucose über die Nieren ausgeschieden.

Der Körper lagert in guten Zeiten Glucose ein, zur Verbrennung in schlechten Zeiten. Er lagert Glucose in den Muskeln und in der Leber ein, um daraus Fette herzustellen. Der größte Glucose-Anteil landet als Speicherzucker in den Zellen, sogenanntes Glykogen. In Notzeiten holt sich der Körper die Energie zunächst aus diesen Zuckerspeichern. Auch nachts, wenn die letzte Mahlzeit lange zurückliegt, greift der Organismus auf Glykogen zurück.
Dauert die Notzeit länger, etwa während einer Hungerkur, stellt sich der Stoffwechsel auf ein Notprogramm um und produziert Glucose selbst. Das geschieht hauptsächlich in der Leber, die dann körpereigenes Eiweiß zu Glucose umbaut.
Damit der Zucker schnell in die Zellen gebracht, bei Bedarf gelagert oder aus den Depots wieder abgebaut werden kann, braucht es Wächter und Transportsysteme. Mehrere Hormone steuern den komplexen Zuckerstoffwechsel, vor allem Insulin und Glucagon. Adrenalin und die Schilddrüsenhormone beeinflussen den Energiestoffwechsel. Sie fördern den Glykogenabbau in der Leber und die Synthese von Glucose aus Nicht-Kohlenhydraten, wie z.B. aus Eiweiß.

Der Glucose-Wert im Blut spiegelt den momentanen Glucose-Gehalt im Blut. Nach dem Verzehr eines Croissants ist er höher als im nüchternen Zustand. Der HbA1c-Wert ist aussagekräftig, weil er Glucosewerte über einen längeren Zeitraum speichert.

HbA1c im Blut – ist der Wert höher als die Norm, kann dies u.a. folgende Ursachen haben

» Frühzeichen von Diabetes
» Störung der Bauchspeicheldrüsen- und Leberprozesse
» Einnahme von Medikamenten wie z.B. Antipsychotika
» Ernährungsfehler

HbA1c im Blut – ist sein Wert tiefer als die Norm, kann dies u.a. folgende Ursachen haben

» Tendenz zu Unterzuckerung
» Störung der Bauchspeicheldrüsen- und Leberprozesse
» Krampfanfälle, eine vermehrte Adrenalinausschüttung

Der HbA1c in seiner feinstofflichen, verborgenen Bedeutung

Ohne Zucker kein Leben. Ohne Liebe kein Leben. Liebe ist süß, ist klebrig, verbindend. Liebe kristallisiert wie Zucker und bildet Kristalle. Liebe drückt sich in Gold aus, so wie Zucker das „Weiße Gold" des 16. Jahrhunderts war.
Die Liebe ist das Verbindende, das zwischen den Zellen fließt, das den Weg in das Innere findet, weil es aus dem Innern kommt. Liebe ist der Leim, der die Zellen zusammenhält, erhält, repariert und verjüngt. Liebe kann ebenso zerstörerisch sein in Neid, Eifersucht, Habgier, Trennung. Wer sich mit einem Zuckerpanzer umgibt, kann das Leben nicht mehr frei genießen, der Kontakt mit Freunden ist gestört. Der Mensch isoliert sich. Er traut sich nicht, die Süße des Lebens für sich in Anspruch zu nehmen. Er kennt nur Machen, Wollen, Müssen. Sein Leben soll schwer sein, die Welt soll sehen, wie sehr er sich „in Liebe" aufopfert. Als ob er damit ein Schulterklopfen, eine Anerkennung fordern wolle.
In einer engen Bindung erdrückt die Liebe, der andere bekommt keinen Raum zum Atmen. Zellen sind verklebt, glykosiliert, weder Versorgung noch Entsorgung sind möglich.
Emotional herrscht eine verborgene Angst vor Süße und Intimität. So wie der Körper den Zucker nicht vollständig in eine für ihn nutzbare Form umwandeln kann, so gibt es im Leben vielleicht genug Liebe, aber irgendwie sind wir nicht fähig, sie voll und ganz zu empfangen oder zu erfahren.
Zucker ist das schöpferische Fluidum, durch das alle Zellen mit dem „Großen Architekten" im Gehirn Kontakt hält.

HbA1C – was dir dein Wert sagen kann:

Ist dein HbA1C-Wert im Blut ausgeglichen, kann dies möglich sein:

* Du genießt das Leben mit allen Sinnen.
* Du fühlst dich getragen im Urvertrauen.
* Du gestaltest dein Leben mit Freude.

Ist dein HbA1C-Wert im Blut höher als die Norm, kann dies möglich sein:

* Du isolierst dich und willst nicht mehr verletzt werden.
* Du sehnst dich nach dem was gewesen sein könnte.
* Du hast ein großes Bedürfnis nach Kontrolle und willst dir nichts verbieten lassen.
* Aus Angst bindest du Menschen ohne ehrliche Gegenleistung an dich.
* Du willst ganz einfach das Leben ohne Beschränkung in vollen Zügen genießen.

Ist dein HbA1C-Wert im Blut tiefer als die Norm ist, kann dies möglich sein:

* Ein Gefühl der Sinnlosigkeit schleicht sich ein.
* Das Leben hat nichts „Süßes" mehr für dich.
* Du lebst inmitten der Süße und nimmst sie nicht für dich wahr.
* Du opferst dich auf für andere und nutzt die Energie nicht für deine Aufgaben.
* Du fühlst dich überwältigt von der Last des Lebens.
* Du lässt dem göttlichen Geist in dir keine Chance, Lösungen zu aufzuzeigen.
* Du getraust dich nicht das zu nehmen, was dir an Süße zusteht.

„Ich habe gehört, dass die Weisen, die in alten Zeiten Krankheiten behandelten, nichts anderes tun mußten, als mittels verschiedenster Methoden den emotionalen und spirituellen Zustand einer Person zu beeinflussen und den Energiefluß wieder in die rechte Bahn zu lenken."

Gelbe Kaiser vor 4.000 Jahren (12)

Überblick schärft Wahrnehmung

> *„Insofern ist das Blut und die Blutzirkulation der individuelle Träger dessen, was wir den allgemeinen physisch-leiblich-ätherischen Träger des Seelenorganismus nennen können“* (11)

Ein Adler segelt hoch oben in der Luft. Schwebend verschafft er sich Überblick, bevor er seinen scharfen Blick auf eine Maus zwischen den hohen Gräsern richtet. Wäre er selbst im Feld, würden ihm hohe Gräser oder Maulwurfhügel die Sicht versperren. So aber, hoch oben aus seiner Perspektive kann er die Kräfte gezielter und effektiver einsetzen. Er behält den Überblick über das Geschehen.

Nach der Betrachtung der einzelnen Werte, mit nachdenklichen Überlegungen oder emotionalen Erinnerungen ist es ratsam, das Blatt mit den Blutwerten auf den Tisch zu legen. Die Flügel auszuspannen und erst einmal Distanz zu schaffen. In luftiger Höhe lässt sich leichter atmen. Hier oben sind wir nicht mehr emotional involviert.

Der Organismus ist ein enorm interaktives System, ohne Einzelgänger, ohne Einzelwirkung. Die Beschaffenheit und die Leistungsfähigkeit der kleinsten Zelle beeinflussen das gesamte System.
Aus der Adlerperspektive kontrollieren wir zuerst markante Punkte, den roten Faden.

Generelles Entstehen von Störungen

Niere Das Partnerorgan Niere zeigt uns das sehr einprägsam. Wenn die Filtrationsleistung der Nieren mehr und mehr nachlässt, weil zu viel Abbaupartikel gefiltert werden müssen, dann baut sich mit der Zeit ein Stau auf. Bald beeinflusst dieser Stau die Leber.

Leber Als Sitz der Lebenskraft ist sie darum bemüht, sich noch mehr anzustrengen, um irgendwie das Arbeitsaufkommen zu bewältigen. Wird die Leber müde bei dieser Überlastung, dann spürt es der große Entscheider, die Galle.

Galle Jetzt betrifft es schon alle wichtigen Lebensorgane. Eisen steht nicht mehr in ausreichender Menge zur Verfügung, das Blut fließt langsam, die Natrium-Kalium-Pumpe schafft den Energieaustausch kaum mehr und Mensch und Stoffwechsel sind sauer. Das Eisen-Kupfer-Schwert kann nicht mehr zielorientiert zur Seite stehen.

Schilddrüse Die Galle schiebt das Übergewicht ihrer Last der Schilddrüse zu. Ist der Punkt erreicht, an dem auch die Schilddrüse als Schmetterlingsorgan die Lust am Fliegen und Leben verliert, dann fehlt auch der Psyche die Lust.

Dieses Bild gleicht einer Firma. Die Rezeptionistin fällt wegen Krankheit aus. Ihre Arbeit wird von der Sekretärin übernommen, auch sie schafft nach einer gewissen Zeit das Arbeitsaufkommen nicht mehr, Arbeit bleibt liegen und wird dem Rechnungswesen zugeschoben. So staut es sich weiter. Hält dieser Zustand für eine längere Zeit an, führt das Unbearbeitete zu Problemen.

Unser Körper ist sehr gut fähig und seit Jahrtausenden darauf trainiert, mit Stress umzugehen. Das ist lebensnotwendig. In den vergangenen Jahrhunderten und Jahrtausenden, konnten nur jene Menschen überleben, die schnell und intensiv in einer lebensbedrohlichen Situation alle Körperkräfte optimal einsetzen konnten. Diese genetisch programmierte Fähigkeit wird uns heute zum Verhängnis, wenn der Stress in kleinen Einheiten und kontinuierlich einwirkt. Die Systeme funktionieren konstant unter hohem Druck, ohne Entspannung, ohne Inspiration. Reizüberflutung und mentale Spannung ohne funktionierendes "Überdruckventil" macht uns krank.

Die Lösung ist eine Entlastung der Nebenniere und der Nieren. Dies führt zu einer langsamen kaskadenartigen Entlastung aller Organe bis hin zur Schilddrüse. Die Nierenbläschen arbeiten emsig, die Körpersäfte zu separieren. Die Leber kann Gestautes an die Niere abgeben und baut Altes ab und Neues auf. Sobald sie genügend Eisen freisetzt, öffnet sie das Ventil zur Galle. Die Galle geht mit frischem Bilirubin und neuem Elan an die Arbeit. Erst dann kann auch die Schilddrüse entspannen. Wir können unsere Ideen in Tat und Handlung umsetzen, die Verwirklichung erfahren und die Früchte genießen.

Schweben wie ein Adler

Schwebend verschafft sich der Adler Überblick und erst dann fokussiert er auf den kybernetisch wirksamsten Punkt in dieser Blutdarstellung und handelt. Der Rest kann unscharf bleiben.

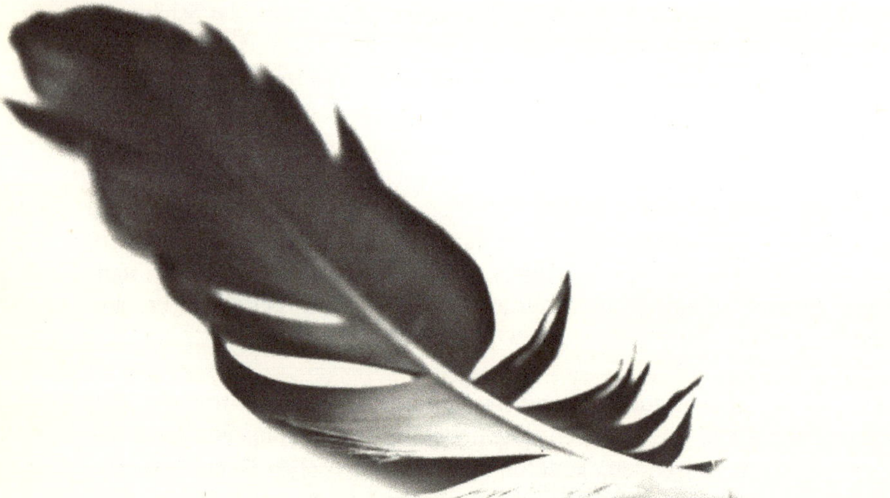

Teil 2

Blutgruppe – Impulsgeber des Lebens

„Einen Vorsprung im Leben hat, wer da anpackt,
wo die anderen erst einmal reden."
John F. Kennedy

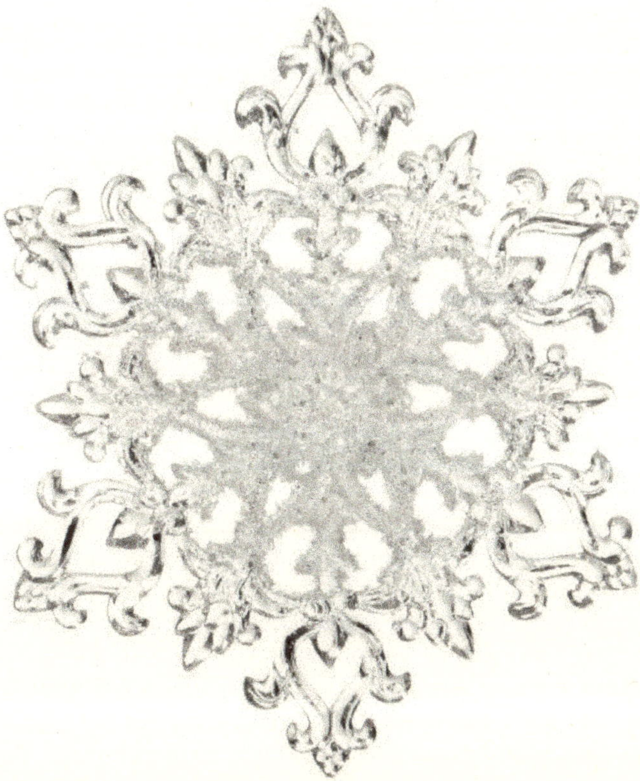

Blutgruppen prägen – Stoffwechsel, Blut und Charakter

Erst vor gut hundert Jahren, im Jahr 1901 entdeckte Karl Landsteiner die Grundzüge der Blutgruppen. Ein einziges Zuckermolekül auf der Oberfläche der roten Blutkörperchen soll die Blutgruppe A von der Blutgruppe AB unterscheiden. Die Japaner nahmen dieses Wissen auf und zogen daraus Rückschlüsse über Persönlichkeit, Charakter und Verträglichkeit. Mit ihren vier Typen erinnert die Blutgruppendeutung an die antike Lehre von den Temperamenten. Sanguiniker, Phlegmatiker, Melancholiker und Choleriker.

Jeder Mensch besitzt eine individuelle Stoffwechsellage. Die Basis der genetischen Stoffwechselkonstitution ist die Blutgruppenzugehörigkeit. Deren Bedeutung und Anerkennung gewinnt in der westlichen Medizin zunehmend Beachtung. Bei jedem einzelnen Verdauungsvorgang ist die Blutgruppe entscheidend, vom Duft der Nahrung bis zur Ausscheidung der Abfallprodukte. Neben der Verdauung sind auch alle Drüsensekretionen und Magensaftsekrete wie Enzyme von der Blutgruppe bestimmt. Eine individuelle Aktivierung des Stoffwechsels (20) zieht diese Besonderheiten in Betracht.

Die Charaktereigenschaften zeigten sich in Jahrhunderte alten Beobachtungen weltweit. Es ist verblüffend, wie diese Charaktermerkmale tatsächlich wahrnehmbar sind. Ein Jäger fühlt sich in den meisten Fällen als Kämpfer. Die Person mit der Blutgruppe B kommt schon mit forschem Schritt in die Praxis, weiß, was sie will und geht konsequent an eine Lösung.

Blutgruppe O – der Jäger und Kämpfer

Diese Blutgruppe entwickelte sich, als die Menschen noch Jäger und Sammler waren. Sie ernährten sich von erlegtem Wild. Ihre Hauptenergiequelle war tierisches Eiweiß. Getreide und Milchprodukte verträgt ihr Stoffwechsel nur schwer. Insbesondere glutenhaltige Getreidesorten verursachen Entzündungen und Reizungen im Verdauungstrakt. Der Jäger, der Kämpfer mit der Blutgruppe NULL, ist ausgestattet mit einem überaktiven Immunsystem und bereit und willens, sich um jeden Preis durchzusetzen. Ein Jäger, der um sein mit großem Einsatz erjagtes Wild gebracht wird, wird krank. Kann sich ein Jäger auf seine innere Mitte, auf einen gesunden Stoffwechsel verlassen, dann erreicht er jedes Ziel. Sein Stoffwechsel produziert ausreichend das alkalische Enzym Phosphatase. Somit kann er z.B. rotes Fleisch wie Rind und Wild nicht nur genießen sondern auch zügig verdauen.

Bei Personen mit Blutgruppe NULL sind Eigenschaften vorherrschend, die dem Jäger entsprechen. Er hat ein starkes Leistungsstreben und konkurrenzorientierte Ausrichtung. Er ist ein entschlussfreudiger Idealist. Er ist gerne in Führungs- und Organisationspositionen. Er ist stark, selbstbewusst, widerstandsfähig, durchsetzungsstark, verantwortungsbewusst, objektiv, populär und kontaktfreudig.
Er kann so konzentriert sein, dass er seine Umgebung oft nicht wahrnimmt. Manchmal kann er auch arrogant, eifersüchtig und egoistisch sein.

Blutgruppe A – der kooperative Ackerbauer

Diese Blutgruppe entstand erstmals in der Jungsteinzeit vor 25.000 Jahren, als die Menschen in Asien sesshaft wurden. Sie lernten, Getreide anzubauen und Vieh zu züchten. Diese vegetarisch ausgerichtete Ernährungsweise wirkte sich auf das Immunsystem und den Verdauungstrakt aus. Über die Jahrtausende verlor der Verdauungsapparat mehr und mehr seine Fähigkeit, fleischliche Nahrung aufzuschließen. Das ist in der Labormedizin an der geringen alkalischen Phosphatase im Dünndarm erkennbar. Die Verdauung von Blutgruppe A muss immer mit wenig Magensäure zurechtkommen. Das hat Auswirkung auf das Bakterienwachstum im Darm und oberem Dünndarm. Weizen, Kuhmilch und Kuhmilchprodukte sind für ihn wenig geeignet. Sie machen den Stoffwechsel träge und begünstigen Krankheiten.

Bei Personen mit der Blutgruppe A sind Eigenschaften vorherrschend, die dem Ackerbauern entsprechen. Er ist ein einfühlsamer Perfektionist. Er liebt Harmonie und Frieden. Er ist kooperativ, analytisch, sesshaft, zuverlässig, vertrauensvoll, Harmonie aufbauend, loyal, pünktlich und arbeitet hart. Für ihn ist es wichtig, dass er mit natürlichen Zyklen geht. Im Winter sucht er die Kontemplation für zielgerichtetes Planen. Im Frühling wartet er geduldig auf das erste Sprießen seiner Saaten, er jätet, prüft, düngt, wässert, läuft mit geschwellter Brust über seine Felder. Wenn er ernten kann, dann ist er rundum glücklich. Der Ackerbauer verteidigt die Familie, hat einen ausgeprägten Gemeinschafts- und Gerechtigkeitssinn, liebt Rituale und Rhythmen. Er kann konservativ, introvertiert, verlegen und verschlossen sein. Er kann zum Nörgeln neigen.

Blutgruppe B – der zielgerichtete Eroberer

Etwa 15.000 bis 10.000 Jahre vor unserer Zeitrechnung bildete sich die Blutgruppe B, die auch als "Fast-Allesesser" bezeichnet wird. Es waren Nomaden in Südostasien und in den Steppen Eurasiens. Bei diesen Kulturen spielten fermentierte Milch- und Agrarprodukte eine große Rolle. Es entstand eine gemischte Anpassung an pflanzlicher und tierischer Kost. Alkalische Phosphatase ist mäßig vorhanden.

Anpassungsfähig ist er, der B-Typ. Er ist ein impulsiver Idealist und geht seine eigenen Wege im Leben. Er ist ziel- und erfolgsorientiert. Er kennt nur sein Ziel und geht durch dick und dünn dafür, schaut nicht rechts und links. Er steht für das Streben der Natur nach einem ausgeglichenen Spannungsverhältnis zwischen oben und unten, zwischen dem Geist und den Forderungen des Immunsystems. Er ist ein geselliger extravaganter Freidenker, der sich in keine Schublade stecken lassen will. Er kann dogmatisch seine Ziele verfolgen. Manchmal ist er oberflächlich oder unzuverlässig.

Blutgruppe AB – der Charmante mit dem Blick hinter die Kulissen

Nur weniger als 5% der Bevölkerung besitzen diesen modernen Bluttyp, der sich vor 1.500 bis 1.000 Jahren herausbildete. Er entstand, als sich Volksstämme mit den Blutgruppen A und B vermischten. Sein Stoffwechsel ähnelt stark dem Stoffwechsel der Blutgruppe A.

Wunderbar, selbstbewusst und liebenswert ist er, der charmante vielseitige Diplomat mit der Blutgruppe AB. Er lebt zwischen Himmel und Erde. Bei Schwierigkeiten entflieht er gerne in seine Welt. Er ist intuitiv, zielorientiert, loyal und hat ein gesundes Bauchgefühl. Mit Charisma meistert er jede Lebenssituation. Wie mit einem Röntgenblick sieht er hinter die Kulissen. Er ist effizient, rational, tiefsinnig, einfühlsam, selbstbewusst und diplomatisch. Manchmal kann er schüchtern, hochnäsig oder distanziert kleinlich sein.

Teil 3

Talente – goldene Koordinaten

"Ich glaube, wenn du etwas machst und es läuft gut,
dann solltest du etwas anderes Wunderbares machen,
bleib nicht zu lange bei einem.
Denk daran, was als nächstes dran ist."
Steve Jobs

Im Rhythmus der Zahlen

Wie groß bist du? Wie viel wiegst du? Was ist deine Telefonnummer? Jegliche Definition, das Abstimmen auf eine bestimmte Sache wird durch einen Zahlenausdruck bestimmt. Wie hoch ist der Berg?
Mit Hilfe der Koordinaten, die zahlenmäßig ausgedrückt sind, ortet das Positionsbestimmungs-System GPS, jegliche Person und jeden Gegenstand. An welche Hausnummer geht der Brief? Wie viel Steuern zahlst du? Wie weit ist die Sonne von der Erde entfernt? Wie heiß wird es heute?
Alles besteht aus Zahlen. Wie schnell rotiert die Erde um die Achse? Wie viel Tage hat ein Jahr? Zahlen bestimmen unser Leben, unsere Unterhaltung, unsere Gesundheit. Wie viele Kalorien hat diese Pizza? Wie hoch ist die Herzfrequenz? Wie hoch ist der Cholesterinwert? Wie viel Fieber hat das Kind? Jede Funkfernsteuerung bedient sich der Frequenzen. Wie viel Mikromillionstel Sekunde ist der Läufer schneller gewesen?
Alles besteht aus Zahlen. Gottes Welt ist mathematisch. Die Meister göttlicher Geometrie arbeiten mit dem Goldenen Schnitt, der Umfang eines Kreises ist $u = 2 \pi r$. Jede Zahl entspricht einer Frequenz. Zahlen haben über ihren reinen Zahlwert, der eine Quantität ausdrückt, noch viel umfassendere Möglichkeiten und Bedeutungen, nämlich Qualitäten.

Die Zahl, mit der wir frequenzmäßig am intensivsten verbunden sind, sind die Daten unsres Geburtstags. Das Geburtsdatum ist die persönlichste Zahl überhaupt. Bereits in der Antike wurden den Geburtstagen bestimme Lebensaufgaben und Charaktereigenschaften zugeordnet. Die Zahlenqualität des Datums gibt Aufschluss über die Qualität des Augenblicks. Hier ist der Keim für die Entwicklung der Persönlichkeit gelegt. Was danach folgt will gelebt, erlebt und geliebt sein.

Jeder Blutwert wird in Zahlen ausgedrückt. Eine Zahl gibt Ärzten Hinweise, ob diese Zahl gefährlich hoch oder lebensbedrohlich niedrig ist.

„Mathematik ist das Alphabet mit dessen Hilfe
Gott das Universum beschrieben hat."
Galileo Galilei

Die goldenen Koordinaten

Vor vier Jahren machte ich die Bekanntschaft mit dem Tiroler Zahlenrad. Hierbei handelt es sich um ein jahrhundertealtes Wissen wie man aus den eigenen Geburtskoordinaten zuverlässig seine Potentiale, Talente und Lebenschancen erkennen kann. Johanna Paungger und Thomas Poppe brachten diese Tradition in ihren Büchern wieder zum Leben. Die Aussagen überraschten mich. Anfänglich war es nicht mehr als eine unterhaltsame Analyse. Erst als ich begann, die Aussagen bei der Geburt mit den Aussagen der heutigen Blutwerte in Verbindung zu bringen, interessierte mich das Zahlenrad. Der härteste Test war für mich das Verknüpfen meiner eigenen Blutwerte mit meinen angeborenen Talenten, Stärken und Schwachstellen. „Schuppen" fielen mir von den Augen, als ich sah, wo ich mich limitierte oder allzu sehr engagierte. Ich war begeistert von meinem neuen Schlüssel, Talente, Blutgruppe und Aussage der Blutwerte ans Licht zu bringen.

Bei der Geburt liegt das Leben unberührt wie jungfräulicher Schnee. Milliarden kleiner individueller Schneekristalle bilden die unberührte Schneedecke. Jeder Schritt gibt dem unbestimmten Feld Bestimmung, Begrenzung und Aussehen. So ist das Leben eines neugeborenen Kindes. Das Lebensfeld entfaltet sich, noch unberührt von Erziehung, Anpassung, kulturellen Eingrenzungen und Bedürfnissen. Talente, Stärken, Chancen und Herausforderungen sind wie goldene GPS-Koordinaten, sind wie Schlüssel in das Reich des Lebens. Es liegt in unserer Hand für welchen Weg wir uns entscheiden und welche Erfahrungen wir machen wollen. Wir sind die Bestimmer unserer Handlungen.

Das Geburtsdatum – die persönlichste Zahl

Unser Körper, den die alten Chinesen schon als Lehrmeister für die Prozesse des Lebens erkannten, offenbart uns in Krankheit und Gesundheit ein Stückchen von dem, was wir sind, aber auch von dem, was wir in unserem Innersten sein wollen. Die folgenden Erläuterungen können uns Hinweise unserer innersten Berufung geben.

Der wichtigste Moment im Leben eines Menschen ist der Moment, in dem die Nabelschnur durchtrennt wird. Neun Monate lang lebt der Embryo in Symbiose mit der Mutter. Kaum in der rauen, unbekannten Welt angekommen, wird diese innigste und bislang einzige Verbindung getrennt. In diesem Moment ist das grandiose System auf sich allein angewiesen. Jegliche Information genetischer Art, das gesamte Erbgut aus der Ahnenlinie, Besonderheiten und anlagebedingte Anfälligkeiten ist in jeder einzelnen Zelle in der DNS gespeichert. Die in jeder Zelle liegende Blaupause des Lebens übernimmt die Durchführung der Lebensfunktion. Wir kommen demnach mit einer sehr individuellen Lebensaufgabe. Dafür sind wir ausgestattet mit Talenten, Fähigkeiten, Anlagen, Stärken und Besonderheiten.

Über die Koordinaten der Geburtstage werden sie sichtbar und warten auf den Einsatz im Entfalten des Lebens. Die Zahl symbolisiert sowohl die Art der speziellen Aufgabe als auch die Existenz aller erforderlichen Mittel, die es für eine gelungene Aufgabe braucht. Das ist unser individuelles Koordinatensystem und wir entscheiden, welche Wege wir gehen, ob wir uns abdrängen lassen oder kämpferisch die Aufgaben meistern und dann für Neues bereit sind. Genialität bringen wir auf jeden Fall mit, egal welche Zahlen uns begleiten.

Das Zahlenrad

Niemand kennt den genauen Ursprung des Zahlenrads, es gab bislang keine schriftlichen Anleitungen für seine Anwendung. Das Wissen um die Bedeutung der Geburtszahlen wurde von Generation zu Generation mündlich überliefert - und mit Präzision angewandt. Die Zahlenrad-Experten Johanna Paungger und Thomas Poppe erkannten, dass das uralte Wissen der Tiroler Bauern auch für die moderne Welt von unschätzbarem Wert ist: "Mit Hilfe des Zahlenrads kann jeder Mensch erkennen, wofür er besonders geeignet ist und wo die Schwachstellen liegen. Wer den Einfluss der Geburtszahlen kennt, kann bei fast allen Lebensthemen wirksam gegensteuern, unterstützen und fördern" (21), sagt Johanna Paungger, die als Enkelin eines Bergheilers mit dem Wissen um die Macht der Zahlen aufgewachsen ist. "Auch unzählige Berufsgruppen, Lehrer, Personalberater, Erzieher, Ärzte und Heilpraktiker können vom Zahlenrad profitieren." Die Methode ist verblüffend einfach.

Die Theorie: Jede unserer Geburtszahlen ist Ausdruck von Anlagen, Neigungen, Talenten, von Stärken und Schwachstellen. Die zwei ersten Zahlen des

Geburtsjahres werden hierfür nicht in Betracht gezogen. Durch die Kombination der verschiedenen Zahlen im Rahmen einer übergeordneten Struktur, der Lebensspirale lässt sich ein Bild für den ganzen Menschen zusammenfügen.

Aus dem Kreis in die Spirale

Die Lebensspirale symbolisiert das Unvergängliche, die Schöpfung, die stetige Weiterentwicklung, die sich aus Veränderung ergibt. Die DNS-Moleküle in der allerersten Stammzelle sind in eine Spirale eingebunden. Wasser strömt in Spiralen, der Wind bewegt sich spiralförmig, die Flamme der Kerze brennt spiralförmig nach oben, Schnecken bauen ihr Schutzhaus in spiralförmiger Geometrie, selbst die Sonnenblume windet ihren Fruchtstand spiralförmig. Die Spirale ist ein Symbol für die Einheit von Denken und Sein, Leben und Tod. Sie ist räumlich, zeitlich, materiell und nicht materiell zugleich.

In den indianischen Kulturen Nordamerikas hat sich das Wissen um die Elemente und Jahreszeiten bis heute lebendig erhalten. Ein Kernstück der indianischen Philosophie bildet das Medizinrad, welches ein rituelles Werkzeug verkörpert, um die physischen, emotionalen und geistigen Aspekte im Menschen auf den Organismus Erde mit all seinen Energien und Manifestationen einzustimmen. Die aus einem Kreis sich dynamisch entfaltende Spirale steht für das Universelle, den allumfassenden Geist, das Göttliche. Die Himmelsrichtungen, Elemente, Jahreszeiten stehen für den Menschen im universellen Gleichgewicht.
Jeder Zyklus beginnt mit der Idee, aber auch mit der Entschlossenheit, diese Idee in die Öffentlichkeit zu bringen. Die passende Zeit für die nötige Kontemplation ist der Winter. Frühling benennt die Phase des Aufbruchs, des Erfühlens der Chancen und Zielgruppen. Der Sommer gibt sein feuriges Temperament dazu, damit Früchte im Herbst geerntet werden können. Die Erfahrung dieses natürlichen Zyklus kann im Winter für die Planung der nächsten Periode eingebracht werden, um mit Schwung und verstärkter Kraft in die nächste Windung der Spirale zu kommen.

Die Koordinaten der Geburtszahlen

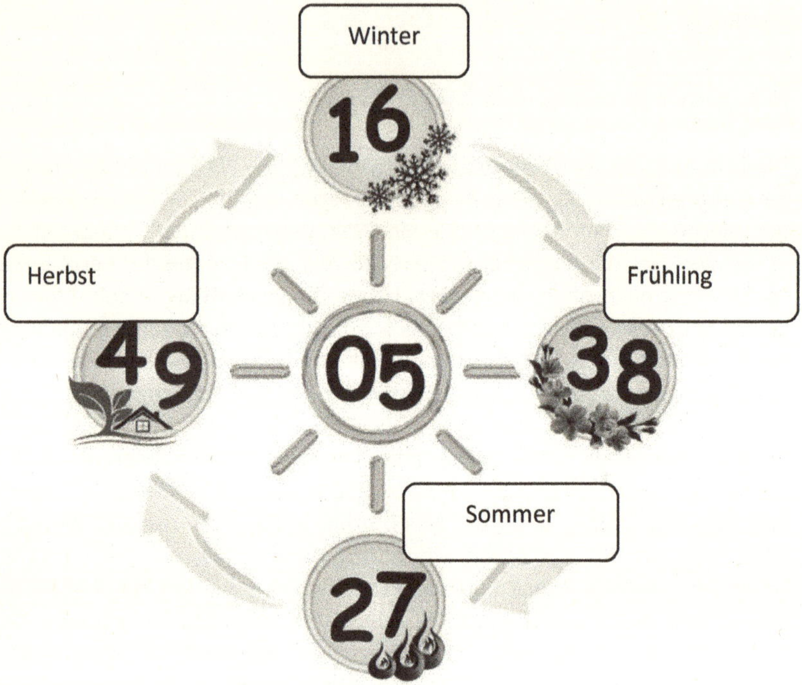

Winter - Norden –Wasser
Diese Kräfte wirken hier verstärkt:

Winter gibt Raum für Kontemplation, das Alte überdenkend und das Neue aus einer erweiterten Perspektive planend. Das Wasser verwandelt sich in glitzernde Schneekristalle und verzaubert die harte Erdoberfläche, das Ich-bezogene Denken. Der jungfräuliche Schnee, die große weiße Stille hält inne und verbindet sich mit dem Ur-Sein des Lebens. Wird das Wasser lebendig, dann bahnt es sich seinen Weg und wirkt dabei formgebend für den neuen Zyklus, erfrischend und belebend, aber auch mahnend und unergründbar. Das Wasser gibt dem Winter Raum für die lebendige Empfindung der tiefen Emotionen und Gefühlsreaktionen und für die Hingabe an das Leben. Der Winter drängt damit an die Öffentlichkeit.
Die Farbe BLAU bis SCHWARZ übermittelt die Frequenz des Winters.
Die Zahlen sind 1 und 6.

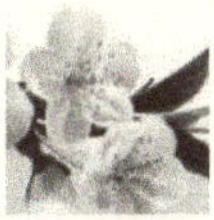

Frühling – Osten – Wind

Diese Kräfte wirken hier verstärkt:

Die Knospen springen auf, die Stille wechselt in das frische Grün der aufbrechenden Möglichkeiten. Der Frühling überrascht mit seiner Vielfältigkeit, mit sanften Farben und weichen Tönen. Der Wind streicht zärtlich durch die Haare und bläst die letzten winterharten Strukturen davon und sorgt für einen klaren, objektiven Blick. Bewegung kommt ins klare Denken. Mit allen Sinnen ist der Frühling spürbar. Durchlässigkeit und Helligkeit vermitteln das Gefühl von Unbegrenztheit und Freiheit.
Die Farbe GRÜN übermittelt die Frequenz des Frühlings.
Die Zahlen sind 3 und 8.

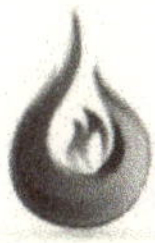

Sommer – Süden – Feuer

Diese Kräfte wirken hier verstärkt:

Lebenswärme pulsiert wie das warme Blut, gibt den Früchten eine starke Farbe, sorgt für Schwung und Tatendrang und bringt kreative Dynamik ins Denken und Handeln. Das Feuer der Erneuerung stärkt den Lebensmut und wirft Begrenzendes in den alchemistische Schmelztiegel. Die Sonne des Südens ruft zum Tanz und zum Tatendrang bis spät in die Nacht, während der Feuersalamander zur Wandlung auffordert. Die Sonne gibt den Früchten ihre Reife. Das Feuer steht für Bewusstsein und Wollen, die Kraft der Spontaneität, Inspiration, Ausdehnung und Wandlung.
Die Farbe ROT übermittelt die Frequenz des Sommers.
Die Zahlen sind 2 und 7.

Herbst – Westen – Erde

Diese Kräfte wirken hier verstärkt:

Weiter bewegt sich das Leben. Nach dem heißen Sommer, dem Reifen der Früchte steht die Ernte an. Die Erde zeigt sich hingebungsvoll in ihrer vielfältigen Fruchtbarkeit. Fantasievoll greift sie in den Kelch der Regenbogenfarben und verzaubert die Natur und den Menschen. Erde steht für das Körperlich-Sinnliche, für die greifbare verdichtete Energie der Materie, die geformte Struktur, Stabilität und Ausdauer. Der Zyklus geht in die Vollendung und gibt sich der verwandelnden Kraft hin.
Die Farbe WEISS übermittelt die Frequenz von Herbst.
Die Zahlen sind 4 und 9.

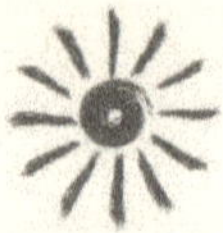

Mitte – Zentrum - Kristall
Diese Kräfte wirken hier verstärkt:

Die Spirale kommt aus der Mitte, der ursprünglichen Kraft. Die Mitte stellt den Kern dar - das Grundmuster woraus sich Erde, Feuer, Wasser, Wind bilden. Der Kern ist von allen Stationen gleichweit entfernt mit einer tiefen Sehnsucht nach Ferne und gleichzeitig mit starker Nestbindung. Der Kristall verbindet mit der geistigen Quelle, strahlt etwas Geheimnisvolles und Faszinierendes aus. Er symbolisiert die Kraft der Mitte, Reinheit, Klarheit, Würde, Widerstandsfähigkeit und geduldige Hingabe an den Schliff des Lebens. Die Farben GELB und GOLD übermitteln die Frequenz der Mitte. Die Zahlen sind 0 und 5.

Die Koordinaten – ihre Frequenz und Bedeutung

Die Winter-Natur mit den Zahlen 1 und 6

Die Zahl Eins steht für Beginn, Selbstidentität und Schöpferkraft.
Die Zahl Sechs steht für die Reife, Fülle, Liebe und Mut.

Die Zahlen eins und sechs stehen für die visionäre Entschlossenheit des Winters. Menschen mit diesen Zahlen im Geburtstag sind aufnahmefähig, tiefgründig und weise. Sie zeigen sich ideenreich, wissensdurstig und schöpfen aus der geistigen Quelle. In die großen weißen schneebedeckten Felder zeichnen sie ihre Pläne für die kommende Saison. Sie wägen wohl die Ernte des letzten Jahres ab und planen basierend auf den erlebten Erfahrungen. Kontemplation und Weitblick ist ihnen in die Wiege gelegt. Sie sind Pioniere und unabhängig. Sie widmen sich gerne mit Herz und Hirn der Beantwortung wichtiger Zukunftsfragen. Sie drängen in die Öffentlichkeit.

Der Philosoph ist hier zu Hause, wie auch der Anwalt, der Schriftsteller, Diplomat, Richter, Journalist, Lehrer oder Politiker. Wo immer Weitblick gefragt ist, dahinter steckt oft eine 1 oder 6.

Die Frühling-Natur mit den Zahlen 3 und 8

Die Zahl Drei steht für Selbstausdruck, Kommunikation und Sinnhaftigkeit.
Die Zahl Acht symbolisiert Fülle mit allen Sinnen, Neubeginn und Herausforderung.

Die Zahlen drei und acht zeigen die mitfühlende Klarsicht und die emporstrebende Freude des Frühlings. Menschen mit diesen Zahlen im Geburtsdatum können entschlusskräftig, lebhaft, initiativ aus innerer Harmonie wirken. Sie lieben die Natur, gesunde, naturbelassene Nahrung, schützen die Umwelt und bringen ein tiefes Einfühlungsvermögen mit. Wo andere in Fettnäpfchen treten, der Frühlingstyp 3 und 8 erkennt sie. Sie kämpfen für eine gute Sache, auch wenn es länger dauert. Die erforderliche Geduld bringen sie mit. Wie die Natur im Frühling platzen sie vor Lebensfreude und können gut entscheiden, aus welcher Blüte eine Frucht werden kann.

Arzt und Heiler sind hier zu Hause, der Forstwirt, Bio-Bauer, Lehrer, Prediger, Kundenberater, Graphiker, Pferdeflüsterer oder Musiker.

Die Sommer-Natur mit den Zahlen 2 und 7

Die Zahl Zwei steht für Partnerschaft und Meisterschaft der Dualität.
Die Zahl Sieben steht für innere Weisheit und Göttlichkeit.

Die Zahlen zwei und sieben zeugen vom Feuer und der Leidenschaft des Sommers. Menschen mit diesen Zahlen im Geburtsdatum sind lebensfroh, energisch, ausdrucksvoll, mitreißend, charismatisch, begeisterungsfähig und temperamentvoll. Sparsam sind sie, die Sommer-Naturen, und das bei ihrer Reisefreudigkeit. Es gibt fast nichts, was ihnen nicht gelingt. Sie finden schnelle Lösungen ohne lange darüber nachzugrübeln. Wenn sie sich etwas in den Kopf gesetzt haben, dann zeigen sie enormes Durchhaltevermögen. Sie begeistern mit temperamentvollen, lebensnahen Präsentationen. Man hört ihnen aufmerksam zu. Leseratten finden sich selten unter den Sommer-Menschen.

Schauspieler, Filmemacher, Kameramann, Mediadesigner, Architekt, Forscher, Künstler, Lebenskünstler, Revolutionär, Priester – sie profitieren alle von den Sommerenergien.

Die Herbst-Natur mit den Zahlen 4 und 9

Die Zahl Vier steht für Fundament und Schutz.
Die Zahl Neun steht für Vollendung und Weitergeben.

Die Zahlen vier und neun zeugen von Geschick und Scharfsinn. Als Herbst-Menschen sind sie scharfsinnig, ehrgeizig, tüchtig, durchsetzungsfähig, einsetzungsbereit bis hin zur Aufopferung. Sie sind auf Erfolg programmiert und handwerklich begabt. Sie ernten gerne den Lohn, den sie sich redlich verdienten. Sie sind pflichtbewusst, bodenständig, lernbegierig und einfühlsam. Sie planen den Erfolg, arbeiten dafür zielgerichtet und scheuen nicht vor großen Herausforderungen zurück.

Geniale Handwerker sind hier zu Hause wie auch erfolgsorientierte Geschäftsleute. Geld und Reichtum auf geistiger und materieller Ebene gehören zu ihrem Lebensplan. Herbst-Naturen fühlen sich am wohlsten in Berufen, in denen sie etwas Sichtbares schaffen. Sie arbeiten gern mit den Händen. Geborene Handwerker sind hier zu Hause, ehrgeizige Sportler, Techniker und Anwälte, Erfinder, Piloten, Handelskaufleute und Anlageberater.

Die Natur der goldenen Mitte mit den Zahlen 0 und 5

Die Zahl Null steht für Einheit und Gebären.
Die Zahl Fünf steht für Schöpfung.

Die Zahlen null und fünf im Geburtsdatum deuten auf große schöpferische Kraft der Mitte hin.
Nichts bringt die Menschen der Mitte aus der Ruhe. Sie sind großzügig, vernünftig, hilfsbereit. Feste Lebensprinzipien und bodenständiges Denken zeichnen diese Menschen aus. Sie sind freiheitsliebend und ausdrucksstark. Sie sind naturverbunden und fühlen sich wohl, wenn sie jemanden umsorgen dürfen. Sie sind auf ganz besondere Weise ausgerüstet, mit Extremsituationen fertig zu werden. Lösungen schöpfen sie aus der Kraft der Mitte. Sie wirken ausgleichend und können sich leicht in die Aufgaben anderer einarbeiten.

Menschen der goldenen Mitte bringen viel Geduld mit, wie Gärtner, Lehrer, Bio-Landwirte, Forstwirt, Krankenschwester, Erzieherin, Geologen und Forscher. In weltweiten Hilfsorganisationen fühlen sie sich zu Hause.

Deine persönlichen Koordinaten

Nimm deine Geburtsdaten, schreibe sie auf ein Stück Papier. Zeichne ein einfaches Kreuz daneben und fülle die Positionen – ohne die Jahrhundertzahlen also die 19 und die 20 davor. Diese geben Auskunft über ganze Generationen und Kulturen und sagen sehr wenig über die individuelle Person aus.

Hier einige Beispiele:

6.8.1976 geboren, die maßgeblichen Zahlen sind also 6, 8, 7 und 6. Zeichne dir ein Kreuz auf das Papier und trage die Zahlen entsprechend dem Zahlenrad ein. So sieht dein Koordinatensystem aus:

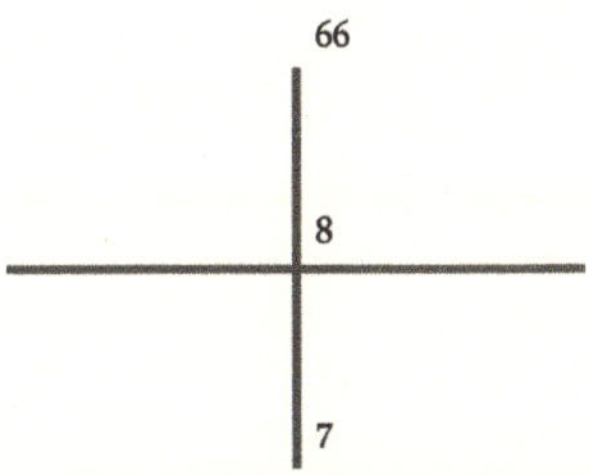

12. 10. 1989 geboren, die maßgeblichen Zahlen sind also, 1, 2, 1, 0, 8, 9
So sieht deine Skizze aus, alle Stationen zeigen wegweisende Kräfte.

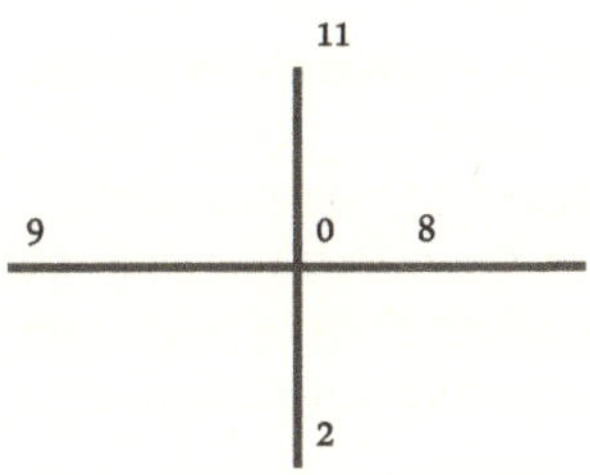

20. 5. 2005, die maßgeblichen Zahlen sind also 2, 0, 5, 5. Aussagekräftig ist nur die Wertigkeit, also eine 02 zählt als 2, eine 20 zählt als 2 und 0
So sieht deine Skizze aus.

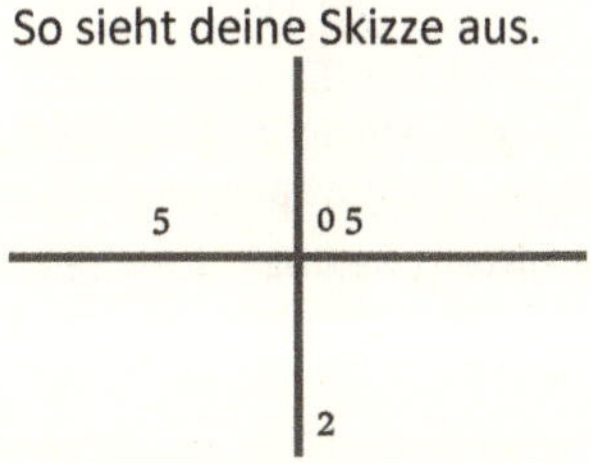

Die natürliche Bewegung

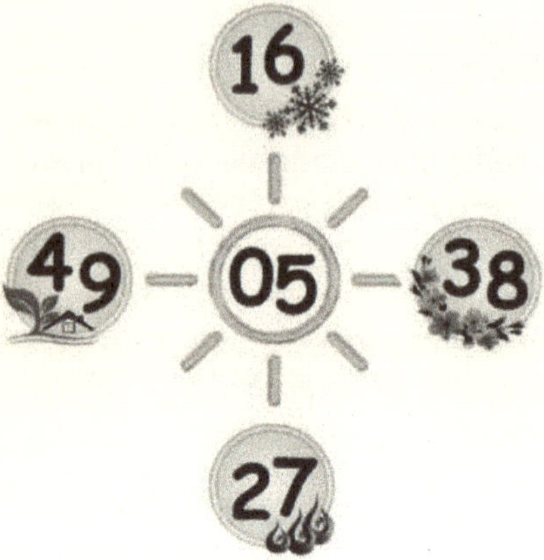

Die Strahlen der Sonne in der Mitte begleiten den Kreislauf. Er beginnt mit dem Winter, geht über in den Frühling, in den Sommer und den Herbst. Der Herbst übergibt die gereiften Weisheiten des gesamten Zyklus dem Winter zur Kontemplation. Nachdem der Winter mit Weitblick einen neuen Plan bestimmte, geht er mit diesem an die Öffentlichkeit – in einen neuen Kreislauf.

Aussagekraft

Aussagekräftig ist nur die Wertigkeit, also eine 03 zählt als 3, eine 30 zählt als 3 und 0.

Schwerpunkt

Der Schwerpunkt der Kräfte liegt auf den beiden Zahlen des Geburtsjahres.

Ausgeprägte Kräfte

Ist jemand am 7. 9. 1998 geboren, so belegt die 9 gleich zweimal den Herbst. Er besitzt gleichsam 18 Einheiten der Kräfte vom Herbst. Die Kräfte können sehr starke Auswirkungen haben, mit der Tendenz ins Gegenteil zu wirken. Die 9 im Herbst zeigt einen Menschen mit gutem Geschäftssinn. Sind die Einheiten über 10 wie hier mit 18, so kann sich dieser Mensch auch zum Geizhals entwickeln. Die kluge Vorausschau in geschäftlichen Dingen kann sich in krampfhaftes Festhalten verwandeln.

Das Yin und Yang

Die Zahlen 6,7,8,9 und die 0 sind Zahlen mit weiblicher Energie. Sie wirken meist konsequenter, ausdauernder, widerstandsfähiger, stetiger als Zahlen mit männlich orientierten Frequenzen. Die Zahlen 1,2,3,4 gehören zur männlichen Energie. Sie wirken schlagfertig, unvermittelt, flexibel, durchsetzungsstark.

Teil 4

Lebenskoordinaten mit Erfahrungen aus der Praxis

„Wir müssen stark werden, ohne je unsere Zärtlichkeit zu verlieren."
Che Guevara

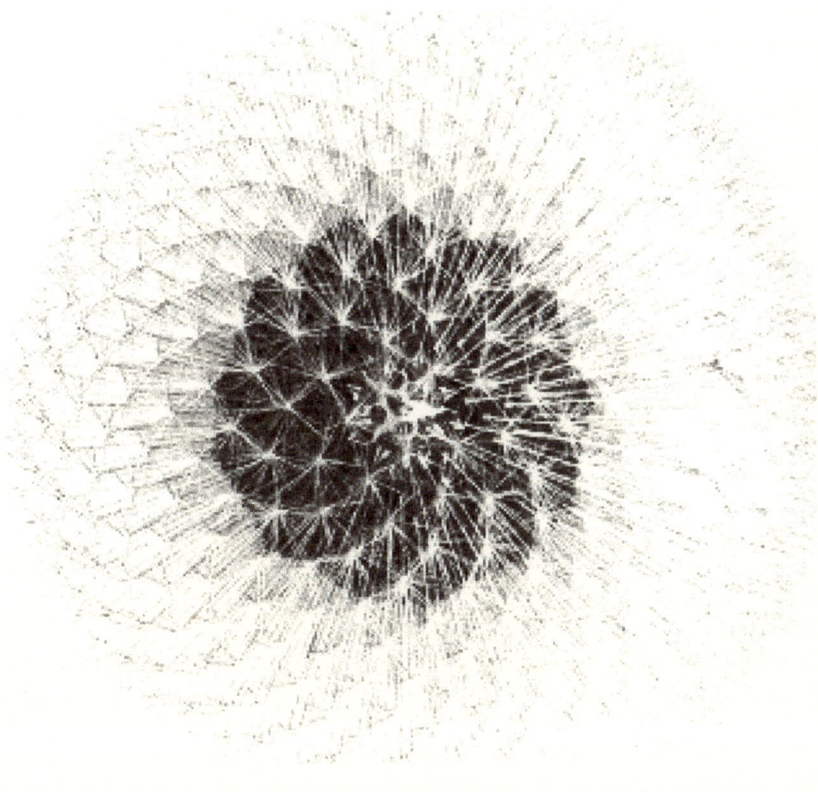

WINTER

Geburtstage mit den Koordinaten:
Winter 1 und/oder 6

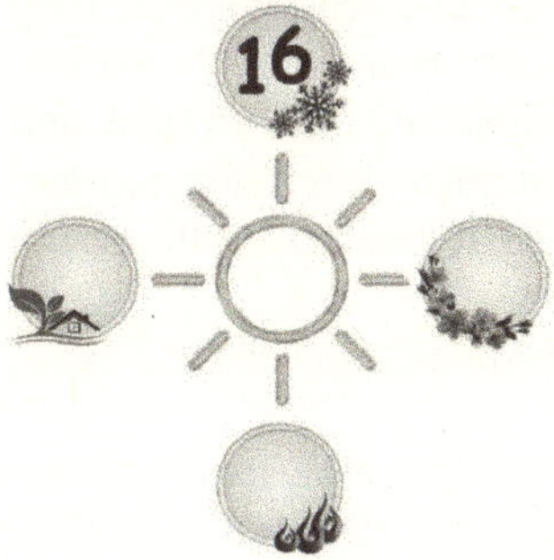

Mit Genialität für visionäre Aufgaben einen einzigartigen Weg gehen

„Die Beobachtungsgabe ist überdurchschnittlich, alles nehmen sie mit Klarsicht auf. Mit untrüglicher Sicherheit erkennen sie Dinge und Zusammenhänge." (22)

Mit einem Blick ist klar, dass der Mensch mit der Winter-Natur ein ganz besonderes Geschöpf ist, genial, intuitiv mit ausgeprägten Fähigkeiten. Wo seine spezielle Fähigkeit liegt, das wird sich im Leben herausstellen. Er ist sehr wissbegierig und kommt mit einer großen Offenheit für Neues. Er interessiert sich in der Schule nur für eine Sache, oft nicht zur Freude seiner Eltern oder des Lehrers. Gut wird ihm tun, wenn er in seinem Umfeld jemanden hat, der ihn versteht und seinen Wissensdurst unterstützt. Das kann in späteren Zeiten ein Lebenspartner sein. Er ist geradlinig, weiß, was er will und beharrt darauf. Er verträgt Unsicherheiten nicht, und man merkt es ihm gleich an. Es ist möglich, dass seine Einzigartigkeit nicht immer willkommen ist, man stempelt ihn ab als sonderbaren „Kauz". Sobald er seine Nische gefunden hat, entfaltet er sich. Es ist eine Nische, ein Spezialgebiet, wo auch immer dieses liegt. Das kann im Handwerklichen sein, beim Entwerfen einer speziellen Maschine, im Gartenbau beim Züchten neuer Arten oder in der Physik. Er ist ein Genie und will sich nur mit den Dingen befassen, in denen er sein spezielles Talent entfalten kann. Er muss gar nicht erst versuchen so wie die anderen zu werden. Kann er sich nicht frei entfalten, dann wird aus dieser genialen Winter-Natur ein Eigenbrötler. Er verbirgt sich in ein winterliches Eiskristall und zeigt der Welt die harte, eisige, unbestechliche Seite. Eine Winter-Natur ist ein liebenswertes Genie mit exakten Vorstellungen.
Er taucht gerne in seine Welt ein, befasst sich mit geistigen Dingen, mit spirituellen Konzepten, auch wenn die Umwelt mit Kopfschütteln reagiert oder zumindest kein Verständnis dafür hat.

Er taucht gerne in seine Welt ein, befasst sich mit geistigen Dingen, mit spirituellen Konzepten, auch wenn die Umwelt mit Kopfschütteln reagiert oder zumindest kein Verständnis dafür hat.
Er ist anspruchsvoll im Auswählen seiner Freunde, weil er hinter die Kulisse schauen kann und die Hintergedanken wahrnimmt. Er wechselt Freunde solange und so oft, bis er den einen Freund, die eine Freundin gefunden hat. Dann verschwendet er nicht viel Zeit im Zweifeln und Hinterfragen und pflegt die Freundschaft. Die Pflege muss von ihm besonders geübt werden, denn das Einfühlsame, Hingebungsvolle, Sorgende ist ihm nicht in die Wiege gelegt.
Mit einer Winter-Natur zusammen zu leben kann sehr beglückend sein, wenn dieser Mensch so sein darf wie er ist. Er besitzt die Fähigkeit sich z.B. tief in eine Maschine hineinzudenken, hineinzufühlen, so als wäre er ein Partikel in diesem Getriebe. So gelingt es ihm Lösungen für einen zentralen Engpass ans Tageslicht zu bringen. Das Verwirklichen und Vermarkten müssen Andere übernehmen. Wichtig ist eine vertragliche Absicherung nach allen Seiten.

Mit Farben kann der Wintermensch gut ausgleichen. Die Farbe Rot gibt ihm mehr Lebenskraft und Temperament. Die Farbe Grün gleicht aus und lässt ihn einfühlsamer werden. Die Farbe Weiß gibt ihm Selbstvertrauen und Mut.

Ein leichter Weg, mit diesen Farben auszugleichen ist die Ernährung, die Vielfalt der sommerlichen Früchte und die Frische der chlorophyllhaltigen Gemüse.

Erfahrungsbericht Helmut, geboren 01. November 1961, Blutgruppe AB

Die Blutgruppe AB unterstreicht seine Einzigartigkeit. Menschen mit der Blutgruppe AB sind äußerst liebenswerte, zielgenau denkende Menschen. Sie leben mit „einem Bein auf der Erde, mit dem anderen im Himmel". Wenn sie mit der Welt und den materiellen Anforderungen überwältigt sind, entschwinden sie in ihre Welt, in ihren Himmel. Sobald ihnen das bewusst ist, können sie sich entscheiden, bewusst in dieser Welt zu agieren. Dann tun sie dies mit Engagement und Willenskraft.

Ich lerne Helmut kennen

Ich sitze in einer kleinen Audi-Fachwerkstatt. Mein Fahrzeug zeigt ein bisher ungelöstes Problem der Überhitzung. Der Werkstattmeister erklärt mir das Problem und sagt auch sofort, dass dieses Ersatzteil nicht mehr separat erhältlich sei, sondern nur in einem neuen Motor. Er wolle einmal schauen, da gäbe es jemand. Nach 45 Minuten kommt ein Mann auf mich zu, in sich ruhend, die Hände zwischen Hosenträger und blauer Arbeitshose. „Ihnen gehört der gute Audi?" „Ja", hauche ich in gedämpfter Hoffnung. „Kommen sie mal mit". Er führt mich in einen kleinen Nebenraum der Werkstatt mit Lötkolben, Schrauben, Blechsortimente und kleinen gebrauchten Maschinenteilen. Helmut vermittelt Vertrauen und Wissen. Ein Wissen, das nicht auf einer elektronischen Messung beruht, sondern auf der Fähigkeit sich in das Innere der Maschine hinein versetzen zu können. Sachlich erklärt er mir die Ursache der Fehlzündungen und seine selbst verlötete Lösung. Wir kommen ins Gespräch und 14 Monate später ist er mit seiner Frau bei mir in der Praxis. Wir schauen gemeinsam auf die Blutwerte.

Helmut, geboren 01.01.1961, BG AB		
Parameter	**Norm**	**pers. Wert**
Leukozyten	4,4 – 11,3	**4.3**
Erythrozyten	4,5-5,9	**3.9**
Hämoglobin	13-18	**13**
Hämatokrit	0,40-0,51	**31**
Neutrophile	50 - 70	**43**
Lymphozyten	25 - 40	**47**
Monozyten	2 – 8	**4**
Eisen	48 - 152	**117**
Kupfer	70-140	**92**
Fe/Cu Quotient	0,6-1,4	**1.3**
Bilirubin	<1,2	**1.9**
Gamma GT	<66	**9**
GOT	10-50.	**45**
GPT	<35	**29**
Cholinesterase	5320- 12920	**7107**
Triglyceride	74-175	**75**
Cholesterin	150-230	**183**
HDL-Chol	>50	**78**
LDL-Chol	<150	**99**
Harnsäure	3,5-7	**8**
Harnstoff	10 - 50.	**54**
Kreatinin	0,5-1,3	**0.7**
Gesamt-Eiweiß	66 - 87	**67**
TSH	0,3 – 2.8	**0.91**
Vitamin D3	80-150	**20.4**

Das Blutbild

Der erste Wert, den wir anschauen, ist der Schilddrüsen-Wert, TSH mit 0,91. Das Leben fühlt sich momentan hart an und für Helmut schwer zu verstehen. Es scheint, als ob das Lebensgefüge aus dem Rhythmus gekommen ist, und mit dem Lebensgefüge auch der Stoffwechsel. Der Monozyt mit einem Wert von 4 wird seinen Aufgaben gerecht. Etwas zehrt an seinen Kräften, die Freude an der eigenen Arbeit fehlt ihm. Das Schwert taugt nicht optimal. Die Legierung, der Fe/Cu Quotient von 1.3, zeigt auf inneren Stress mit Auswirkung auf Nebennieren und Schilddrüse, dem Organ der Lebensaufgabe. Ein Blick auf den Erythrozyten-Wert von 3.9 bringt den Mangel an Sauerstoff, an Lebensfreude, Klarheit, sprudelnde Inspiration ans Licht. Ein Leben ohne Sauerstoff ist nicht denkbar, erst recht nicht für ein Genie. Woran mag das liegen? Der Gallenwert mit 1.9 meldet sich. Galle, als der große Entscheider zeigt seinen Überdruss mit der Welt, mit der Lebenssituation. Die Aggression der Galle kann durchaus einer Befreiungsaktion gleichen, raus aus alten Verhaltensmustern und aufbrechen für etwas Neues. Die Entscheidungen kommen von innen, aus der Treue zu sich selbst. Die Leber mit den Werten Gamma GT, GOT, GPT und Cholinesterase zeigen aktive Tätigkeit. Auch hier spiegelt sich das Bearbeiten von emotionalem Ballast. Die Enzyme der Gamma GT, die in der Leber, Nieren und Bauchspeicheldrüse vorkommen sind etwas müde durch die viele Beanspruchung. Eine Entlastung durch gezielte Ernährung wird der Leber gut tun. Eine Neigung zur Gluten-Unverträglichkeit weisen die niedrigen Werte der Neutrophile und die hohen Werte der Lymphozyten. Generell ist bekannt, dass mit der Blutgruppe AB die Möglichkeit einer Glutenintoleranz gegeben ist. Helmut wird es gut tun, sich in Verbindung mit der fleischlosen Quark-Leinöl-Kost (23) nach Dr. Budwig sechs Monate lang glutenfrei zu ernähren. Der höhere Harnsäurewert mit 8 weist die feinen Kristalle aus, in die sich Helmut zurzeit einkapselt. Die Niere ist mit der Ausscheidung angestrengt. In den Nieren zeigt sich Angst, Enge, der Gegenpol von Geborgenheit. Wobei das Cholesterin mit dem guten HDL-Wert das gesamte System schützt, und darauf wartet, dass die Regeneration bald vermehrt in Schwung kommen kann.

Nach meinen ausführenden Gedanken zu den Blutwerten spricht im Grunde nur seine Frau. Helmut scheint noch irgendwo im Blutsystem gedanklich unterwegs zu sein. Als Nesthäkchen ist Helmut geboren. Seine Eltern beides „gescheite" Leute, er Professor für Maschinenbau , sie Dozentin an der Fachhochschule. Die zwei älteren Geschwister waren umtriebig und nahmen Helmut überall mit. Helmut war wissbegierig, aber nur für das was ihn interessierte. Ansonsten blieb er in seiner Welt, spielte mit den Sandkörnern und baute aus Abfalldrähten keine Modelle. Helmut war der Liebling der Eltern, obwohl sie bald merkten, dass er mit dem herkömmlichen Schulsystem seine liebe Not hatte. Seine Beobachtungsgabe war überdurchschnittlich, wenn es um etwas Handwerkliches ging. Alle Nachhilfestunden halfen nichts, die Eltern erkannten, dass ihr Sohn eher einen technischen Beruf ergreifen solle. Helmut durfte bei einem bekannten Automechaniker in die Lehre gehen. Dieser war fasziniert von den einfachen Lösungen des Jugendlichen. So wurde Helmut Automechaniker und spezialisierte sich auf „Unmögliches". Sein Meister erkannte seine Fähigkeiten und ließ ihn ohne Zeitdruck arbeiten. Vor 12 Monaten wurde die Werkstatt von einer großen Kette übernommen: Helmut verlor seinen Arbeitsplatz und seinen Sponsor. Er verlor seinen „Himmel" und begann kränklich zu werden und sich mehr und mehr einzukapseln.

Einige Wochen nach der ersten Beratung

Helmut tut es sichtlich gut, dass jemand vor seiner Frau bestätigt, dass er nicht spinnt, sondern mit speziellen Fähigkeiten in diese Welt gekommen ist. Ja, in dem Moment ist er stolz darauf. Diesen Stolz steckt Helmut in den folgenden Monaten entschlossen in eine neue Tätigkeit. Er entwickelt kleine Maschinen für handgemachte Kinderspielzeuge. Die Vermarktung überlässt er seiner Frau und einem guten Freund. Er erlebt, dass Kinder mit ihren Lieblingsspielzeugen und speziellen Wünschen zu ihm kommen und ihn für seine genialen Lösungen lieben.

„Die Freiheit der Phantasie ist
keine Flucht in das Unwirkliche;
sie ist Kühnheit und Erfindung."
Eugène Ionesco

FRÜHLING

Geburtstage mit den Koordinaten:

Frühling 3und/oder 8

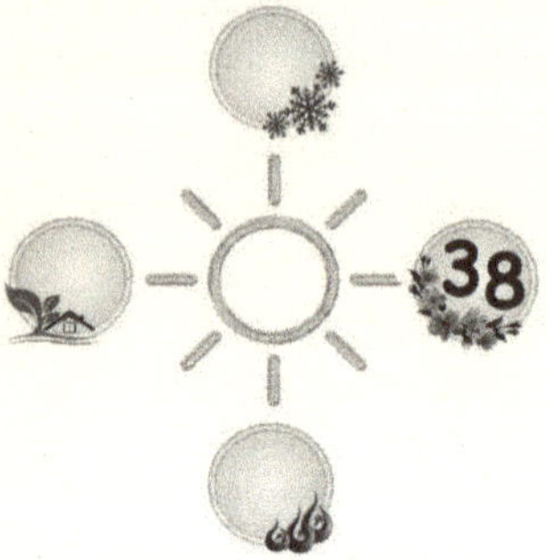

Tiefe Einfühlungsgabe und Musik ganzheitliches Heilen

„Menschen mit diesen Talenten sollten etwas Besonderes aus ihrem Leben machen, denn sie sind etwas Besonderes." (22)

Menschen mit Frühlingskoordinaten sind erfrischend, sie haben immer neue Ideen, können sich tief in natürliche Vorgänge hineinversetzen und erkennen das Wesentliche hinter äußeren Fassaden. Ihr angeborener Weitblick überschreitet Zeit und Entfernung. Sie können sich in etwas hineindenken, auch wenn sie es nicht persönlich erlebt haben. Es scheint als ob ihnen der Frühling den Eingang in eine erweiterte Dimension öffnet, die Dimension der Gedanken- und Gefühlswelt. Eine Frühling-Natur kann in einen Körper hineinsehen und spielerisch erkunden ob diese oder jene Essenz eine gewünschte Veränderung bringt und ob die Rezeptoren mit emotionalen Gedanken belegt sind. Diese Menschen vernetzen sich in ihrer individuellen Art mit der Seele eines Menschen, einer Pflanze, einer Situation und können die Seele ansprechen. Sie heilen mit Musik, mit der Schönheit der Farben, mit dem Ausdruck eines Gedichtes oder der Frequenz einer Essenz. Die besten Musiker spielen nicht ausschließlich vom Blatt, sondern direkt aus der Seele. Sie können auch klar zwischen Freund und Freund entscheiden, sie sehen die Hintergrundmotivation, drehen sich um, wenn es für sie nicht passt und gehen ihren Weg. Fettnäpfchen erkennen sie, solche Erfahrungen brauchen sie nicht. Sie bringen ein besonderes Talent mit, das in dieser Welt oft Kopfschütteln auslöst oder den Eltern „graue Haare" wachsen lässt. Frühling-Naturen sind nicht angewiesen auf unmittelbaren Erfolg, auf Bestehen einer Prüfung, auf das absehbare Ende eines Vorhabens. Sie treten für ihre Überzeugung ein ohne Gewinnabsichten oder Erwarten einer Anerkennung. Solche spezielle Menschen müssen erst ihren Platz in dieser Welt finden und

behaupten. Das Nein-Sagen muss erst gelernt sein und auch in der eigenen machtvollen Gedankenwelt als Nein gesehen werden. Für Eltern ist das häufig eine Herausforderung. Anfangs sind sie glücklich mit diesem strahlenden Kind, es schläft viel und ruhig. Elterlicher Ehrgeiz kann solch ein Kind überfordern. Es findet seinen eigenen Rhythmus im Aufwachsen, wann es sitzen will, wann es den ersten Schritt tut oder wann es das erste Mal „Mama, Papa“ sagt. Eltern lernen sehr bald, dass sie das Kind nicht mit anderen vergleichen können. Das Kind liebt es unter einem Baum zu sitzen und die Bienen in ihrem geschäftigen Treiben zu beobachten. Es ist ein gutmütiges Kind und wenn die Eltern nicht aufpassen, kann es schon früh ausgenützt werden. Es ist ein erfrischendes Kind, voller Ideen, Gedanken und Sichtweisen. Von einer Sekunde auf die andere kann es abschalten und sich in seine innere Welt verziehen und wie eine Knospe verschließen. Dort fühlt es sich zuhause und verstanden.
Sobald dieser Mensch sein angeborenes Talent erkennt, tut er gut daran sich mit Sommermenschen, mit 2 und 7 in den Geburtskoordinaten zu umgeben, um von ihnen zu lernen. Gemeinsam gehen sie zu einem geschäftstüchtigen Partner, um dann mit einer Winter-Natur (Geburtszahlen 6 und/oder 1) an die Öffentlichkeit zu gehen. Auf diesem Weg erobert sich der Frühlingsmensch die Andersartigkeit der übrigen Welt. Mit der Zeit kann er die Kraft des Südens neben sich stehen lassen, ohne überanstrengt zu sein. Er kann die durchschlagende, willensgeprägte Kraft des Westens akzeptieren, ohne zurückzuschrecken. Der Norden mit seinen Grenzen lösenden Energien ängstigt ihn nicht mehr. Am Leichtesten kann er sich mit der ausgleichenden Mitte anfreunden. Sie erscheint ihm vertraut.
Heiler, Arzt, Pfleger, Sänger, Komponist, Kindergärtnerin, Tierpfleger, Psychologe, geschickte Verhandler, Musiker, Maler finden sich oft mit diesen Frühlingskoordinaten.

Mit Farben kann der Frühlingsmensch gut ausgleichen. Die Farben Blau und Schwarz geben ihm Willensstärke und Freude nach außen zu gehen, die Farbe Rot stärkt Lebenskraft und Temperament. Die Farbe Weiß gibt ihm Selbstvertrauen und Mut, die Farbe Gelb Ausdauer und Zufriedensein.

Ein leichter Weg mit diesen Farben auszugleichen ist über die Ernährung, über die Farbenvielfalt der sommerlichen Früchte, das kräftige Rot der Beeren und rotes Gemüse, das süße Gelb der Ananas, das dunkle Blau der Brombeeren und Weintrauben, das stärkende Weiß der Banane.

Erfahrungsbericht Carla, geboren 03. März 2003, Blutgruppe A

Die Blutgruppe A unterstützt und erdet Carla im Hier und Jetzt. Die perfekte, idealistische Ackerbäuerin in ihr erlebt eigene Ideen, die im Frühling keimen und hervorkommen. Sie ist strukturliebend, loyal, geht sorgsam mit Pflanzen um. Sie kann auch introvertiert, verlegen und verschlossen sein. Das bestätigt die Einzigartigkeit des Frühlingsmenschen Carla.

Carla, geboren 03. März 2003, BG A		
Parameter	Norm	pers. Wert
Erythrozyten	4,1 – 5,1	4.1
Hämoglobin	12-16.	12.1
Hämatokrit	35 - 45.	34.5
MCV	83 - 97	83
Neutrophile	50 - 70	35
Lymphozyten	25 - 40	50
Monozyten	2 – 8	4
Kalium	3,7 – 5,5	3.6
Natrium	136 – 150	136
Calcium	2,1 - 2,6	2.4
Magnesium	1,8 - 2,5	1.9
Phosphor	0.9 - 1.5	1.6
Eisen	48 - 152	62
Kupfer	70-140	110
Fe/Cu Quot.	0,6-1,4	0.56
Bilirubin	<1,2	0.6
Gamma GT	<39	11
Cholinesterase	4260-11250	8101
Lipase	< 60	29
Cholesterin	150-230	165
Harnstoff	10 - 50.	48
Kreatinin	0,5 – 1,1	1
TSH	0,3 – 2.8	3.3
Vitamin D3	30-96	13.3

Das Blutbild

Eng angeschmiegt an das Sprachrohr des eigenen Ausdrucks, schüttet die Schilddrüse mit dem TSH-Wert von 3.3 weniger Schilddrüsenhormone aus. Der junge „Schmetterling“ kann nur begrenzt seine Flügel öffnen und sich entfalten. Kann es daran liegen, dass die Erwartungen ihrer Eltern die andersartige Entfaltung bremsen? Die Schilddrüse greift in alle Vorgänge des Wachstums, der Entwicklung und Reifung ein. Stoffwechselvorgänge bestimmt sie über ihre Verbindung zur Galle, zum Eisen und über das Hormonsystem. Mit diesen Aufgaben wird die Schilddrüse vom Monozyten unterstützt. Der Monozyt, als Ausdruck der Ich-Stärke mit 4 schafft seine Aufgabe. Doch ist er nicht begierig auf einen Kampf, denn die Legierung seines Schwertes und aller Schwerte der Monozyten ist recht schwach mit 0.56. Carla geht lieber Konflikten aus dem Weg, als ihre eigene Meinung zu behaupten. Hier wird der Bezug zur Galle und ins Immunsystem sichtbar. Das Blut fließt recht schnell, die Erythrozyten sind klein, es fehlt ganz einfach die stabilisierende und Sauerstoff-transportierende Kraft von Eisen. Mit Sauerstoff ist Lebensfreude verbunden. Wie kann ein Frühlingsmensch ohne Sauerstoff den Duft der Apfelblüten wahrnehmen, sich über das geschäftige Summen der Bienen freuen? Die für den Aufbau einer Spannung erforderlichen Elektrolyte sind viel zu wenig vorhanden, als dass ein harmonischer Energieauf- und Abbau dem System Kraft verleihen könnte. Die Natrium-Kalium-Pumpe schwächelt. Die Lust am aktiven Leben mit einem niedrigen Natriumwert von 136 hält die Flügel geschlossen. Phosphor, als Initialfunke des Lebens steht dahinter und will mit seinem Feuer die Kommunikation zwischen den Welten ankurbeln. Ob ihm das gelingt? Im Immunsystem plagen sich die Neutrophile Granulozyten mit glutenhaltigen Getreidepartikeln. Mit einem Wert von 35 zeigen sie deutlich auf eine erworbene Glutenintoleranz. Der hohe Wert der Lymphozyten scheint dies zu bestätigen. Bedrängnis kommt von den Nieren, dem Organ der Dualität, Licht – Dunkel, Innen – Außen, Ich – die andere Welt. Die Nebennieren reagieren mit dem Ausschütten von Stresshormonen auf die organische wie emotionale Situation. Die Nieren arbeiten angestrengt und die Leber kommt dadurch mit ihren eigenen Ab- und Aufbauarbeiten nur mäßig voran. Das wiederum beeinflussen die Galle und die Schilddrüse. Das für den Frühling so wichtige Sonnenhormon Vitamin D3 fehlt.

Allein ein gezielter Anstoß durch Aufnahme von Elektrolyte, Eisen und Vitamin D3, bringt vermehrt Schwung ins Leben. Glutenfreie Ernährung für mindestens sechs Monate in Verbindung mit einer ärztlichen Betreuung geben Carla eine stabile Energiegrundlage.

Ich lerne Carla kennen

Mit ihrer feinen Wahrnehmung erkennt Carla alle 122 Kirchen am Klang der Glocken. Carla ist zehn Jahre alt, als ich sie kennen lerne. Sie besucht eine integrative vierte Klasse. Dies ist die Klasse, der Weichenstellung, der Bewertung über die Chancen für die weitere schulische Ausbildung. Carla lebt in ihrer eigenen Welt, in der Lernen, Prüfungen, Schulaufgaben belanglos sind. Es gibt zwei Welten für sie, die eine fordert, bewertet, stört und spricht von solch harten Dingen wie Rechnen und Grammatik. Die andere Welt ist ihr Zuhause. Sie liebt den Rhythmus der Dinge, den begleitenden Klang des Fließens, die Harmonie der Farben, das Pulsieren des Blutes und das Wachsen einer Pflanze. Gedichte erfasst sie am Rhythmus der Verse. Sobald sie ihn erfasst hat ist Auswendiglernen kein Thema mehr. Nur den Text fehlerfrei schreiben, das stellt sie vor eine große Herausforderung. Musiknoten kennt sie nicht, sie fängt die Schwingung der Musik ein und singt dann mit fester, klarer, ausdrucksvoller Stimme.

Für die Eltern, beide erfolgreiche Akademiker ist solch ein Kind eine Herausforderung und eine Quelle der Freude. Carla ist erfrischend mitteilsam und erzählt phantasievoll aus ihren Welten – wenn die Knospe geöffnet ist und offen sein darf. Sonst sitzt sie in ihrem Zimmer, sehr auf sich bezogen und nimmt weder am Familienleben aktiv Teil noch an schulischen, zeitgebundenen Aufgaben. Manchmal ist sie neugierig, und manchmal hat sie Angst vor Neuem, vor Programmänderungen.

Einige Wochen später

Acht Wochen später spreche ich mit der Mutter. „Carla streitet mit ihren Geschwistern", sagt sie erregt. Carla ist voll im Begriff sich zu behaupten. Die glutenfreie Ernährung tut ihr sehr gut, morgens ist sie fit und liebt ihr Quark-Leinöl-Frühstück mit rot-blauen Beeren. Die Lehrerin kann die Änderung deutlich in der Teilnahme am Unterricht spüren. Carla ist über einen längeren Zeitraum aufnahmefähig und nimmt teil am Klassengeschehen. Sie gewinnt förmlich Selbstvertrauen und Freude an ihren speziellen Fähigkeiten. Wenn Carla eines Tages mit ihren Liedern die Seelen der Menschen berührt, dann braucht sie keine Noten dazu, nur ein professionelles Management im Hintergrund.

„Hier mein Geheimnis" sagte der Fuchs. „Es ist ganz einfach:
Man sieht nur mit dem Herzen gut.
Das Wesentliche ist für die Augen unsichtbar."
„Das Wesentliche ist für die Augen unsichtbar",
wiederholte der kleine Prinz, um es sich zu merken.
„Die Menschen haben diese Wahrheit vergessen",
sagte der Fuchs.
Saint d'Exupery, „Der kleine Prinz"

SOMMER

Geburtstage mit den Koordinaten:
Sommer 2 und/oder 7

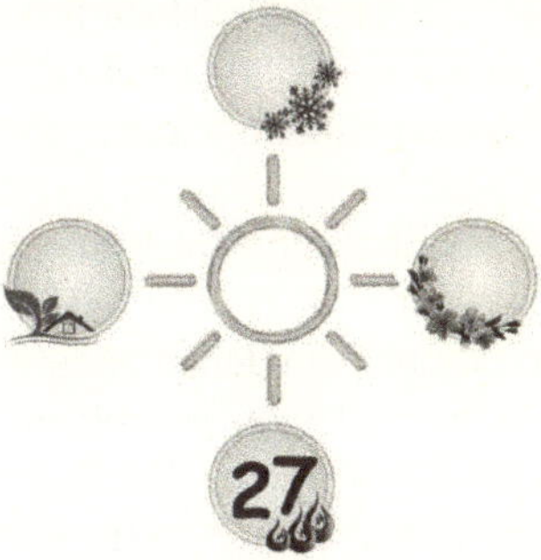

Mit Temperament und Durchsetzungskraft das Leben schmieden

„Sie sind als Sonnenschein gedacht und ‚Was kostet die Welt' sollte ihr Motto sein." (22)

Stark, ausdrucksmutig und voll Charisma ist er, der Mensch mit Sommer-Natur. Feuer fließt in seinen Adern. Schon als Kind ist er kaum ins Bett zu bringen. Er ist neugierig, will alles auf einmal erfassen, will sich durchsetzen. Er neigt zu Fieber, ohne richtig krank zu sein. Sein Charisma verführt die Eltern, ihn zu verwöhnen und ihm die Bühne jederzeit zu überlassen. Solch ein ausdrucksstarkes Kind braucht seine Ruhephasen. Es tankt auf und ist gleich wieder voll präsent. Grenzen will es nicht akzeptieren, da wird es rebellisch. Überhaupt neigt eine Sommer-Natur dazu, sich nichts verbieten zu lassen. Sie brennt vor Tatendrang. Kühlende Getränke und Speisen halten das Feuer in Grenzen. Ingwer oder Süßes z.B. sorgen für innere Unruhe und Gereiztheit. Mit einer Sommer-Natur ist jemand spontan und schnell ungeduldig. Eine neue Idee wird geboren und sofort dafür begeisternd um Mithilfe geworben. Von seinen Freunden verlangt er vollen Einsatz. Das gelingt ihm natürlich nicht immer, vor allem, wenn ein kühler Kopf dabei ist und erst Prioritäten setzen will. Kommt das Projekt so nicht zustande, dann resigniert er, zieht sich zurück und sucht den Schuldigen oder fühlt sich als Versager. Äußerlich ist er ruhig, innerlich kocht er. Er neigt zu Extremen und ist schnell gelangweilt, wenn er nicht im Mittelpunkt steht. Er genießt die Rolle als Gönner, als Beweger, als Überzeuger, als Menschenverbesserer.

Ein Sommermensch verkörpert Lebensfreude, la dolce Vita und Lebendigkeit. Er ist überzeugend, mitreißend, ja manchmal schon manipulativ. Mit Leidenschaft setzt er sich ein für große Ziele. Er zeigt die „breite" Schulter. Zwar hält sie nicht immer, was sie verspricht, doch das liegt nicht an seinem

Willen sondern an seiner chronischen Selbst-Überforderung und Überarbeitung. Das richtige Maß fehlt ihm. Er kann sich dabei „verbrennen", weil er zu viel riskiert, oder er „brennt aus", weil er sich körperlich verausgabt. Er lernt sehr schnell aus seinen Fehlern, solange die großen Vorwürfe ausbleiben und das Schuldzumessen. Fehler sind Erfahrungen. Wo ist das nächste Projekt? Er verliert fast nie sein Charisma. Erst wenn er auf der Bühne erscheint, ist das Fest perfekt. Allerdings kann er schmollen, wenn ihm ein anderer die Show stiehlt.
Wie bei allen Geburtskoordinaten mit solch außergewöhnlichen Talenten ist die Neigung, ins Gegenteil zu verfallen sehr groß.
Ein Mensch mit diesen Geburtskoordinaten schafft Dinge, von denen andere nur träumen können. Dazu lässt er sich in finanziellen Dingen von einem Fachmann mit Herbstzahlen beraten. Der überlegte Gang an die Öffentlichkeit wird von einem Partner mit den Winterzahlen 1 oder 6 unterstützt. Ein Freund mit den Frühlingszahlen 3 oder 8 sorgt dafür, dass die klar definierte Zielgruppe erreicht wird. All diese Talente können auch in Eigenstudium erworben werden. Oft kommt es vor, dass man die Talente der fehlenden Koordinaten zum Beruf macht.

Die Farben Schwarz und Dunkelblau wirken ausgleichend, geradezu heilend. Grün macht geduldig und einfühlsam und Gelb zentriert ihn. Weiß hilft ihm, das Ziel nicht aus den Augen zu verlieren.
Philosophen, Forscher, Maler, Priester, Schauspieler, Revolutionäre, Politiker und Künstler, Lebenskünstler profitieren von diesen Koordinatenqualitäten.

Erfahrungsbericht Ulrich, geboren 02. Juli 1972, Blutgruppe NULL

Die Blutgruppe NULL gibt Ulrich mit dieser Sommer-Natur die Durchsetzungskraft, seine einzigartigen Talente zu verwirklichen und stärkt den Tatendrang, in die Öffentlichkeit zu gehen. Er ist ein entschlussfreudiger Idealist. Er verfolgt mit der gleichen Zähigkeit seine Ideale sowie berufliche, private oder sportliche Ziele. Blutgruppe NULL gibt ihm den „Biss" für Neues, die Popularität und das Streben nach Stabilität. Sein robuster Verdauungstrakt lässt ihn Erfahrungen schnell verdauen und ein für alle Mal loslassen

Das Blutbild

Ulrich, geb. 02.07.1972, BG NULL		
Parameter	Norm	pers. Wert
Hämoglobin	140 - 175	**159**
Hämatokrit	0.39 - 0.5	**0.45**
Monozyten	3.4 - 9.0	**11.1**
Kalium	3.5 - 5.10	**3.4**
Natrium	136 – 145	**144**
Calcium	2.02-2.60	**2.42**
Magnesium	0,7 - 1.05	**0.84**
Eisen	11 - 28.	**19.5**
Kupfer	12.0- 24.0	**10.6**
Fe/Cu Quot	0.6 - 1.4	**1.8**
Bilirubin	<21.0	**7.1**
Gamma GT	<61	**59**
GOT	10 - 50.	**20**
GPT	<50	**38**
Chol.Esterase	5.3 - 12.9	**14**
HbA1 C	4,5 - 5,7	**5.1**
Glucose	3.9 - 6.1	**5**
CK-NAC	<190	**96**
Triglyceride	< 2.00	**2.2**
Cholesterin	0 - 5.00	**5.7**
HDL-Chol	> 1.00	**1.2**
LDL-Chol	< 3.0	**3.4**
Harnsäure	< 417	**307**
Harnstoff	< 8.3	**4.1**
Kreatinin	62 - 106	**77**
TSH	0.27-4.20	**1.51**
Phosphor	0.9 - 1.5	**0.8**

Das Ausdrucksorgan Schilddrüse, TSH 1.51 drückt den klaren Bezug zu seiner Lebensaufgabe aus. Die Schilddrüse ist das Organ der Kommunikation und eng verbunden mit dem feurigen Element. Sie beeinflusst mit ihren Hormonen das seelische Wohlbefinden, die Sexualität und das innere und äußere Wachstum. Der Monozyt mit 11.1 trumpft auf. Monozyten gehören zu den Fresszellen. Alles, was das System oder den Plan stört, wird markiert und aus dem Weg geräumt. Zeigt sich hier Überheblichkeit oder dient es einer aktiven Verteidigungsaufgabe? Stellt Ulrich seine Ansprüche an sich selbst zu hoch? Der hohe Monozyt in Verbindung mit niedrigem Kaliumwert lässt den Konflikt erahnen. Ulrich braucht Alternativen und keine Verbote. Es ist Kräfte zehrend mit solch einem Schwert mit einer Fe/Cu Legierung von 1.8 in den Kampf zu ziehen. Es sieht aus, als ob Ulrich wieder einmal in einer langen Überarbeitungsphase sei und die Körperenergien ihm nicht ausreichend Energie zur Verfügung stellen. Müssen die Nebennieren dann über einen langen Zeitraum stetig Stresshormone produzieren, dann kommen auch sie an die Grenze ihrer Leistungsfähigkeit und reduzieren die Produktion. Das hat Auswirkung auf die Leber und die Cholesterinproduktion. Die Leber mit der Cholinesterase zeigt die Überlastung in dem hohen Cholinesterase-Wert von 14. Wie ein „Hans-Dampf-in-allen-Gassen" will Ulrich unbedingt die Zügel in der Hand behalten. Mit einem hohen Cholesterin-Wert von 5.7 will sich der Körper sowohl vor weiterer Ausbeutung als auch vor tief empfundenen Schmerz wie Versagen schützen. HDL-Cholesterin mit einem wunderbaren Wert von 1.2 zeigt die Lebensfreude des Systems. Der gute Geist ist präsent. Natrium sorgt mit seinem Wert für die Dynamik des Lebens. Das Feuer des Lebens, ausgedrückt im Phosphor mit 0.8, braucht dringend Unterstützung. Wenn das Licht in der Zelle ausgeht, dann ist sie ausgebrannt. Es scheint so als wären seine Talente auch seine Heilung.

Ich lerne Ulrich kennen

Ja, er ist präsent, kommt mit klarem, festem Schritt. Ein roter Schal ist um seinen Hals gebunden, seine Augen strahlen. Das Handy legt er kommunikationsbereit auf den Tisch. Es gibt ihm zu denken, dass das Blut eine so deutliche Sprache spricht. Im Grunde ist er stolz auf seine Talente und die Aussage im Blut. Vor zwei Jahren ging er mit der letzten Firma in Konkurs. „Ein höchst interessantes Projekt, nur niemand hat die Wichtigkeit erkannt", sagt er. Die Fäden wollte er nicht aus der Hand geben. Er wusste es besser als Berater aus dem Finanzbereich und der Architektur. Die Frage nach Schuld und eigenem Versagen beschäftigte Ulrich eine Weile. Kaum war der Burnout einigermaßen auskuriert, hatte er Feuer für ein neues Projekt gefangen. Diesmal ist es ein Projekt in Zusammenarbeit mit der europäischen wirtschaftlichen Interessengemeinschaft.
Schlafen tut er kaum, gutes Essen genießt er und sein Auftreten verbindet er mit großen Worten. Er setzt sich mit all seinem Engagement für die Umsetzung seiner Ziele ein, allerdings im Alleingang. Überzeugend trägt er seine Sache den Behörden vor. Dort findet er Gehör. Ulrich hält dieses Bild nach außen solange aufrecht, bis der Vollstreckungbeamte das nächste Mal in der Türe steht.
Dieses Blutbild zeigt ihm, dass er genau in die alte Erfahrung mit chronischer Überforderung und Überarbeitung bis zum Burnout hinsteuert. Seine Reserven sind erschöpft, weil er den Körper über seine Grenzen hinaus angetrieben hat. Mit seinem unerschütterlichen Temperament und Willen überspielt er die Situation nach außen. Mit aller Kraft will er nach außen dokumentieren, wie wichtig er ist, und was er alles tun muß, damit die Sache läuft und wie untentbehrlich er für die Welt ist.

Wochen später

Einige Zeit lang höre ich nichts von ihm. Als er dann kommt, ist ihm der „Schiffbruch“ anzusehen. Diesmal endet es ohne Konkurs. Das Gespräch über die Verflechtung der Blutwerte und Lebenstalente beschäftigt ihn. Lange wehrt er sich dagegen, Rat einzuholen. Als er dazu bereit war, zeigen ihm Experten der Industrie- und Handelkammer die geringen Erfolgschancen des neuen Projektes. Ulrich zieht den Antrag bei der europäischen Behörde zurück. Leicht fällt es ihm nicht.
Heute ist er dabei die Rolle des „Weltverbesseres“ loszulassen, die den Energiefluss in seinem Leben immer wieder zum Stillstand bringt und ihn am Willkommenheißen von Teamarbeit hindert. Eine ausgewogene Ernährung hält ihn in seiner Mitte.

Jetzt beschäftigt ihn die Frage, ob er versagt hat. „Am liebsten würde ich Einsiedler sein“, sagt er und wir beide lachen. Das würde er gewiss nicht lange aushalten.

„Nicht jeder Verirrte verliert sich,
Nicht alles was Gold ist glänzt;
Die tiefe Wurzel erfriert nicht,
Was alt ist, wird nicht zum Gespenst.
Aus Schatten ein Licht entspringe!
Aus Asche soll Feuer loh'n!
Heil wird die zerbrochene Klinge,
Der Kronlose steigt auf den Thron.“
J.R. Tolkien, „Herr der Ringe“

HERBST

Geburtstage mit den Koordinaten:

Herbst 4 und/oder 9

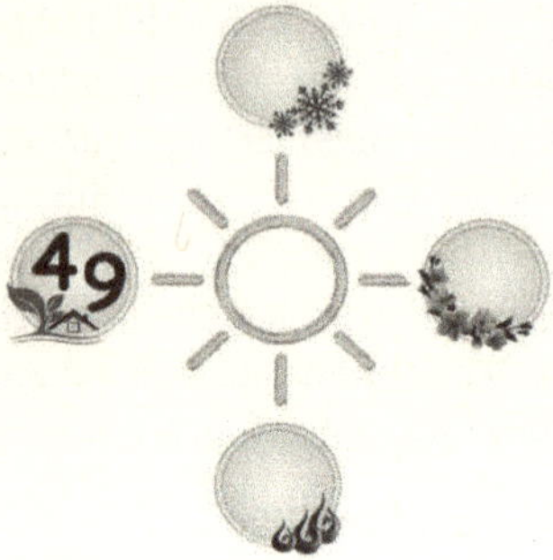

Sicherer Erfolg - handwerkliches Geschick
tiefes, inneres Wissen

„Die genialen Handwerker sind hier zu Hause. Sie fühlen sich am Wohlsten in Berufen, in denen sie etwas Sichtbares schaffen, bauen, errichten, am liebsten mit eigenen geschickten Händen – etwas Bleibendes" (22)

Schon früh weiß ein Kind mit Herbst-Natur was es will und weiß es durchzusetzen, notfalls mit Gebrüll. Es scheint als ob solche Menschen aus der Tiefe des Seins mit nur einem Sinn und Ziel kommen, nämlich fruchtbar zu sein. Wenn sie etwas hierfür lernen müssen, setzen sie sich voll und ganz ein. Sie lernen aus allem und aus jedem. Das heißt, sie brauchen gute Vorbilder. Bei Kindern sind in den ersten Jahren die Eltern gefragt. Es ist eine Freude einem Kind mit Herbst-Natur beobachten, mit welcher Leichtigkeit und Präzision es bastelt, etwas zusammenbaut und die Funktionalität hinterfragt. Dieser Mensch geht besonnen an ein Projekt und weiß genau, was er erreichen will. Sein Ja ist ein ganzes Ja, sein Nein ist ein ganzes Nein. Das erwartet eine Herbst-Natur auch von der Umwelt, vor allem natürlich von den Eltern. Ein Vielleicht verunsichert und verwirrt. Für einen Moment ist er entmutigt, hinterfragt und sucht eine Antwort. Ehrlicher Kritik geht er nicht aus dem Weg.

Er will ernst genommen werden. Nichts kann ihn mehr verletzen, als nicht für voll genommen zu werden. Ehrliches Lob und Anerkennung bereits in frühen Jahren stärkt ihn auf seinem Weg. Es ist für ihn wie Dünger, er sieht sich ermutigt und respektiert.

Ein Mensch mit Herbst-Natur sucht den Kontakt zu erfolgreichen Menschen. Das kann in Büchern, Fernsehen, Internet und im reellen Leben sein. Er pflegt gute Beziehungen, kann mit Geld umgehen, bevor er rechnen kann.

Dieser Mensch geht keiner Anstrengung aus dem Weg, wenn er sein Vorhaben durchsetzen will. Er kämpft, um zu gewinnen – wenn es ihm wichtig ist. Er hat einen klaren „Riecher" für ertragreiche, sichere Geschäfte. Ist er unzufrieden mit sich und seiner Leistung, verschließt er sich und ist unausgeglichen. Unentwegt ist er aktiv und rührig. Kaum ist eine Sache erreicht, wartet schon ein weiteres Projekt auf die kluge Verwirklichung: eine Reise, ein Buch, ein Projekt. Er strebt immer nach Neuem und Besseren, weil er mit sich selbst nie ganz zufrieden ist. Diese Unruhe behält er Zeit seines Lebens. Ist ein solcher Mensch mit sich selbst unzufrieden, dann ist es schwer mit ihm auszuhalten. Er hat wenig Verständnis für Menschen, die nicht so denken wie er. Ihm fehlen das Einfühlungsvermögen und die selbstlose Hinhabe. Eine gewisse Sturheit bzw. Beharrlichkeit begleitet ihn ein Leben lang.

Zwischen Genie und „Nichtsnutz“ ist ein schmaler Grat. Steigt ihm sein Genie in den Kopf oder er trifft auf unverständige Eltern und Lehrer, dann kann es sein, dass er seine Talente vernachlässigt und zu einem „Taugenichts“ wird. Doch auch hier braucht es nur eine Entscheidung, ein starkes Vorbild und er gewinnt nach und nach seine Sicherheit zurück und freut sich an dem Erreichten.

Eine Herbst-Natur ist so mit der Verwirklichung von Gedanken, Plänen, Projekten befasst, dass Ernährung für ihn keine Rolle spielt. Gerade deshalb ist es wichtig, dass bereits in frühen Jahren Eltern auf eine ausgewogene Ernährung achten. Dieser Mensch könnte sich nur von Schokolade und Keksen ernähren. Das allerdings wird Auswirkungen auf die kognitiven Fähigkeiten haben.

Sein Erfolg beruht auf einem tiefen Glauben und Vertrauen. Ein gewöhnlicher Beruf langweilt solch einen starken Menschen. Verwirklichung findet er als Rechtsanwalt, Erfinder, Forscher, Pilot, Bankier, kluger Kaufmann, Techniker, ehrgeiziger Sportler, Rennfahrer.

Mit Farben kann der Herbst-Mensch gut ausgleichen. Die Farben Blau und Schwarz unterstützen ihn, wenn er seine Projekte der Öffentlichkeit vorstellen will. Das Grün entspannt, die Farbe Rot stärkt Kämpferkraft und Temperament und die Farbe Gelb zentriert ihn. Die Nahrung ist vielfarbig und nährstoffreich, von frischen Kräutern bis zum tiefroten Granatapfel.

Erfahrungsbericht Sebastian, geboren 04. September 1944, Blutgruppe A

Die Blutgruppe A ergänzt die genialen Talente von Sebastian. Der Ackerbauer kontempliert seine Projekte im Winter und bringt sie an die Öffentlichkeit, im Frühling freut er sich mit allen Sinnen, trennt Nützliches vom Unnützen und bringt mit der Sommersonne all sein Temperament ein, um dann im Herbst zu ernten. Die Mitte, als Erde erdet ihn. Er ist loyal, arbeitsam und analytisch.

Sebastian, geb. 04.09.1944 BG A		
Parameter	**Norm**	**pers. Wert**
Leukozyten	4,4 – 11,3	**6.6**
Erythrozyten	4,5-5,9	**4.3**
Hämoglobin	13-18	**12.1**
Hämatokrit	0,40-0,51	**0.37**
Lymphozyten	25 - 40	**31.2**
Monozyten	2 – 8	**8.5**
Kalium	3,7 – 5,5	**4.5**
Natrium	136 – 150	**145**
Calcium	2,1 - 2,6	**2.1**
Eisen	48 - 152	**191**
Kupfer	70-140	**156**
Fe/Cu Quot.	0,6-1,4	**1.2**
Bilirubin	<1,2	**0.5**
Chol.Esterase	5320-12920	**11013**
Lipase	< 60	**61**
CK-NAC	<175	**82**
Triglyceride	74-175	**69**
Cholesterin	150-230	**138**
HDL-Chol.	>50	**66**
LDL-Chol.	<150	**52**
Harnsäure	3,5-7	**4.7**
Harnstoff	10 - 50.	**27**
Kreatinin	0,5-1,3	**0.9**
Eiweiß	66 - 87	**72**
TSH	0,3 – 2.8	**2.7**
Vitamin D3	80-150	**32**

Das Blutbild

Ein Blick auf die Schilddrüse zeigt einen langsamer werdenden Stoffwechsel, die Seele scheint resignieren zu wollen. Der Hormonhaushalt ist durch das Einmischen der Stresshormone gestört mit Auswirkung auf die Gallen- und Leberprozesse. Der Eisenstoffwechsel kann seine Aufga-ben nicht optimal erfüllen. Der Monozyt als Chef behauptet seine Position. Er wird in der Milz ausgebildet und für seine Aufgaben vorbereitet. Er dient der schrittweisen Verwirklichung der Ziele, sorgt für Körperbeherrschung, Präsenz, Wage-mut und Kommunikationsfähigkeit. Er, der Monozyt, und Sebastian vertrauen auf das angeborene Können und brauchen zur Umsetzung ein starkes Schwert. Sebastians Schwert mit der Legierung Fe/CU Quotient 1.2 ist durchaus für den Einsatz geeignet. Belastend ist die Tatsache, dass es dem System an Sauerstoff mangelt. Der niedrige Wert der Erythrozyten drückt das aus. Sind die Erythrozyten klein, fließt das Blut recht schnell und sorgt für Mehranstrengung vor allem in wichtigen Bereichen der geistigen Konzentration. Kupfer ist am Aufbau von Knochen und Nervenfasern beteiligt. Hat Sebastians Körper einen Mehrbedarf an Nervenfasern, weil der Kupferwert höher als normal ist? Kupfer ist das Element fortwährender Jugend, der Erneuerung und Wiederbelebung. Die Galle fühlt sich gestaut, eingeschränkt in ihrer Entscheidungskraft. Unter dieser Entscheidungsschwäche leiden die Leber, Dick- und Dünndarm, die Schilddrüse und die Milz. Milz ist das Organ der Freude, der Leichtigkeit und des hingebungsvollen Trainings. Die Milz will Sebastian zur Besinnung und Ruhe bringen, während die Bauchspeicheldrüse zur Arbeit ruft. Sie ist zurzeit mit der hohen Lipase von 61 gestresst. Die Leber liegt an einem strategischen Ort. Sie ist ein Filter. Der Aufbau von Neuem soll durch die Belastungen und Erfahrungen aus der Vergangenheit nicht gebremst werden. Die Leber leidet stumm und erträgt Verletzung und Ärger. Mit dem Wert der Cholinesterase von 11013 meldet sie Überarbeitung auf körperlicher und seelischer Ebene. Das stetige Arbeiten an allen Ecken zehrt an der Substanz der feinen, lebenswichtigen Membranhäutchen jeder Zelle. Alles will er selbst in die Hand nehmen, nichts an das Team abgeben. Fett- und Energiestoffwechsel sind gestört, Triglyceride mit einem Wert von 69 deuten darauf hin. Die schützende Zellmembran dient als Isolationsschicht und ermöglicht den elektrischen Spannungsauf- und Abbau. Die Nerven beginnen „blank" zu liegen. Cholesterin kann hier nicht zur Hilfe kommen, denn mit einem Wert von 138 ist selbst hier der Schutz geschwächt. Die zwischenmenschliche Kommunikation fehlt ihm, auch wenn er sich hierfür nie intensiv einsetzt. Das Sonnenvitamin D3 passt in die Reihe der Mangelwerte. Sobald das Defizit aufgefüllt ist, fließen Lebensfreude und der Ausblick in die Zukunft. Die hervorragenden Werte von HDL und LDL geben Mut. Natrium, das Salz der Lebensfreude, ist mit einem Wert von 145 vorhanden. Der gute Herzwert CK-NAC signalisiert mit Natrium/Kalium den innewohnen Glauben an sich selbst. Das Blutbild zeigt die Situation von Sebastian deutlich, auf der einen Seite Resignation, auf der anderen Seite die Bereitschaft für Wieder-Aktivierung und Verjüngung.

Ich lerne Sebastian kennen

Am Ende des Zweiten Weltkrieges werden Menschen gebraucht, die tüchtig und arbeitsam sind, handwerklich begabt, strebsam, auf Wiederaufbau bedacht mit einem klaren Sinn für Geschäfte und Fruchtbarkeit.
Im Jahr 1944 geboren, kommt Sebastian in seine Welt. Der Großvater war Heizer bei der Reichsbahn gewesen und freut sich über einen Enkel. Er ist Sebastians großes Vorbild. Gemeinsam basteln sie aus alten Metallteilen und Schrauben Dampflokomotiven. Der Großvater sitzt mit seiner ausgebrannten Zigarre im Mund neben ihm und freut sich an den flinken kleinen Händen, die nur auf eine richtige Anweisung warten. Das sparsame Umge-

hen mit Geld prägt diese Zeit. „Im Hosensack kleiner Buben muss es immer klingeln", sagt der Großvater und versorgt Sebastian mit Münzen. Mit Sechs beginnt Sebastian schon zu handeln, zu tauschen und seine Schätze zu vermehren. Fühlt er sich unverstanden, verkriecht er sich in die Werkstatt. Die damalige Schulsitutation ist für Sebastian ein reiches Feld des Wissens und der Erfahrung - ein Schulraum für eine Klasse zusammengewürfelt aus den Jahrgängen eins bis sechs. Da gibt es immer jemanden, der mehr weiß und der etwas erklären kann. Ein Ereignis prägt den Lebensweg von Sebastian. Einmal im Schuljahr kommt der „Film-Mann" mit einem schwarzen Volvo, Baujahr 1950. Fasziniert sieht Sebastian das Auto. Seine Liebe für Volvo ist geboren. Er geht in einer Volvo-Werkstatt zur Lehre, kauft sich von seinem Geld einen alten Volvo, studiert Maschinenbau und mit 28 Jahren ist er im Autohandel tätig, mit 32 übernimmt er eine Volvo Fachwerkstatt mit Autohandel. Er lebt kompromisslos für seine Arbeit ohne Rücksicht auf Bedürfnisse des Körpers. Doch da gibt es auch noch eine Ehefrau. Was sie anfänglich an Sebastian begeisterte, überlastet sie jetzt. Sie resigniert, fühlt sich überfordert und unverstanden. Sebastian bringt kein Verständnis dafür auf, dass sie anders denkt, dass sie Kinder haben will und Zeit mit ihm verbringen will. Zeit hat er jetzt noch weniger, denn er ist von seinem Können so überzeugt, dass er selten die Arbeit an ein Team delegiert. Sein Erfolg ist ihm wichtiger geworden als das Fußballspiel seines vierjährigen Sohnes. Das macht ihn einsam. Erst als seine Frau an Krebs erkrankt, hinterfragt er sein Gewinnstreben. Er sieht ein, dass er Raubbau an Körper und Seele treibt. Der Einzelgänger beginnt zu sinnieren und in Resignation zu verfallen. In dieser Zeit kommt seine Frau wegen der Öl-Eiweiß-Kost zu mir in die Praxis. Eines Tages bringt sie ihren Mann mit.

Wochen später

Eine Postkarte aus Sizilien kommt an. Sebastian und seine Frau sind auf einer 14-tägigen Kreuzfahrt unterwegs. Er hat es tatsächlich geschafft seinem Stellvertreter die Geschäfte zu überlassen. Die Firma wird umstrukturiert, Sebastian behält die Senior-Stelle und zieht sich aus dem aktiven Handel zurück. Die Blutwerte überzeugen den klar in Abläufen denkenden Geist Sebastian. Seine einzigartigen Fähigkeiten weiß er zu schätzen und zu ergänzen. Die verzehrende Rolle „einsamer Wolf" in der Firma kann er hinter sich lassen. Nach und nach beginnt sich ihm die Welt der Emotionen, der Liebe und des Miteinander zu erschließen.

MITTE

Geburtstage mit den Koordinaten:
Mitte 0 und/oder 5

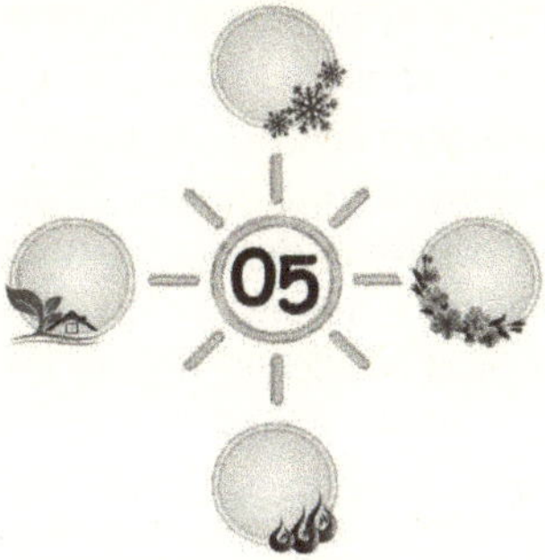

Tief verwurzelt
mit der nährenden Kraft der Sonne
beharrlich dem Guten verpflichtet

„Die Zahlen der Mitte zu tragen ist vergleichbar mit dem Besitz starker und tiefer Wurzeln. Diese sitzen nicht nur fest verankert im Boden und trotzen gleichmütig allen Stürmen, sondern sorgen gerade durch diese Kraft und Tiefe für intensive Bewegung – im Ermöglichen eines starken Wachstums oberhalb der Erde.“ (22)

Ein ruhiges Kind bringt den Eltern viel Freude. Es ist an allem interessiert und ruht in sich. Hektisches Essen mag es gar nicht. Blähende Gemüse und Säure bildende Lebensmittel belasten sein empfindliches Verdauungssystem. Es lässt sich Zeit mit dem Entwickeln, Wachsen und Werden. Ein Mensch der Mitte erobert Schritt für Schritt seine Welt. Wichtig ist ihm das Erfassen mit allen Sinnen. Er ist gutgläubig und kreativ. Geduldig beobachtet er das Werden der Pflanzen und anderer Lebewesen. Glücklich ist er, wenn er Menschen umsorgen kann. In dieser frühen Phase wird manches „Helfer-Syndrom“ geprägt. Das Gefühl helfen zu wollen wird später oft bis zur Selbstaufgabe ausgelebt. Störrisch, ja rebellisch wird er, wenn es ihm langweilig ist, wenn er über- oder unterfordert ist. Dann kann es eine kurze, heftige Reaktion geben und die Umwelt schreckt auf und versteht das sanfte Wesen nicht mehr. So schnell wie der Ausbruch kommt, so schnell ist er auch wieder vorbei.

Ein Mensch der Mitte hat ein tiefes Einfühlungsvermögen und versteht dank seiner hohen Spiritualität zukunftsweisende Lösungen hervorzubringen. Das Heilen ist ihm in die Wiege gelegt. Das zeigt sich schon früh im Umgang mit Pflanzen und Tieren. Er ist ein guter Lebensberater, sein Gefühlsleben ist intensiv entwickelt.

Ein Mensch der Mitte ist erdverbunden. In ihm können sich die folgenden zwei Gegensätze zeigen. Er ist seinen Wurzeln treu und baut sich seine Hei-

mat aus. Oder er schlägt seine Wurzeln mal hier mal da auf und macht jeden Ort zu seiner Heimat, losgelöst von materiellen Bindungen. Ein Mensch mit Sonnen-Natur wirkt ausgleichend und strahlt in alle Richtungen. Er ist neugierig, forscht gerne und geht den Sachen auf den Grund, um dann die neue Überzeugung ins Leben zu übernehmen. Allerdings neigt er auch zu einer gewissen Übertreibung oder sogar zu Fanatismus. Erst durch Erfahrung lernt ein solcher Mensch seine eigenen Grenzen abzustecken und Nein zu sagen.
Kann ein Mensch der Mitte seine Talente nicht einsetzen, z. B. weil er den väterlichen Betrieb übernimmt, setzt er sich für das Neue dennoch mit viel Engagement ein. Die zentrierenden Kräfte der Mitte unterstützen ihn. Was er nicht kann, entwickelt und erlernt er. Allerdings ist es wichtig, dass er sich immer wieder Freiraum für Musik, Natur und Schönes gönnt. Tut er das nicht und „verbiegt" sich zu sehr, können die Herz-, Milz-, Leber- und Galleprozesse darunter leiden.
Ein Mensch der Mitte-Natur leidet still, er lässt sich Verletzungen und Sorgen selten anmerken. Leber und Herz leiden mit.

Berufe mit hohen Anforderungen an Geduld und Ausdauer sind seine Spezialität. In den verschiedensten Berufen sind diese Eigenschaften von großem Nutzen, z.B. für Gärtner, Bio-Landwirte, Heilpraktiker, Förster, Geologen, Züchter, Erzieher.
Der Mensch der Mitte mit Sonnen-Natur hat einen natürlichen Bezug zu Farben. Mit dem Gelb der Sonne ist er gesegnet. Es tut ihm gut, wenn er sich mit Grünem umgibt. Rot bringt seine Entscheidungskraft in Schwung, Weiß unterstützt ihn im Einbringen der Ernte. Blau/Schwarz stärkt seine Willenskraft und Klarheit.

Erfahrungsbericht Constanze, geboren 5. Mai 1950, Blutgruppe A

Die Blutgruppe A ergänzt die ausgeglichenen Talente von Constanze. Der Winter hilft ihr das erfolgversprechendste Arbeitsfeld auszuloten. Der Frühling definiert die Zielgruppe und im Sommer sorgt der Ackerbauer in ihr mit Engagement für Werbung, damit im Herbst die Ernte eingefahren werden kann.

Das Blutbild

Constanze, geb. 05.05.1950, BG A		
Parameter	Norm	pers. Wert
Erythrozyten	4,1 – 5,1	4.1
Hämoglobin	12-16.	12.6
Hämatokrit	35 - 45.	34
Monozyten	2 – 8	5.8
Kalium	3,7 – 5,5	6.3
Natrium	136 – 150	139
Calcium	2,1 - 2,6	2.24
Magnesium	1,8 - 2,5	2
Phosphor	0.9 - 1.5	1.4
Fe/Cu Quot.	0,6-1,4	0.62
Bilirubin	<1,2	0.2
Gamma GT	<39	42
GOT	<32	10
GPT	<35	28
Chol.Esterase	4260–11250	5390
Amylase	28-100	112
Lipase	< 60	51
HbA1 C	29 - 43	45
Glucose	65 - 110	70
CK-NAC	<140	289
Triglyceride	74-175	86
Cholesterin	150-230	205
HDL-Chol.	>50	76
LDL-Chol.	<150	120
Harnsäure	2,4 – 5,7	2.9
Harnstoff	10 - 50.	27.3
Kreatinin	0,5 – 1,1	0.69
Eiweiß	66 - 87	72
TSH	0,3 – 2.8	2.96
Vitamin D3	30-96	16

Die Schilddrüse hat eine Schlüsselfunktion in der Seelenentwicklung eines Menschen. Der Bewusstwerdungsprozess ist oft mit existenziellen Problemen verbunden. Diese unbewusste Angst führt zur Enge in Seele und Körper. Der TSH-Wert mit 2.96 gibt diese Richtung vor.
Zeigt sich das im gesamten System bestätigt? Der Monozyt mit 5,8 scheint seiner Aufgabe gewachsen zu sein. Das Schwert mit dem niedrigen Fe/Cu Wert von 0,62 ist wenig tauglich. Die Erythrozyten sind klein und sorgen mit mäßigem Sauerstofftransport für erhöhte Kraftanstrengung. Welche unbewussten Ängste binden hier Lebenskraft? Angst vor Krankheit, Angst vor Vertrauensverlust, Angst vor der eigenen Größe? Die Nebennieren funken dazwischen. Stresshormone stören den Hormonstoffwechsel mit Auswirkung auf Schilddrüse, Galle und Herz. Der Herzwert CK-NAC lässt rote Lichter aufblinken und fordert zum näheren Hinschauen auf. Herz ist die lebenspendende „Sonnenkönigin“ im organischen Bereich, die alles wahrnimmt, zusammenfasst und im gesamten System verbreitet. Sie signalisiert, dass die aufbauenden Kräfte Unterstützung benötigen. Die Galle ist am Resignieren mit ihrem Bilirubin-Wert von 0,2. „Da hat es doch gar keinen Sinn sich aufzuregen“, sagt sie, „solange die Leber mit dem Auf- und

Abbau, mit der Umwandlung überfordert ist." Der niedrige Wert der Cholinesterase von 5390 bestätigt die körperliche und seelische Überlastung und die momentan verminderte Wandlungsfähigkeit. Milz und Bauchspeicheldrüse arbeiten Hand in Hand mit der Leber. Die Milz ruft: „Lass doch mal gut sein, entspanne und genieße", doch die Bauchspeicheldrüse kann dem Aufruf noch nicht folgen. Das Thema Selbstliebe spiegelt sich in der Bauchspeicheldrüse. Ist Constanzes Hilfsbereitschaft ausgenutzt worden? Der Kohlenhydrat-Stoffwechsel ist gestört. Der hohe Amylase Wert von 112 lässt auf gespeicherten Schmerz schließen, der ans Tageslicht will. Herzeleid bestätigt dies. Größere Anstrengungen scheinen am Körper zu zehren – entweder sind sie eben überstanden oder Constanze ist mitten drin. Eine Kur mit dem Sonnen-Vitamin D3 wird den Flügeln von Constanze neuen Auftrieb verleihen. Wunderbar zeigt sich der Körper mit dem Cholesterinwert von 205 und HDL von 76 geschützt. Hier bricht die Fähigkeit des Lebens durch, die Fähigkeit das Leben am Leben zu erhalten.

Ich lerne Constanze kennen

Als Sonnenschein ist sie in die Familie hineingeboren. Durch einen Schicksalsschlag in frühen Jahren verliert Constanze Vater und Mutter. Als „Anhängsel" wird sie bei der Tante aufgenommen. Sie glaubt sich Liebe und Anerkennung durch Fleißigsein erkämpfen zu wollen. Jede freie Minute verbringt sie im Garten und am kleinen Bach bei der Mühle. Sobald ein Tier kränkelt sucht es die Nähe von Constanze und findet bald Linderung. Constanze wird nach der Schulausbildung Assistentin bei einem bekannten Tierarzt. Dort lernt sie auch ihren späteren Mann, einen Drogisten kennen. Nach der Heirat und dem ersten Kind beginnt sie die Ausbildung zur Heilpraktikerin. Sie beugt sich dem Druck des Ehemannes und arbeitet in der Drogerie mit. Im Erdgeschoss verkauft sie billige Nagellacke mit schädlichen Lösungsmitteln und im ersten Stock berät sie die gleichen Kunden und erklärt, wie schädlich diese Lösungsmittel sind. Diese Extreme reißen an ihr. Dazu kommt, dass im Zusammenleben mit einem erfolgsorientierten, Leistungfordernden Ehepartner ein verkapseltes Herzeleid aktiviert wird. Zulange lebt sie gegen ihre Natur. Der Kardiologe empfiehlt ihr eine Herzoperation. Jetzt erst greift Constanze richtungsweisend ein. Sie trennt sich aus der Lebenssituation und konfrontiert ihre Heilung. Eine Herztransplantation will sie auf keinen Fall. Nachdem ein Herzchirurg die Ausweglosigkeit ihrer Herzsituation dargelegt hat, rät er:„Ihre Lebenszeit ist begrenzt. Genießen sie das Leben, solange es ihnen vergönnt ist." Da beschließt Constanze ihren Jugendtraum zu verwirklichen. Es ist Frühjahr und eine Stelle als Sennerin auf einer Alm ist ausgeschrieben. Sie übernimmt die Aufgabe und erledigt mit ihren begrenzten Kräften Tag für Tag die Arbeit. „Herrgott, wenn du willst, dass ich sterben soll, dann soll das unter dem blauen Himmel auf der Wiese sein und nicht auf dem OP-Tisch.“ Zwischen Melken von 36 Kühen, Butterschlagen und Käserühren auf der Alm liegt sie im Gras und atmet Kraft ein und Schwäche aus, Heilung ein und Krankheit aus. Von einem Naturarzt wird sie betreut. Nach 3 Monaten in der Natur kehrt Constanze zurück und beendet ihre Ausbildung als Heilpraktikerin. Mit dem Geld der Auslösung erwirbt sie ihre eigene Praxis. Sie ist verändert und auf dem Weg der Gesundung. Zu mir in die Praxis kommt sie wegen Störung des Säure-Basen-Haushalts.

Wochen später

Das Wissen um ihre speziellen Talente, Stärken und Schwächen hilft ihr Stationen in ihrem Leben zu erkennen. Die Blutwerte zeigen, dass sie auf dem Weg der Heilung ist. Im darauffolgenden Sommer erwirbt sie ein Maiensäß und verbringt den Sommer auf ihrer Alb mit Kühen, Kräutern, Sonne, blauem Himmel und Erde. Das wieder gewonnene Vertrauen in das Leben kann sie in ihren Beratungen als Heilpraktikerin sehr authentisch vermitteln. Gleichzeitig ermutigt sie zur Gestaltung des eigenen Lebens.

„Lebt für euch selbst.
Tut, was ihr tun wollt.
Solange ihr für die Erwartungen anderer lebt,
werdet ihr niemals glücklich sein,
und ihr werdet niemals führen können
und ihr werdet niemals etwas erreichen.
Auch wird sich niemand an euch erinnern.“
Ramtha „Liebe dich selbst ins Leben“ (19)

WINTER + FRÜHLING

Geburtstage mit den Koordinaten:

Winter 1 und/oder 6, Frühling 2 und/oder 7

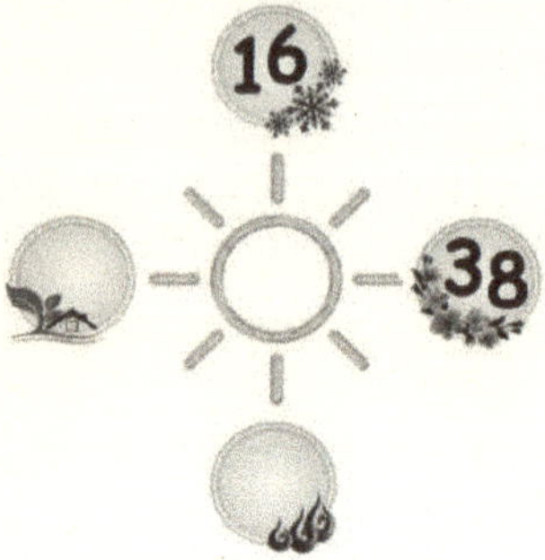

Mit klaren Blick hinter die Kulissen im Rhythmus natürlicher Vorgänge

„Im Alltag liebt das Baby mit den Winter+Frühling-Geburtszahlen ‚geordnete Verhältnisse'. Es lernt schnell, wann es Zeit ist zum Kuscheln, zum Essen, zum Schlafen. Das Baby ist neugierig, musikalisch und liebt es für alles genug Zeit zu haben" (22)

Ein Mensch mit Winter+Frühling-Natur liebt seinen eigenen Rhythmus, liebt die Geräuschkulisse der Tagesabläufe ebenso wie die tiefe Stille der ungestörten Nacht. Musik ist für ihn Lebenselixier. Er hat das angeborene Talent ein Instrument zu spielen, zu komponieren und zu singen. Über Musik verbindet er sich immer wieder von neuem mit seinem eigenen Lebensrhythmus und dem Rhythmus seiner Projekte, seines Denkens und Erkennens. Mit ausgeprägtem Einfühlungsvermögen sieht er hinter die Kulissen. Er ist tief verbunden mit seinen geistigen Wurzeln. Er liebt es mit neuen visionären Gedankenkonzepten zu spielen und sie solange zu schleifen und zu formen, bis er sie der Öffentlichkeit, der Familie oder dem Geschäftspartner vorstellen kann. Seine Genauigkeit und Geradlinigkeit geben den Projekten den letzten Schliff. Das geht nervlich oft auf Kosten der Mitbeteiligten. Es kann lange dauern, bis der Winter+Frühling-Mensch tief zufrieden mit seinem Tun ist. Erst wenn er lernt, dass er nicht alles allein können muss, manifestieren sich in der Zusammenarbeit mit Freunden und Partnern seine genialen Würfe. Um den Erfolg bekannt zu machen, ist allerdings ein Partner mit starken Sommer-Koordinaten erforderlich. Will man mit all dieser Genialität auch noch finanziell auf einen grünen Zweig kommen, braucht es das gute Miteinander mit geschäftstüchtigen Herbst-Naturen. So lassen sich die großartigen Talente mit materiellem Erfolg verbinden. Natürlich kann das ein Mensch mit Winter+Frühling-Natur selbst in die Hand nehmen. Es dauert allerdings länger und für manche Aufgaben hat er noch keine Antennen.

Zu den musikalischen Talenten gesellt sich auch die Fähigkeit zum Heilen. Musik als Element der Heilung ist bekannt bei Mensch, Tier und Pflanze. Der Winter+Frühling-Mensch kann sich tief in natürliche Vorgänge einfühlen. Es ist als ob er mit den Pflanzen oder Tieren sprechen könnte. Er ist neugierig. Das Lernen fällt ihm leicht. Er begreift die Dinge nicht nur schnell, sondern speichert sie im Gehirn jederzeit abrufbereit ab. Grundvoraussetzung ist, dass er sich wirklich für das Thema interessiert. Seine großen Interessenrichtungen sind Natur, Weltgeschehen und neue Wissenschaften.
Die sanfte Energie des Frühlings, das Mitfühlen kann in tiefes Selbst-Mitleid führen, vor allem wenn die Dinge nicht nach Wunsch ablaufen. Wer sich zulange in Selbst-Mitleid aufhält, neigt zur Resignation. Schlägt die mitfühlende Energie ins Gegenteil, dann kann es zu einem kurzfristigen Zornausbruch kommen, vor allem dann, wenn er mit vorgefertigten Klischees konfrontiert wird.

Die Kraft des Sommers in der Farbe Rot stärkt das Selbstvertrauen. Die Farbe Weiß regt bei geschäftlichen Terminen das Durchsetzungsvermögen an. Das Gelb-Gold der Mitte ist mit einem goldenen Ring immer dabei.
Menschen mit Winter+Frühling-Natur können tiefe Verwirklichung in solchen Berufen erfahren: Pferdeflüsterer, Gärtner, Züchter, Imker, Arzt, Physiotherapeut, Heiler, Priester, Pionier, Komponist, Musiker, Schriftsteller, Lehrer, Landwirt.

Erfahrungsbericht Christian, geboren 11. Januar 1968, Blutgruppe B

Es ist, als ob sich Christian die Blutgruppe B für sein Leben auswählte. Ein Mensch mit Blutgruppe B lebt sein Leben nach eigenen Regeln. Er ist ziel- und sachorientiert. Sein Erfolg beruht darauf, dass er sich in Denkvorgänge von Mensch, Pflanze und Tier einfühlen kann, um die geeignete Zielgruppe oder Lösung zu erkunden. Er lebt in einem ausgeglichenen Spannungsverhältnis von Geist und Materie. Auf Stress reagiert er mit Kreativität.

Christian geb. 11.01.1968, BG B		
Parameter	**Norm**	**pers. Wert**
Leukozyten	4,4 – 11,3	**12.3**
Erythrozyten	4,5-5,9	**4.4**
Hämoglobin	13-18	**13.9**
Hämatokrit	0,40-0,51	**41.1**
Neutrophile	50 - 70	**44**
Lymphozyten	25 - 40	**43**
Eosinophile	1 - 5.	**6**
Monozyten	2 – 8	**5**
Calcium	2,1 - 2,6	**2.6**
Magnesium	1,8 - 2,5	**1.9**
Phosphor	0.9 - 1.5	**0.8**
Eisen	48 - 152	**89**
Kupfer	70-140	**117**
Fe/Cu Quot.	0,6-1,4	**1**
Bilirubin	<1,2	**0.3**
HbA1 C	29 - 43	**28**
CK-NAC	<175	**113**
Triglyceride	74-175	**223**
Cholesterin	150-230	**202**
HDL-Chol.	>50	**42**
Kreatinin	0,5-1,3	**1.2**
TSH	0,3 – 2.8	**1.53**
Vitamin D3	80-150	**9.3**

Das Blutbild

Die Schilddrüse als Lenker und Leiter des Stoffwechsels mit ihrem TSH-Wert 1.53 zeigt einen ausgeglichen Menschen, der wie es scheint, an der Verwirklichung seines eigenen Lebensplanes harmonisch arbeiten kann. Leukozyten, die Wächter des Immunsystems sind stark vertreten mit einem Wert von 12.3. Sie patrouillieren ständig im gesamten Organismus auf der Suche nach Erregern. Leukozyten greifen den unbestimmten Feind im System an. Das können explodierte Zellen, verlorene Aufträge oder unverträgliche Nahrungspartikel sein. Das System wehrt sich gegen äußere Einflüsse. Diese können so schwer zu greifen sein, wie alte Einstellungen. Gedanken verkapseln sich, aus Angst entdeckt zu werden und dann mit dem eigenen Werk konfrontiert zu werden. Die Lymphozyten mit einem Wert von 43 sind ebenfalls in Angriffsstärke. Ein Blick auf die Neutrophilenwerte zeigt die Möglichkeit einer Nahrungsmittel-Unverträglichkeit. Was verträgt Christian nicht? Wogegen wehrt er sich? Wohin gibt er seine Energie? Was verweigert er zu sehen? Eine mögliche Antwort zeigt sich im Blut. Der Eosinophilenwert zeigt mit 6 die Möglichkeit einer Parasiteninvasion. Das führt natürlich zu vermehrten Stress im Körper und einer großen Unruhe im Leben, weil der gesamte Hormonhaushalt davon betroffen ist. Parasiten fordern Nahrung, sie ernähren sich von Kohlenhydraten. Kein Wunder, dass der Kohlenhydrat-Stoffwechsel gestört ist. Parasiten sind Abzocker, Mitesser, Auslauger. Wen lässt Christian zu nahe an sich ran? Wer „saugt" seine Lebensenergie ab? Steigert er sich in etwas hinein? Hat ihn Angst im Griff? Angst erzeugt Enge. Sobald Blutgefä-

ße, Zellmembranen, Nierenglomeruli eng werden führt das zu Störungen im gesamten Nachrichtenhaushalt des Körpers. Die Nierenleistung lässt nach, der Blutdruck steigt, die Galle staut und das Herz spürt die Enge. Stau, Stress und Enge sind sichtbare Themen in diesem System. Galle, Leber und Nieren fühlen sich gebremst. Die mitfühlende Süße des Lebens mit dem HbA1c Wert von 28 fehlt momentan. Zucker ist das verbindende Lebenselixier tiefer innerer Ruhe, die aus der Zufriedenheit mit den Taten erwächst. Der Mangel ist für Christian mit seinen Geburtskoordinaten besonders spürbar. Ein vorübergehendes Gefühl der Sinnlosigkeit schleicht sich ein. Der gute Geist des Cholesterins, HDL spricht mit dem Triglycerid Wert das gleiche Thema an: Überforderung. Vitamin D3 könnte gut helfen, denn mit einem Wert von 9.3 ist ein kritisch niedriger Zustand erreicht. Nicht nur das Nerven,- Immun- und Verdauungssystem leiden darunter, sondern Christians Psyche und Lebensfreude. Wie kommt Christian wieder in seine ursprüngliche Leichtigkeit?
Offensichtlich spiegelt Christians Blutbild rege Umwandlungsaktivitäten im Äußeren wie im Inneren. Vorstellungen müssen an der Lebenserfahrung überprüft und gegebenenfalls angepasst oder korrigiert werden. Ärger und Bitterkeit führen zu Stauungen und Erstarrungen in Geist und Körper. Ein Auflösungs- und Umwandlungsprozess scheint in Gange zu sein.
An allem Geschehen ist die Schilddrüse beteiligt und signalisiert mit ihrem guten Wert tiefes Vertrauen in das Leben. Der Monozyt an ihrer Seite ist furchtlos. Sein Schwert ist einsatzbereit.

Ich lerne Christian kennen

Blaue Augen schauen mich gespannt an. Wir sprechen über seine Blutwerte und die Verbindung zu seinen Talenten. Er ist eine Minute still. Dann beugt er sich vor und erzählt. Sein Vater ist ein bekannter Klavier-Virtuose. Kaum ist Christian vier Jahre alt, muss er täglich Klavier üben. Christian rebelliert, er hätte lieber Violine gelernt. Der feinere Klang berührt seine Seele. Der Vater bleibt stur und Christian behämmert widerwillig das Klavier. Frust reagiert er mit lautem staccato Spiel ab. Zusammen mit der handwerklich begabten Mutter baut er im Garten ein Baumhaus. Hier verbringt Christian viele Stunden, ist in Bücher über Entdecker und Forscher vertieft oder betrachtet abends den Tanz der Glühwürmchen. Manch eine Idee ist hier in seinem „Privathaus" geboren.
Es drängt ihn schon früh, ein eigenes Studentenzimmer zu finden. Pädagogik studiert er und findet in einem katholischen Schülertagesheim eine Anstellung als Erzieher. Seiner Liebe zur Violine bleibt er treu. Er verliebt sich in eine Violinistin am Konservatorium. Beide heiraten und sind glücklich mit ih-

rem ersten Kind. Ein schreckliches Erlebnis sitzt Christian tief in den Knochen. Sein Sohn, gerade drei Jahre alt spielt mit einem Ball im Garten, während Christian am Umgraben ist. Der Vater sieht gerade noch, wie sein Junge dem Ball nachrennt, als er auch schon die Reifen eines Autos quietschen hört. Keine zehn Zentimeter trennen das Kind vom Auto. Der Schock sitzt tief. Christian plagt sich mit Vorwürfen. Ständig muss er daran denken und sieht das Bild vor sich. Er hat Schwierigkeiten, sich das Erlebte „von der Seele zu reden". Der Garten wird neu umzäunt, doch die Angst sitzt tief. Zwei Monate später kündigt Christian seine Stelle. Im Rahmen der festen Vorschriften dieser konfessionsgebundenen Schule kann er seine Ideen nicht verwirklichen. Auch will er mehr Zeit mit seinem Sohn verbringen und sich neu orientieren.
Die ungelöste Situation schlägt ihm auf den Magen. Er will sie los werden. Mit Magenschmerzen und Durchfall kommt er zu mir.

Unter diesen Aspekten schauen wir einzelne Aspekte der Blutwerte und der Geburts-Koordinaten genauer an. Ein Konflikt-Schock-Erlebnis zeigt sich auf der Ebene der Psyche – die Gedanken kreisen ständig um den Konflikt. Man kann an nichts anderes mehr denken. Der Konflikt zeigt sich im Gehirn und oft an einem Organ. In Christians Blutbild sind Stau-Prozesse erkennbar. Ein Zuviel an Calcium zeigt die verhärteten Fronten, die eine Richtungsänderung erschweren.
Phosphor regt als alchemistisches Element essentiell den Energiestoffwechsel an. Er ist für viele Prozesse der Initialfunke. Das Ausbrechen aus einem Gedankenkäfig fordert Phosphor. In Christians Körper ist mit einem Wert von 0.8 recht wenig von diesem Feuerbringer vorhanden. Auch Vitamin D3 fehlt. Dieses hormonähnliche Vitamin stärkt flexible Kommunikationswege und Durchhaltevermögen.

Wochen später

Mit seinem Sohn sehe ich Christian in sechs Wochen wieder. Mit einer glutenfreien Ernährung verschwindet die Neigung zu Durchfall. Anspruchsvoller wird es mit dem Trauma. Zusammen mit einer Trauma-Therapeutin kommt er an die Wurzeln seiner Ängste. Er geht an eine Neuorientierung mit mehr Entschlusskraft und Zuversicht. Er nutzt seine Talente, um wieder ganz heil zu werden. Nebenbei erzählt er mir, dass er sich für die Leitung eines Waldkindergartens beworben hat.

WINTER + SOMMER

Geburtstage mit den Koordinaten:

Winter 1 und/oder 6, Sommer 2 und/oder 9

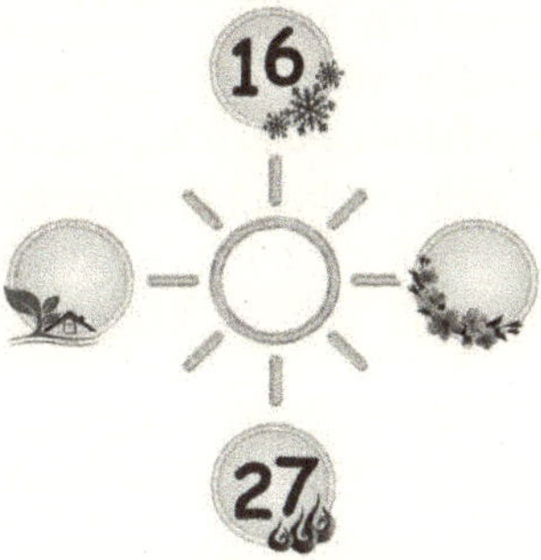

Mit Freude am Forschen und Weitergeben
mutig und mit Charisma

„Sanftmütig, entschlossen und aufnahmefähig saugen sie alle Eindrücke und Erfahrungen auf und geben sie an Alt und Jung weiter.“ (21)

Neugierig, fröhlich, wissensdurstig ist ein Mensch mit Winter+Sommer-Natur. Im Publikum wirkt er mitreißend und ansteckend, auch wenn die Zuschauer nur Vater und Mutter sind. Von klein auf kann man von ihm lernen. Alles was existiert, will erforscht und verstanden werden. Er sprüht vor pfiffigen Ideen und Abenteuerlust. Furchtlos geht er neue, revolutionäre Wege. Er vermittelt sein Wissen meisterhaft in Sprache, Schrift und Gestik. Mit seinem Charisma findet er Gehör. Er ist ein ungewöhnlicher Brückenbauer zwischen diesen beiden Extremen Winter und Sommer. Er kann sich in seinen Winteriglu eingraben und seinen visionären Gedankenkonzepten nachgehen, um diese kurz darauf mit Engagement an die Öffentlichkeit zu bringen. Wortschmiede sind unter diesen Menschen. Mit der konzentrierten Kraft des Winters werden weise Gedanken, furchtlose Ideen und visionäre Konzepte geboren und im temperamentvollen Feuer des Südens geschmiedet und weitergegeben. Das sollte möglichst zügig geschehen, denn Geduld liegt ihm nicht. Er ist ehrgeizig, liebt die Anerkennung, den Respekt und die Öffentlichkeitsarbeit. Im Grunde fehlt ihm ein wenig das Verständnis für andere Sichtweisen. Es liegt ihm am Herzen sein Wissen weiterzugeben, oftmals fanatisch und zu Extremen neigend. Fühlt er sich unverstanden, reagiert er in diesen beiden Winter-Sommer-Extremen: entweder beleidigt, gleichgültig, lustlos, depressiv oder herrschsüchtig, hochmütig und unstetig. Seine Sparsamkeit kann in Geiz ausarten, vor allem, wenn die Sommer-Koordinaten im Geburtsjahr stark vertreten sind mit Doppel 7.

Gefühlsausbrüche sind nur von kurzer Dauer, dafür ist die Liebe am Leben zu intensiv. Er gibt gerne sein Wissen weiter und ist glücklich, wenn er es schafft in seinem Gegenüber Neugier und Wissensdurst für ein Gebiet zu entfachen. Ein geborener Geschäftsmann und Händler ist er nicht. Da kann er dazulernen oder an einen Partner mit den Herbstzahlen 4 und 9 abgeben. Immer wenn es Geduld braucht, wirkt die Farbe Gelb am besten. Wenn es darum geht sich durchzusetzen in geschäftlichen, schulischen, behördlichen Dingen, dann hilft die Farbe Weiß. Die Farbe Grün hilft zu besserem Einfühlungsvermögen.

Der Winter sorgt für intuitive Begabung, Mut Entschlossenheit und Willenskraft, der Sommer bringt den Drang für Unabhängigkeit, Leidenschaft und Begeisterung. Eine wunderbare Kombination für viele Berufe. Pioniere in allen Lebensbereichen überzeugen mit diesen Talenten, Schriftsteller, Priester, Lehrer, Künstler, Imker, Kampf-Künstler, Schauspieler, Tänzer, Regisseur, Entdecker, Geologe, Baugeräteführer, Rechtsanwalt, Testpilot, Spitzensportler, Astronaut.

Erfahrungsbericht Bastian, geboren 17. Januar 1971, Blutgruppe NULL

Wer so viel Feuer, Temperament und Entschlossenheit wie Bastian hat, bringt diese Kräfte mit der Blutgruppe NULL in die Verwirklichung und in die Öffentlichkeit. Das Ziel ist eine absichtsvolle Lebensgestaltung in kreativen Aspekten dieses Planeten.

Das Blutbild

Bastian, geb. 17.01.1971, BG NULL		
Parameter	**Norm**	**pers. Wert**
Hämoglobin	140 - 175	**128**
Hämatokrit	0.39 - 0.5	**0.39**
MCV	80 - 99	**79**
Monozyten	3.4 - 9.0	**12.4**
Magnesium	0,7 - 1.05	**0.6**
Eisen	11 - 28.	**20.4**
Kupfer	12.0-24.0	**11.4**
Fe/Cu Quot.	0.6 - 1.4	**1.8**
Chol.Esterase	5.3 - 12.9	**5.3**
Phosphatase	40 - 129	**48**
Amylase	< 53	**31**
Lipase	< 60	**28**
HbA1 C	4,5 - 5,7	**5.1**
Glucose	3.9 - 6.1	**1.4**
CK-NAC	<190	**163**
Triglyceride	< 2.00	**0.4**
Cholesterin	0 - 5.00	**4**
HDL-Chol.	> 1.00	**1.5**
LDL-Chol.	< 3.0	**2.8**
Harnsäure	< 417	**318**
Harnstoff	< 8.3	**4.7**
Kreatinin	62 - 106	**67**
Eiweiß	66 - 87	**65**
TSH	0.27-4.20	**1.74**

Bei dem Blick auf das Blutbild fällt der große, starke Monozyt auf. Mit dem Wert 12.4 hat er die „Krisenleitung" übernommen. Für den unbekannten Feind rüstet er sich. Dieser sitzt in den Gedanken, in ungelösten Verhaltensstrukturen. Es kann sich um die Angst vor Versagen, vor Respektverlust, vor Krankheit handeln. Auch kann es die Situation zeigen, dass Bastian sich zu viel vorgenommen hat und glaubt, alles allein machen zu müssen. Der starke Monozyt mit dem schwachen MCV-Wert von 79 weist darauf hin, dass er mit der gegenwärtigen Lebenssituation nicht zufrieden ist. Kann es sich um eine Virusinfektion oder bakterielle Überbelastung handeln? Das Schwert ist für den gegenwärtigen Großeinsatz schwer, Fe/Cu Quotient von 1.8. Der niedrige Kupfergehalt von 11.4 gibt dem schweren Eisen nicht die genügende Leichtigkeit, die Regeneration und fröhliche Lebenskraft. Ein Mangel an Vitamin B-12 zeigt sich. Innere Verkrampfung macht sich breit. Bastians viel beanspruchte Nervenfasern können sich unter dem zunehmenden Stress aus den Nebennieren mit geringem Kupferwert ungenügend regenerieren. Hämoglobin und Hämatokrit sind schwach, das Blut und die Zeit fließen schnell. Bastian fragt sich am Abend, wo die Zeit geblieben ist. Magnesium spielt eine Schlüsselrolle. Ein tiefes Entspannen und Regeneration ist mit einem niedrigen Magnesium-Wert von 0,6 erschwert. Magnesium ist wichtig für die Bildung von allen Eiweißen, nicht nur für Muskeleiweiß, sondern auch für die universellen Nukleinsäuren der DNS. Dadurch fällt es dem Körper schwer, Gedanken mit Energie in Realität zu verwandeln. Eiweiße sind hierzu erforderlich. Gesteuert werden die Magnesiumvorgänge im Gehirn über Hormone. Gleichzeitig sind es Hormone, die erst mit Magnesium funktionieren können. Magnesium stabilisiert das Ruhepotential von erregbaren Muskel- und Nervenzellen und der Zellen des autonomen Nervensystems. Langsam zeigt sich in inneren Vorgängen, was Bastian im Äußeren erfährt, die Ruhelosigkeit, die nervliche Anspannung und der Druck. Eine niedrige Cholinesterase zeigt eine geschwächte enzymatische Verarbeitungsmöglichkeit der Leber. Eine Überlastung körperlicher und seelischer Art führt zur verminderter Wandlungs- und Regenerationsfähigkeit. Mangelernährung trägt dazu bei. Das Arbeitsaufkommen ist nicht zu schaffen. Mit einem niedrigen Triglyceride-Wert von 0.4 ist der Schutz gegen die äußeren Einflüsse recht schwach. Bastians Natur ist Temperament, Fröhlichkeit, Charisma und entschlossener Wille. Dazu fehlen ihm zurzeit einige wichtige Ressourcen. Der stabile Cholesterinwert steht mit seinem guten Wert von 4 und den beiden Helfern HDL und LDL im Hintergrund und geben Mut: „Wir stehen dir zur Seite. Bleib dir treu!"

Mit einer individuell auf die Situation angepassten Ernährung, dem Auffüllen der Speicher und einer naturheilkundlichen Betreuung regeneriert sich Bastians Körper gut.

Ich lerne Bastian kennen

Als neugieriges und fröhliches Kind ist er geboren Die Mutter nimmt den Kleinen mit in den Malerbetrieb. Alles was hier fließt, riecht, dampft, quietscht und spritzt wird mit den Händen untersucht und mit den Füßen gestampft. Im Kindergarten ist er bald der Liebling der Erzieherin. Bastian schleppt in seinem Rucksack Tapetenkleister, Farben und Gips an. Tagelang sitzen die Kinder in der Ecke und kleben und formen unter Bastians Anleitung. Die Schulzeit verfliegt im Nu, langes Lernen oder gar Pauken sind ihm fremd. Er hat kein Verständnis dafür, dass andere nicht so rasch lernen. Manch einer nennt ihn überheblich. Bastian kann schnell gereizt sein oder andere übersehen. Es liegt auf der Hand, dass Bastian als einziger Sohn den elterlichen Betrieb übernehmen wird. Doch zuvor verbringt er zwei Jahre in Japan, lernt hier andersartige Techniken der Raum- und Farbgestaltung. Aus England bringt er die neue Technik der Lackspanndecken mit. Als sein Vater krank wird, übernimmt Bastian vollends den Betrieb und führt ihn nun seit fünfzehn Jahren. Lotusoberfläche, Lackspanndecke, japanische Tapeten, Naturfarben gehören in das Angebot seiner Firma. Er genießt die öffentliche Anerkennung für seine Arbeiten. Die Lehrlingsausbildung nimmt er geschickt in die Hand, er kann begeistern, mitreißen und sein vielseitiges Wissen weitergeben. Schnell merkt er, dass er nicht alles allein schaffen kann oder will. Er erlebt, dass er sich beim Verhandeln schwer durchsetzen kann und dass er bei langweiligen Aufgaben gereizt und wütend wird. Hilfe holt er sich für den Bereich Finanzen und Verträge, sowie die Bereiche Akquise und Personalmanagement. Jetzt hat er mehr Freiraum, sich um innovative Gestaltungen zu kümmern und neue Farben und Materialien einzusetzen. Die Arbeit ist zu seinem einzigen Tagesinhalt geworden, 16 Stunden lang. Ständig fühlt er sich unter Druck. Er will neue Ideen kreieren, doch fehlt ihm dazu die Zeit für Kontemplation. Unterwegs im Auto trinkt er Kaffe und knabbert zwischendurch an einem Sandwich. Er fühlt sich gehetzt und konzentrationsschwach. Mit starkem Magendruck und häufigen Kopfschmerzen kommt er zu mir.

Wochen später

Ein entspannter Bastian kommt nach drei Monaten zu mir, mit offenem Blick und weitem Atem. In Zusammenarbeit mit seiner Frau ist die Ernährung umgestellt worden. Über die Wirkung der Geburtskoordinaten grübelt er noch lange. Sein neues Hobby ist jetzt das Delegieren von Arbeiten, für die er keine Geduld aufbringen kann oder die er gar nicht verstehen will. Bastian erwirbt ein Holzhaus in der Rhön, weit abgelegen in einem Gebiet ohne Telekommunikation. Zwei Wochenenden im Monat verbringt die Familie gemeinsam dort. Die achtjährige Tochter genießt die Papa-Vorzugszeit. Bastian kommt mit frischen Ideen in die Firma zurück. Er konzentriert sich auf das Wesentliche und führt dies mit seinem Charisma zur Verwirklichung.

„Ein guter Kämpfer ist nie angespannt, nur bereit dazu.
Nicht denkend, dennoch nicht träumend.
Bereit für alles was seinen Weg kommt.
Wenn der Gegner sich ausweitet, ziehe ich mich zusammen;
wenn er sich zusammenzieht, weite ich mich aus.
Und wenn sich eine Möglichkeit auftut, schlage nicht 'Ich',
der Schlag kommt von ganz von selbst."
Bruce Lee

WINTER + HERBST

Geburtstage mit den Koordinaten:

Winter 1 und/oder 6, Herbst 4 und/oder 9

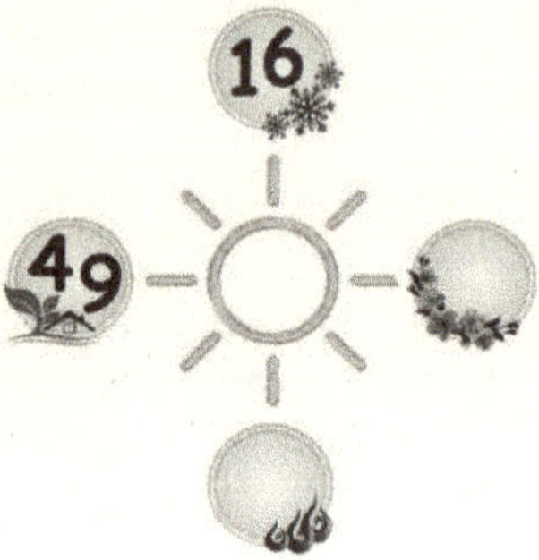

Mit Willensstärke und Weitblick gelingen große Würfe

„Eine kraftvolle Kombination was Durchsetzungsfähigkeit, Disziplin und Willensstärke betrifft. Grenzüberschreitende Energie, die Kraft zur Überwindung aller nur denkbaren Hindernisse." (22)

Mit solch einer kraftvollen Kombination ausgestattet, weiß das Kind bereits in den ersten Wochen was es will und wie es das erreicht. Kluge Eltern brechen diesen starken Willen nicht, sondern lenken ihn behutsam. Sie erkennen sehr bald seine hohe Auffassungsgabe. Solch ein Mensch mit den kräftigen Koordinaten des Winters und des Herbstes hat einen wachen Geist, bringt geniale Lösungen und ist bestrebt, auf den Grund der Dinge zu kommen, auch wenn das bedeutet, die alte, aufziehbare Uhr auseinander zu nehmen. Damit die Uhr nach dem Zusammenbauen auch wieder funktioniert, dafür braucht es Geduld. Geduld ist nicht seine Stärke. Er ist aufnahmefähig, tiefgründig, entschlossen. Langeweile kennt er nicht. Er liebt die Herausforderung, kniet sich in ein komplexes Gedankenkonzept ein und entwickelt visionäre Ansätze. Bekommt er seine geforderte Chance nicht, kann er stur und eigensinnig werden. Es fehlt ihm das nötige Einfühlungsvermögen für andere Denkweisen. Richtig aufregen kann er sich, weil andere nicht so geschickt und intelligent sind wie er. Dann neigt er zu Überheblichkeit, wird streitsüchtig und herablassend. Alles will er von seinem Umfeld wissen, nicht weil er neugierig ist, sondern weil er die besseren Lösungen zu haben glaubt. Oft kann er hier tatsächlich glänzen. Er knüpft weise Kontakte und pflegt sie konsequent, insbesondere Geschäftskontakte. Mit einfühlsamen Freundschaften hält er sich nicht auf.
Seine Geradlinigkeit und Durchsetzungsstärke lassen ihn manchmal über das Ziel hinausschießen, ohne dass er es merkt. Als Unverbesserlicher wird er

abgestempelt. Er ist kritikfähig und kann aus Schaden lernen. Körperbeherrschung gehört zu ihm ebenso wie die Beherrschung von Fachwissen. Mitleid oder Trost kann er nicht vertragen, da wird er rebellisch. Er braucht Respekt und Anerkennung. Kompromisse fallen ihm schwer. Da fehlt ihm die ausgleichende Kraft der Mitte.

Die ergänzenden Farben Grün, Rot und Gelb geben dem visionären Menschen Schwung für den Lebenskreislauf. Unerschöpflicher Erfindungsreichtum des Winters kommt zur Geltung, wenn die lebensnahen Eigenschaften von Frühling, das Feuer des Sommers und das tiefe Verstehen der Mitte Verständnis finden und Schritt für Schritt erobert werden.

Ein Arbeitszimmer mit Blick ins Grüne entspannt und lässt den Geist in Ruhe kontemplieren. Rot bringt Charisma in das Tun. Das Goldgelb der Mitte füllt diesen Kreislauf mit freudiger Gewissheit, dass er der Schöpfer seiner Realität in jedem Moment sein kann, sofern er sich dafür entscheidet.
Handwerkliche Fähigkeiten liegen diesem Menschen ebenso wie das große Reich der Finanzen und der Geisteswissenschaften. Goldschmied, Anwalt, Diplomat, Forscher, Erfinder, Bankier oder Steuerfachanwalt profitieren u.a. von diesen Talenten.

Erfahrungsbericht Sophia, geboren 09. November 1961, Blutgruppe A

Die Blutgruppe A erdet den Mensch mit Winter+Herbst-Natur. Der naturgegebene Kreislauf gibt der Entwicklung einer Idee den erforderlichen Schwung und leitet harmonisch über die klare Planung im Frühling. Das Einfühlen in die Zielgruppe zur engagierten Verwirklichung gehört dazu. Er geht analytisch an seine Aufgabe heran, ist fleißig, kooperativ und pünktlich. Die Loyalität des Ackerbauers sitzt in der Mitte.

Das Blutbild

Sophia kommt mit schnellen Schritten. „Ich hab so einen Hals", sagt sie und spielt auf den Ärger im Büro an. Ein gutes Stichwort für die Betrachtung der Blutwerte.

Sophia, geb. 09.11.1961, BG A		
Parameter	**Norm**	**pers. Wert**
Erythrozyten	4,1 – 5,1	**4**
Neutrophile	50 - 70	**52**
Lymphozyten	25 - 40	**37**
Monozyten	2 – 8	**5**
Kalium	3,7 – 5,5	**4.3**
Natrium	136 – 150	**140**
Eisen	48 - 152	**41**
Kupfer	70-140	**131**
Fe/Cu Quot.	0,6-1,4	**0.4**
Bilirubin	<1,2	**0.2**
Gamma GT	<39	**12**
HbA1 C	29 - 43	**35.7**
Glucose	65 - 110	**89**
CK-NAC	<140	**191**
Triglyceride	74-175	**118**
Cholesterin	150-230	**230**
HDL-Chol.	>50	**61**
LDL-Chol.	<150	**158**
Harnsäure	2,4 – 5,7	**5.8**
Harnstoff	10 - 50.	**31**

Der heutige Brocken, der Sophia im Hals steckt, wird wohl nicht die erste unverdauliche Herausforderung gewesen sein. Sophias Schilddrüsenwert TSH mit 2.44 spricht klar. Für heute zeigt sich der Schilddrüsen-Galle-Konflikt. Die Galle sitzt an einem entscheidenden Punkt im Stoffwechselgeschehen. Herz, Leber, Milz, Niere, Dünn- und Dickdarm und Schilddrüse sind von den Entscheidungen der Gallenblase abhängig. Liegt es an der Entscheidungskraft der Galle? Die Entscheidungen kommen von innen, aus der Treue zu sich selbst. Wie können diese „Brocken" auch mit solch geringer Gallenflüssigkeit verdaut werden? Steht dahinter ein Eisenmangel oder eine Milzschwäche? Oder liegt es an der Sturheit der Niere, den fließenden Kreislauf zu verlangsamen? Hat die Galle eine Auswirkung auf die Schulter oder das Kiefergelenk? Verschiedene Aspekte zeigen sich auf. Da ist der niedrige Eisenwert mit all seinen Auswirkungen auf das Immunsystem und die Galle-, Leber-, Milz- und Schilddrüsenprozesse. Im hohen LDL-Wert von 158 zeigt sich diese Härte erneut. Hier ist ein Einzelkämpfer, der sich emotional und körperlich verausgabt. Wehrt sich Sophia gegen das Einmischen anderer? Der gute Geist in HDL steht bereit zum Mithelfen. Für solch harte Löseprozesse fehlt es an Energie. Stress und ungelöste emotionale Programme wie Schuld und Unwürdigsein sind in der Harnsäure gebunden. Die Niere mit dem Kreatininwert von 1.2 schafft den geregelten Ablauf nicht zuverlässig genug. So bilden sich aus der Harnsäure stechende Kristalle und vergällen die Lebensfreude. Die uralte unterbewusste Einstellung: „Aufopferung, um andere zu retten" fließt wie ein roter Faden durch die Betrachtung der Blutwerte. Sophia kann dieser Einstellung nie gerecht werden.

Die Zellmembrane erkennen die Illusion dahinter und nehmen dies gelassen hin, der Schutz ist aktiv und stärkt das Vertrauen: Auch diesmal werden die harten Brocken verdaut werden.
Hier kommen verschiedene Aspekte zusammen und fordern das Zusammenwirken mit einem Arzt oder Heilpraktiker.

Ich lerne Sophia kennen

Als Sophia fünf Jahre alt ist, stirbt ihre Mutter. Der Vater heiratet kurz darauf. Die neue Frau an seiner Seite ist mit den drei Kindern überfordert, vor allem mit der Eigenwilligkeit von Sophia. Diese ist auf sich selbst zurückgeworfen und häufig aufgefordert, über ihren aktuellen Reifegrad hinaus zu agieren. Manch dicken Brocken schluckt sie hinunter, ohne ihn in diesem Alter schon verdauen zu können. Zu einer wichtigen Bezugsperson wird die Lehrerin. Sie erkennt die schnelle Auffassungsgabe, die scharfe Intelligenz und das knorrige Wesen von Sophia. In jeder freien Minute sitzt Sophia hinter Büchern, am liebsten löst sie knifflige Aufgaben aus der Mathematik. Die außergewöhnliche Entschlossenheit mündet oft in Konflikte. Sophia reagiert brummig, streitet und zeigt sich kurz angebunden. Noch in der Gymnasiumzeit beginnt sie zu jobben und verdient sich in den Ferien eigenes Geld. Selbstsicher beginnt sie ihre Arbeit als diplomierte Steuerfachfrau. Mit ihrer Gabe hinter die Kulissen der Zahlen zu schauen, erfasst sie überzeugende Lösungen und setzt diese, wenn erforderlich, vor Behörden durch. Verzweifeln kann sie, wenn sie etwas dreimal erklären muss, bevor der Klient den großen Bogen sehen kann. Das Gleiche erlebt sie mit ihrer Mitarbeiterin. Buchungen delegiert sie nicht, denn das kann sie selbst schneller. Mit zunehmendem Arbeitsvolumen verkürzen sich die Freizeit und damit auch der Ausgleich im Rahmen der eigenen Familie. In meine Praxis kommt sie wegen Verdauungsproblemen. Auch schmerzt die rechte Schulter.

Sophia beobachtet mich scharf, während ich spreche. Blitzschnell sondiert sie. Das Geschäftstüchtige, Besonnene, Geniale kommt auf ihre Plus-Seite. Die dicken Brocken sind Vaters Schuld und kommen auf die Minus-Seite. Genauso zeigen es ihre Nieren, der Konflikt zwischen Hell und Dunkel, Plus und Minus, zwischen eigenem Anteil und der Schuld anderer. Im Gespräch wird ihr klar, dass sie mit ihren Gedanken, der Wut und Ungeduld ständig diese harten stechenden Kristalle nährt. Sie kennt die Macht der Gedanken. Diesmal wird sie nach innen gehen und Harnsäurekristalle in Kristalle der Mitte umwandeln.

Wochen später

Sophia handelt konsequent. Zwei Wochen lang entgiftet sie in einer landschaftlich schön gelegenen Kurklinik. Die Zeit der Reflexion tut ihr gut. Langsam lösen sich die alten Verhaltensstrukturen und machen einer bisher ungelebten Milde und schöpferischer Freude Platz.

„Der ganze Körper ist von einer Flügelspitze zur anderen
nichts anderes als Gedanke.
Geist in sichtbarer Gestalt.
Durchbrecht die Beschränktheit eures Denkens,
und ihr zerbrecht damit auch die Fesseln des Körpers."
Richard Bach, „Die Möwe Jonathan"

WINTER + MITTE

Geburtstage mit den Koordinaten:

Winter 1 und/oder 6, Mitte 0 und/oder 5

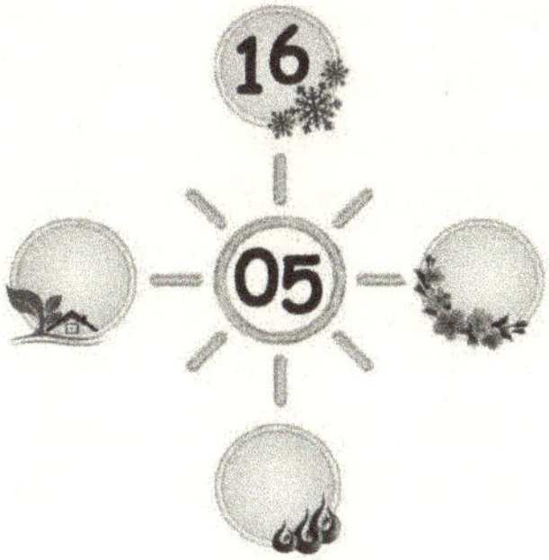

Für die Stürme des Lebens gewappnet
mit Weitblick und tiefer Hilfsbereitschaft

„Ein besonnenes Menschenwesen reift da heran, das aus Erfahrung lernt." (21)

Der Mensch mit Winter+Mitte-Natur schöpft das Wissen aus der Tiefe und vermittelt es großzügig in alle Bereiche des eigenen Lebens. Er ist neugierig und bedacht, tiefgründig und schöpferisch zugleich. Der Winter sorgt für klare Verhältnisse, Zielstrebigkeit, Intelligenz, Entschlossenheit und Wissensdrang. Die Mitte bringt Großzügigkeit, Naturverbundenheit und fürsorgliche Heimat dazu. Tiefe Wurzeln verankern sich in der Erde und trotzen gleichmütig allen Stürmen. Dies gibt mutigen Ideen die Stabilität, sich den Kritiken der äußeren Welt zu stellen. Für manche Ideen ist die Zeit noch nicht reif. Ob etwas machbar ist oder nicht, dazu braucht es den Rat von Partnern mit den Herbstzahlen 4 und 9. Er übernimmt gerne Eigeninitiative, wenn ihm etwas fehlt. Stimulation von außen kann er abschaltenund sich mit einem Buch in die Ecke verziehen oder bis spät nachts noch lesen. Dabei ist es ihm gleichgültig, was sich in seinem Umfeld abspielt. Er hat seine eigenen Lern- und Erfahrungswege und braucht viel Zeit im Abwägen. Er ist wahrheitsliebend, geradlinig und gerecht. Er umgibt sich mit echten Freunden. Ihnen steht er mit all seiner Fürsorge und Intuition zur Verfügung. Er liebt es andere Menschen zu umsorgen, Probleme zu lösen und bei körperlichen und seelischen Schmerzen beratend zur Seite zu stehen. Er ist neugierig, forscht gerne und will seinen eigenen außergewöhnlichen Weg gehen dürfen. Fühlt er sich in Vorschriften eingezwängt zieht er sich in die Wurzel zurück, zeigt die kalte Schulter und will alles bisher erfolgreich Erwirtschaftete hinwerfen. Oft wird solch ein eisiger Rückzug zu einem großen Entwicklungsschritt. Die Mitte+Winter-Natur besitzt die Fähigkeit der Selbst-Reflexion. Sie lernt aus

Erfahrungen und gestaltet so Stufe für Stufe das eigene Leben. Dieser Mensch ist entweder stark erd- und heimatverbunden oder er stürmt in die Welt hinaus und baut sich dort eine zeitlich begrenzte Heimat auf, wo er mit seinen Talenten etwas verändern kann.

Ist eine Null in den Geburtskoordinaten, insbesondere im Geburtsjahr, dann liegt der Zugang zu allen anderen Koordinaten und Talenten offen. Viele Untiefen des Lebens können so aus eigener Kraft gemeistert werden.
Die Farbe Rot versorgt dieses ausdrucksstarke Wurzelsystem mit Lebensfeuer. Die Farbe Weiß stärkt den Rücken bei geschäftlichen Entscheidungen.
Die Welt steht mit diesen speziellen Talenten insbesondere für diese Berufsgruppen offen: Journalist, Arzt, Lehrer, Musiker, Erfinder, Anthropologe, Künstler, Pfarrer, Krankenpfleger, Apotheker, Archäologe, Entwicklungshelfer. Sie können mit diesen Talenten Großes hervorbringen. Natürlich gelingt das auch mit anderen Koordinaten.

Erfahrungsbericht Inge, geboren 15. November 60, Blutgruppe A

Die Blutgruppe A hält die Ackerbäuerin Inge in den Farben und den harmonischen Kräften der Natur verwurzelt. Sie ist besonnen, friedliebend, furchtlos und ideenreich. Ihr Wissen gibt sie für den Fortbestand ihrer Ideen an die nächste Generation weiter.

Das Blutbild
Vor Jahren wurde eine Schilddrüsenüberfunktion festgestellt. Deshalb nimmt Inge täglich bestimmte Hormone zu sich. In der Schilddrüse spiegelt sich die Überforderung mit Auswirkung auf die Galle- und Leberprozesse und auf den Eisenstoffwechsel. Die Erythrozyten sind mit 4.1 recht klein. Ein Mangel an Sauerstoff führt damit unweigerlich zur verminderten Zellfunktion. Die empfindlichsten Organe sind Gehirn und das Herz. Doch genau diese Organe sind für Inges bewusstes Leben essentiell. Der Stoffwechsel der Kohlenhydrate ist gestört. Eine Gluten-Karenzzeit von sechs Wochen entlastet das System. Stress, Frust und Aggression stauen den Gallefluss. Der Bilirubin-Wert von 0.4 und der Eisenkreislauf führen zu dieser Spur. Die Milz hat ihren Anteil daran. In der Milz werden überalterte Erythrozyten bis in die kleinsten noch brauchbaren Teile zerlegt. Das Hämoglobin wird dabei freigelegt und der Leber für den Gallenstoff zur Verfügung gestellt. Über die Leberwege wird dieser bräunlich-grüne Saft in die Gallenblase transportiert und dort bis zu seinem Einsatz gespeichert.

.Stress und Zeitdruck verengen die feinen Kanäle und können dazu führen, dass die Galle staut. Herz, Leber, Milz, Lunge, Niere, Magen, Dick- und Dünndarm, Blase, Schilddrüse und Hormonsystem sind alle abhängig von den Entscheidungen der Gallenblase. Das Herz liegt im Spannungsfeld zwischen gestauter Kraft und impulsiver freudiger Entladung. Mit dem CK-NAC-Wert von 417 werden die ungelösten Spannungsverhältnisse deutlich. Harnsäure, der Zellkernwandler zeigt einen hohen Wert mit 6.1. Die Zellkern-Eiweiße werden zu Harnsäure verstoffwechselt, damit sie über die Nieren ausgeschieden werden können. Steigen die Harnsäurewerte, ist das oft die Folge von unpassender Ernährung und Auswirkungen von Alkohol. Die Arbeitsbelastung ist Inge „an die Nieren" gegangen. Die Filtrationsleistung ist vermindert. So bleibt die Harnsäure messbar im Blut. Daraus bilden sich spitzkantige Kristalle. Beim Golfspiel machen sich diese Kristalle bemerkbar. Harnsäure berührt den Lebensnerv wie kaum eine andere Substanz. Sie bindet das Alte, Verbrauchte, Kraftlose, dessen Lebenserwartung erschöpft ist, bringt es zur Ausscheidung und schafft dadurch Raum für Neues, für neue schöpferische Tätigkeit. Vielleicht sorgt das Teilen der Verantwortung für die Firma mit dem Schwiegersohn für einen unbewussten Revierkonflikt. Der Wert von Gesamt-Eiweiß 64 zeigt noch einmal deutlich die verminderte Regenerationsmöglichkeit, Fehlernährung und Störung der Herz-, Leber- und Bauchspeicheldrüsenprozesse. Inge sehnt sich nach Regeneration und nach Zeit sich wieder neu zu verwurzeln im Hier und Jetzt ihrer eigenen Talente.

Inge, geb. 15.11.1960, BG A		
Parameter	**Norm**	**pers. Wert**
Erythrozyten	4,1 – 5,1	**4.1**
Hämoglobin	12-16.	**12.6**
Neutrophile	50 - 70	**46**
Lymphozyten	25 - 40	**43**
Eosinophile	1 - 5.	**4**
Monozyten	2 – 8	**4**
Eisen	48 - 152	**85**
Kupfer	70-140	**111**
Fe/Cu Quot.	0,6-1,4	**0.77**
Bilirubin	<1,2	**0.4**
Chol.Esterase	4260-11250	**7770**
Phosphatase	35 - 120	**22**
LDH	135 - 220	**188**
Amylase	28-100	**54**
Lipase	< 60	**45**
CK-NAC	<140	**417**
Triglyceride	74-175	**125**
Harnsäure	2,4 – 5,7	**6.1**
Harnstoff	10 - 50.	**32**
Kreatinin	0,5 – 1,1	**0.9**
Eiweiß	66 - 87	**64**
TSH	0,3 – 2.8	**0.95**
Vitamin D3	30-96	**22.8**

Ich lerne Inge kennen

Inge ist ein herziges, sympathisches Kind. Ihr Vater betreibt eine kleine Installateurfirma. Die Mutter hilft mit der Buchhaltung und Kundenbetreuung.

Inge erfühlt und erspürt ihre Umgebung stark und direkt. Sie beschäftigt sich gerne allein, sitzt verträumt auf ihrem Schaukelpferd oder erfindet neue Spiele. Sie redet solange auf die Eltern ein, bis sie einen Border Collie bekommt. Gerne übernimmt sie alle Pflichten, die mit diesem einfühlsamen Hund kommen. Später, nach dem Studium der Biochemie und Molekularbiologie, gewinnt sie Erfahrung in unterschiedlichen Firmen Europas. In Madrid beginnt sie Wurzeln zu schlagen, als ihr Vater durch einen Schlaganfall die Firma nicht mehr weiter führen kann. Die Firma hat sich zwischenzeitlich von einem Garagenbetrieb zu einem mittelständischen Betrieb entwickelt mit Schwerpunkt Systemtechnik. Inge übernimmt den Betrieb und erkämpft sich Anerkennung im Team und bei Kunden. An einer Abendhochschule studiert sie Betriebswirtschaft. Ein hartes, ungewohntes Leben fordert sie mit allen ihren Kräften. Entschlossen will sie diese Herausforderung meistern. Dabei helfen ihr Einfühlungsvermögen, ihre sympathische Art und die Beharrlichkeit. Ihre mutigen Ideen sorgen für ungewöhnliche Lösungen. Das verschafft ihr Respekt. Ihr Einsatz ist unermüdlich und zehrt an der Substanz. Rotwein und gutes Essen sollen den täglichen Stress am Abend ausgleichen. Erst als sie die Aufgaben der Geschäftsführung mit ihrem Schwiegersohn teilt, kann sie an Regeneration denken. Ihr Kardiologe schickt sie wegen Übergewicht zu mir.

Nach einigen Wochen

Mit einer frischen Lockenfrisur sitzt mir Inge gegenüber. Sie wirkt entspannt und entschlossen zugleich. Ohne viele Erklärungen erzählt sie von ihrem neuen Ausbildungsprogramm. Über die Industrie- und Handelskammer bietet sie Kurse und Beratungsstunden für junge Frauen an, die mit der Übernahme einer Firma konfrontiert sind. Sie vermittelt ihnen Mut, Vertrauen und wertvolle Lebenserfahrung. Die Liebe und die Freude an ihrer neuen Aufgabe beschleunigen die Stoffwechselkräfte. Das Thema Gewichtabnehmen ist zur Nebensache geworden. Abnehmen geschieht als logische Folge des Ballastabwerfens. Der nächste Urlaub führt sie nach Spanien mit Zwischenstopp in Madrid.

„Geh aufrecht wie die Bäume, lebe dein Leben so stark wie die Berge, sei sanft wie der Frühlingswind, bewahre die Wärme der Sonne im Herzen und der große Geist wird immer mit dir sein.“

Indianerhäuptling Sun Bear

FRÜHLING + SOMMER

Geburtstage mit den Koordinaten:

Frühling 3 und/oder 8, Sommer 2 und/oder 7

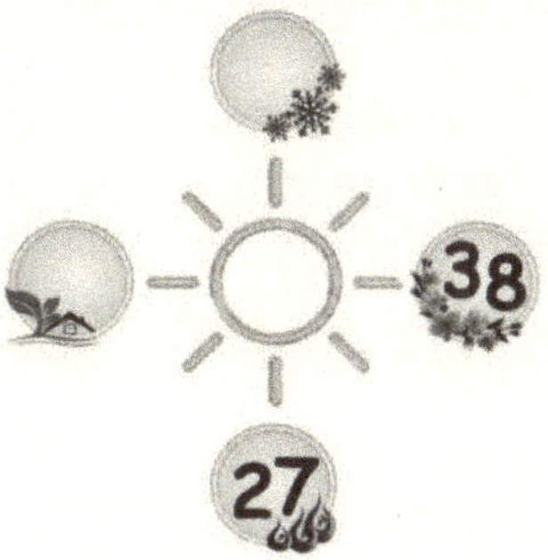

Sprühende Lebensfreude gepaart mit tiefer Einfühlungsgabe

„Ein besonderes Lebensabenteuer wartet auf diese Menschen. Friedfertigkeit und naturverbundene Sensibilität gepaart mit Freiheitsdrang und Temperament.“ (22)

Solche Energien wollen gebändigt und in einen Lebenswurf gebracht werden. Ein Mensch mit den großzügigen Frühlings- und feurigen Sommerenergien ist lustig, liebenswert und überall gern gesehen. Er gibt jedem Fest den sprühenden Farbtupfer. Er ist unterhaltsam und hilft oft auch noch beim Aufräumen. Dieser Mensch wird gehört und verstanden. Mit seiner lebensfreudigen und einfachen Art überwindet er problemlos Kontaktbarrieren. Wie die frühlingshaften Vorgänge in der Natur braucht auch er seine Zeit. Überstürzte Entscheidungen liegen ihm nicht. Hektisches Essen liegt ihm wie ein Stein im Magen und verlangt eine Ruhepause. In alles Rhythmische kann er sich gut einfühlen und übernimmt auf leichte Art und Weise den Swing. Selbst beim Hausaufgabenmachen kann das von Vorteil sein. Oft spielt er selbst ein Musikinstrument. Wird er nervös, kann man ihn pfeifen oder singen hören. Das Einfühlsame vermittelt ihm Zugang in die inneren Lebensvorgänge des Organismus. Das innere Verstehen ist so authentisch, dass sich manches Stoff-Büffeln z.B. als Medizinstudent erübrigt. Der Frühling+Sommer-Mensch ist intelligent, klug und oft sogar überlegen. Das ruft Neider auf den Plan. Geduld ist nicht seine Stärke. Er kann rasch aus der Haut fahren, theatralisch oder starrsinnig reagieren. Er hat ein klares Gefühl für Gerechtigkeit und Ungerechtigkeit und geht dafür auf die Barrikaden. Er setzt sich engagiert ein für Belange von Randgruppen und schließt sich Gleichgesinnten an. Leeres Geplapper trifft man selten bei diesem Menschen. Er arbeitet gerne im Team und bringt zündende Ideen ein. Wenn er mit seinem Temperament aus der Haut fährt, dann liegen die anderen Ex-

treme auch nicht fern. Aus Sparsamkeit wird Geiz, aus Charisma wird Langeweile, aus Kreativität wird haarspalterisches Beharren, aus Freiheitsliebe wird Manipulation, aus Harmonie wird schnelles Aufbrausen. Das kann für die Umwelt anstrengend sein. Nur gut, dass der Frühling+Sommer-Mensch diese Spannungen am wenigsten aushalten kann und wieder in seine natürliche Harmonie zurückkommt.
Dem feurigen Frühling+Sommer-Mensch fehlt das rechte Gefühl für die finanzielle Wertigkeit seiner Leistung. Der mangelnde Geschäftssinn kann ihn daran hindern, seine Ideen in Handlung umzusetzen. Doch ein Partner oder eine Freundin mit der 4 oder 9 in den Geburtszahlen kann den Ideen Erfolg bringende Substanz geben. So kann die Ernte, auf welcher Ebene sie auch immer geplant ist, erfahren werden.

Eingezwängt in ein Großraumbüro? Unvorstellbar für solche Menschen, außer sie wollen kurzfristig etwas Bestimmtes bezwecken. Heilpraktiker, Tänzer, Arzt, Kräuterkundige, Clown, Tierarzt, Künstler, Musiker, Kinderbuchschriftsteller, Fischwirt, Binnenschiffer verwirklichen sich u.a. mit diesen vielfältigen Geburts-Koordinaten.
Die Farbenergien des Winters Blau/Schwarz erleichtern den Blick nach innen - Augen schließen, einfach nur die tiefe Kraft von Schwarz, dem Alles und Nichts wirken lassen. Die intuitive Farbe Gelb umrandet das Weiß der erfahrbaren Verwirklichung.

Erfahrungsbericht Anna, geboren 03. August 1972, Blutgruppe A

Die Blutgruppe A führt den Frühling+Sommer-Menschen Anna in seine Mitte. Der entschlossene Winter fokussiert alle Kräfte auf ein Ziel. Der Frühling bringt die Leichtigkeit und das tiefe Verständnis, während das Sommerfeuer Gehör und Aufmerksamkeit verschafft. Der Herbst kann dann mit seinen guten Beziehungen zu dem erträumten Ziel führen. Ein höchst lebendiger Kreislauf – wenn man ihn pflegt.

Das Blutbild

Anna, geb. 03.08.1972, BG A		
Parameter	**Norm**	**pers. Wert**
Leukozyten	4,4 – 11,3	**6**
Erythrozyten	4,1 – 5,1	**4**
Hämatokrit	35 - 45.	**45**
MCV	83 - 97	**98**
MCH	28 – 32	**32.4**
Lymphozyten	25 - 40	**21**
Eosinophile	1 - 5.	**4**
Monozyten	2 – 8	**4**
Kalium	3,7 – 5,5	**4.4**
Natrium	136 – 150	**136**
Calcium	2,1 - 2,6	**2.2**
Magnesium	1,8 - 2,5	**1.7**
Phosphor	0.9 - 1.5	**1.5**
Eisen	48 - 152	**64**
Kupfer	70-140	**160**
Fe/Cu Quot.	0,6-1,4	**0.4**
Bilirubin	<1,2	**0.2**
Gamma GT	<39	**29**
Amylase	28-100	**102**
Lipase	< 60	**41**
HbA1 C	29 - 43	**26.5**
Triglyceride	74-175	**154**
Cholesterin	150-230	**235**
TSH	0,3 – 2.8	**1.78**
Vitamin D3	30-96	**8.2**

Für solch einen liebenswerten Menschen wie Anna ist das Schmetterlingsorgan, die Schilddrüse ein sanfter Spiegel der inneren Prophezeiung. Der TSH-Wert von 1.78 bestärkt die lebensfrohen Geburtskoordinaten des Ostens und des Südens. Der Wert zeigt, dass der Stoffwechsel bereits auf das „Ankurbeln" wartet. Der Monozyt hat es nicht leicht mit seinem schweren Schwert in diesem träg fließenden Blut. Der Kupfer-Wert von 160 verlangsamt das System. Kupfer ist das Metall der Wandlung, der Veränderung in die nächste Lebensphase hinein. Mit einem hohen Kupferwert geht eine starke Aufnahme von Informationen oder Schwingungen einher. Anna lässt die mitgebrachten Emotionen ihrer Klienten zu nahe an sich ran. Der hohe Phosphor-Wert zündelt an der Zündschnur und Anna reagiert gereizt wegen jeder Kleinigkeit. Warum sind die Erythrozyten mit einem Wert von 4 in der Unterzahl? Hat eben ein Angriff stattgefunden oder werden im Knochenmark zu wenig rote Blutkörperchen hergestellt? Die körperlichen und geistigen Kräfte sind dadurch vermindert. Wenn dann der MCV noch mit einem hohen Wert dazu kommt, dann bleiben Ideen und Handlungen unvollendet liegen. Der Stoffwechsel ist träge, es geht „schwer von der Hand". Der Kohlenhydrat-Stoffwechsel ist gestört. Das schwache Natrium sorgt für Unregelmäßigkeiten in der Energieversorgung. Anna kann das Leben nicht genießen und sieht keine Lösung. Das Entspannungsmineral Magnesium wird an allen Ecken und Enden im Organismus gebraucht. Dynamik fehlt. Offensichtlich war der Verbrauch in der letzten Zeit recht hoch, sodass auffallend wenig Magnesium zur Verfügung steht. Die Blutgefäße sind angespannt, die Leber kann ihre vielfältigen organischen und feinstofflichen Arbeiten nur langsam verrichten und die gute Laune sinkt. Momentan ist es Anna nicht zum Lachen. Mit dem hohen Cholesterinwert verkapselt sie sich hinter dem Fettpolster, schenkt sich selbst zu wenig Respekt und Selbstliebe, wie die Bauchspeicheldrüse zeigt. Mit ihrer zunehmenden Leibesfülle fällt es ihr schwer sich selbst so anzunehmen, wie sie sich zurzeit erfährt. Die Galle unterdrückt den Groll und Ärger. Wie in einem Selbstbestrafungsprogramm sorgt das Blockieren dafür, dass lebenswichtige Elemente in ihrem Einsatz behindert werden. Solche Zerstörungsprogramme finden in erster Linie in den Gedanken statt. Das können Erwartungen an sich selbst sein, im Unglücklichsein über die jetzige Situation, im Mangel an Sonne, an Lebensfreude, an Tanz, an Freiheit. Dem Körper fehlt in allen körperlichen und geistigen Aspekten die Sonnenkraft, das Sonnenhormon Vitamin D3. Trotz all der aktuell großen und kleinen Mängel zeigt sich der Organismus der Situation gewachsen. Die Zellmembranen sind geschützt, Fehlendes kann aufgefüllt werden.

Ich lerne Anna kennen

Mit einem farbenfrohen T-Shirt und einer sandfarbenen weiten Leinenhose weckt ihr Erscheinen unmittelbar Lust auf Urlaub in südlichen Gefilden.
An ihre Kindheit erinnert sie sich kaum. Ihre alleinerziehende Mutter überlässt Anna den Großteil des Tages dem Kinderhort und der Großmutter. Wo immer Anna auftritt, ist sie der Mittelpunkt. Ihre Fantasiegeschichten sind beliebt. Wer genau hinhört, erkennt die vielen Facetten Annas. In der Schule formt sich eine kleine Clique, die sich vehement gegen Ungerechtigkeiten einsetzt. Anna zeigt hier ein klares Gefühl für erforderlichen Respekt und Veränderungsmöglichkeiten. Mit 26 Jahren zieht es sie nach Indien in einen Ashram. Aus den geplanten sechs Monaten werden sechs Jahre. Dort genießt sie neben der Sonne und der Offenheit den spirituellen Aspekt. Sie tanzt sich in ein neues Leben. Eine Krankheit der Mutter ruft sie in die Schweiz zurück. Hier hat sie ihre liebe Not mit dem kernigen Wetter, den verschlossenen Gemütern und der wirtschaftlich orientierten Geschäftigkeit. Sie beginnt in einem Wellnesshotel Tantra-Massagen zu geben. In ihrer Freizeit kümmert sie sich um die Mutter. In den letzten Wochen reagiert sie zunehmend schnell gereizt. Die Gewichtszunahme lastet auf den Gelenken. Innerhalb von zwei Jahren hat sie 12 Kilo zugelegt.
Nach diesem Bericht können wir beide die Trägheit des Stoffwechsels besser zuordnen. Annas Feuerelement ist ausgebremst, und mit dem Feuer auch die Begeisterungsfähigkeit. Tief im Unterbewussten gibt sie der Mutter die Schuld. Sie ist einfühlsam genug um zu erkennen, dass sie in der Leber den

emotionalen Schmerz verkapselt. Das ist eine doppelschalige Kapsel. In das Innere steckt Anna ihre Schwermut, damit sie im Äußeren als Tantra-Masseurin die Fröhliche spielen kann. In die zweite Kapselhülle verbannt sie das Gefühl des Unehrlichseins deswegen. Anna legt viel Wert auf Natürlichkeit und inniges Erfühlen und kann sich selbst nur „gebremst“ auf den Kunden einlassen.
Wenn sie genau hinschaut, dann besitzt ihr Organismus bereits jetzt die Kraft die Schneckenkapsel zu sprengen und die Perle zu heben. In jedem Moment ist das möglich.

Wenige Wochen später

Nach acht Wochen kommt Anna in die Praxis. Die sandfarbene weite Leinenhose ist durch eine weiße Jeans ersetzt. Annas Freude ist ansteckend. Anna ist dabei die doppelschalige Kapsel zu öffnen, sie geht den Weg der Verzeihung und einem bewussten Ja zur Verantwortung. Sie beschäftigt sich mit ihren eigenen Talenten, Schwächen und Stärken und erzählt mir, dass sie sich bei der Anmeldung zur Tantra Massage die Geburtsdaten des Kunden geben lässt. Zur Massage legt sie Seidentücher mit den fehlenden Farben aus. Der Kunde kann sich entspannt an einem Ort der Ruhe und Ausgeglichenheit auf eine Berührung für Körper Geist und Seele einlassen. Das verbreitet sich wie ein Lauffeuer. Anna selbst wirkt glücklich mit ihrer veränderten Silhouette.

„Es gibt überall Blumen für den, der sie sehen will.“
Henri Matisse

FRÜHLING + HERBST

Geburtstage mit den Koordinaten:

Frühling 3 und/oder 8, Herbst 4 und/oder 4

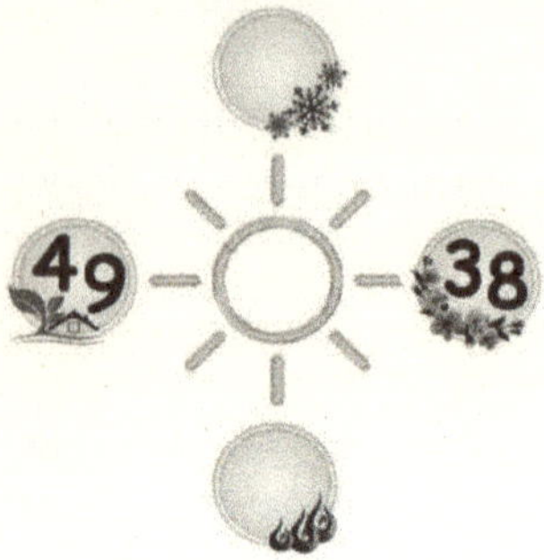

Mit feinen Antennen kreativ zum Erfolg
eine tragfähige Brücke

„Er ist sehr begabt mit viel Einfühlungsvermögen und ist es gewohnt, die Dinge gut zu machen. Das schraubt die Ansprüche hoch." (21)

Die Frühling+Herbst-Natur spannt den weiten Bogen vom frühlingshaften, einfühlsamen Aufbruch in den Herbst, der von Zahlen und Erfolg dominiert wird. Er ist genügsam und unkompliziert. Das Gefühlsleben ist von Anfang an stark ausgeprägt mit feinen Antennen für seine Umwelt. Er sieht hinter die Kulissen, erspürt die unausgesprochenen Gedanken und reagiert dementsprechend. Scharfsinn verbindet sich mit Genügsamkeit, Durchsetzungsstärke mit Selbstlosigkeit, exaktes Wirtschaften mit Großzügigkeit. Er ist gerne gesehen und hilft selbstlos, wenn er gefragt ist. Sein handwerkliches Talent verbunden mit dem Sinn für gute Geschäfte sorgt bereits in der Schulzeit für ein gutes Taschengeld. Er hat Freude an der Natur und an allen Aspekten, die mit Haus und Garten in Verbindung stehen. Er ist genügsam und mitfühlend. Er arbeitet im Verborgenen hart für den Erfolg. Erst, wenn alles harmonisch perfektioniert ist kommt er damit an die Öffentlichkeit. Öffentlichkeitsarbeit gehört normalerweise nicht zu seinen Zielen, doch ist er für Lob und Anerkennung dankbar. Wenn er einen Erfolg im sportlichen Bereich anstrebt wird er ehrgeizig und will immer gewinnen. Er geht mit einer hohen Selbst-Erwartung in neue Projekte und wählt seine Partner und Freunde gezielt aus. Ein einziger Freund reicht ihm.

Liegt der Koordinatenschwerpunkt in den Frühlingszahlen 3 und 8 kommt das tiefe Einfühlungsvermögen zum Tragen. Musik liegt ihm ebenso wie die Fähigkeit zum Heilen, ob es Pflanzen, Tiere, Menschen oder Geschäfte sind. Er versteht es die Seele zu berühren und über diese Ebene zu wirken. Ist er mit sich selbst unzufrieden, fehlt ihm der Erfolg, dann kann er bei einem Zahlenschwerpunkt im Frühling starrsinnig, verschwenderisch und eigensinnig sein. Bei einem Zahlenschwerpunkt der Herbstkräfte kann er auch überpedantisch, widersprüchlich und herrschsüchtig reagieren. Lange hält er das nicht aus. Die Kräfte der gegenüberliegenden Jahreszeit holen ihn wieder zurück, manchmal unfreiwillig. Die Farbe Gelb gibt dieser spannenden Brücke Halt und Verankerung. Die Farbe Blau/Schwarz wirkt ausgleichend und harmonisierend. Rot in allen Schattierungen bringt Feuer und Licht ins Leben.

Diese spannungsgeladene Frühling+Herbst-Natur kann sich hervorragend verwirklichen als Arzt ohne Grenzen, Diplomat, Sänger, Pferdeflüsterer, Hundetrainer, Handwerker, Bankier, Brückenbauer, Steueranwalt, Therapeut, Orgelbauer.

Erfahrungsbericht Alex, geboren 03.08.1949, Blutgruppe NULL

Bei Blutgruppe NULL sind Eigenschaften vorherrschend, die dem Jäger entsprechen, starkes Leistungsstreben und konkurrenzorientierte Aus- richtung. Alex ist der Organisator und der Familienernährer.

Das Blutbild

Die Schilddrüse als Lenker und Leiter des Stoffwechsels zeigt sich mit dem TSH-Wert von 1.03 zunächst unauffällig. Der Monozyt mit seinem Wert 4 kann seine übernommenen Aufgaben im Rahmen des Immunsystems wahrnehmen. Er hat keine Angst den unbestimmten Störenfried im Organismus aufzuspüren und mit seinen Kampfstoffen zu erledigen. Sein Schwert mit der Fe/Cu-Legierung von 1.2 ist klar und in sich harmonisch. Die Polizei im Körper in Form von Leukozyten ist geschwächt. Ist dies ein Zeichen körperlicher Überanstrengung? Fehlt dem Organismus Vitamin B? Der Leukozyt ist die allgegenwärtige Polizei im Körper, die Bakterien, Viren und sonstige Störenfriede aufspürt. Gedanken und Einstellungen sind wie Bakterien, sie können lebensaufbauend oder lebensabbauend sein. Sie belegen wichtige Rezeptoren, die „Mini-Antennen" der Zellen. Ein lebensaufbauendes Miteinander im Körper bedarf einer funktionierenden Energieversorgung. Elektrolyte sind vitale Substanzen, die das Spannungsgefälle von innen durch die Zellmembran nach außen und von außen durch die Zellmembran nach innen aufbauen. Spannungsänderungen wiederum ermöglichen die Steuerung aller Prozesse, die auf Zellebene ablaufen. Diese Spannungsprozesse können im Körper von Alex nicht optimal ablaufen. Magnesium, Natrium und Kalium sorgen für Differenzen.

Die Neigung der Blutgruppe NULL zur Gluten-Unverträglichkeit zeigt sich bestätigt in den tiefen Werten der Neutrophilen Granulozyten und in den hohen Werten der Lymphozyten. Die Spezialausbildung der Lymphozyten geschieht in der Thymusdrüse. Hier lernen sie Feind von Freund zu unterscheiden und sich für den richtigen Einsatz zu entscheiden. Das Blutbild spiegelt die verschiedenen Entscheidungsebenen wider, in denen sich Alex zurzeit befindet. Eine Opferrolle heizt die Gallendynamik an, Wut auf einen anderen Menschen, eine andere Situation, die sich letztendlich gegen Alex selbst richtet. Dabei spielen Galle und Leber eine wichtige Rolle. Mit Hilfe der Galle sorgt die Leber für Sicherheit, Wahrheit, Gerechtigkeit, Harmonie und Autorität. Nimmt sie sich jedoch gar zu wichtig, dann fühlt sie sich überlegen, mächtig, pflegt ihr Ansehen und überstrapaziert ihre enzymatischen Partner Gamma GT. Sie verteidigt ihr eigenes Revier. Der Gamma GT-Wert ist mit 9 sehr niedrig. Zeigt sich in dem niedrigen Gamma GT ein Revierkonflikt? Hat Alex etwas verloren oder aufgegeben? Die Galle weist hin auf Druck, Stress und Aggression. Mit einem hohen Wert von 1.9 ist die Dynamik der Wandlungs- und Anpassungskräfte aus den Fugen geraten. Bitterkeit und Ärger fordern auf zur Selbst-Reflexion und Selbst-Korrektur.

Alex, geb. 03.08.1949, BG NULL		
Parameter	**Norm**	**pers. Wert**
Leukozyten	4,4- 11,3	**4.3**
Hämatokrit	0,40-0,51	**44.4**
MCV	83 - 97	**91.3**
Neutrophile	50 - 70	**43**
Lymphozyten	25 - 40	**47**
Monozyten	2 – 8	**4**
Kalium	3,7 – 5,5	**3.8**
Natrium	136- 150	**137**
Calcium	2,1 - 2,6	**2.3**
Magnesium	1,8 - 2,5	**1.9**
Phosphor	0.9 - 1.5	**1.1**
Eisen	48 - 152	**117**
Kupfer	70-140	**92**
Fe/Cu Quot.	0,6-1,4	**1.2**
Bilirubin	<1,2	**1.9**
Gamma GT	<66	**9**
CK-NAC	<175	**175**
Cholesterin	150-230	**178**
HDL-Chol.	>50	**78**
LDL-Chol.	<150	**86**
Harnsäure	3,5-7	**4.3**
Harnstoff	10 - 50.	**54**
TSH	0,3 – 2.8	**1.03**
Vitamin D3	80-150	**20.4**

Harnstoff entsteht in der Leber aus Spaltprodukten von Eiweißen und wird über die Nieren ausgeschieden. Der hohe Wert von Harnstoff mit 54 zeigt eine verminderte Filtrationsleistung der Nieren. Wenn im Leben der harmonische Fluss der verbindenden Gefühle versiegt, wenn Enttäuschungen, Frustrationen und Schuldgefühle Beziehungen blockieren, wird die physische Energie geschwächt und die Nieren leiden.

Die Blutwerte spiegeln die Erfahrungen der letzten Jahre wider. Die guten Cholesterin-, HDL- und LDL-Werte bringen Harmonie in das große Bild, Ruhe und Gelassenheit. Keine Störung, die nicht zu lösen wäre.

Ich lerne Alex kennen

1949 - Die Berliner Luftbrücke zur Versorgung der Einwohner ist in vollem Gange. Zwei Extreme stehen sich gegenüber. In diesem Jahr wird Alex geboren. Er ist genügsam, unkompliziert und will lieber seine Ruhe, als im Trubel dabei sein. Fast immer setzt er sich durch, wenn er sich etwas vornimmt. Gerne hält er sich bei seinem Vater in der Schreinerwerkstatt auf. Hier lernt er den Umgang mit Holz kennen. Aus kleinen Abfallstücken baut er brauchbare Gegenstände wie Schuhregale und Küchenhocker. Er tauscht sie gegen Schinken und neue D-Mark ein. Seine Eltern sind der Meinung, dass aus ihrem einzigen Sohn einmal etwas Besseres als ein Handwerker werden solle. Nach dem Abitur studiert er Betriebswirtschaft und geht ins Steuerfach. Am Wochenende trainiert er in einem Ruderclub. Als er mit seiner Familie in eine ländliche Gegend zieht, trainiert er in seiner Freizeit für den Marathonlauf. Bald ist er bei jedem anspruchsvollen europäischen Marathonlauf dabei. Er will nicht einfach nur rennen, sondern gewinnen. Bei diesen starken erfolgsorientierten Aktivitäten kommen Familienleben und eigene Seelenpflege zu kurz. Seine feinen Antennen sind nur in Richtung Geschäft und sportlichen Ehrgeiz ausgerichtet. Dies wird Alex allerdings erst bewusst, als seine Frau depressiv wird und die beiden Söhne ihm die Schuld daran geben. Vier Jahre lang tauscht er seine täglichen Trainingszeiten ein gegen Hausarbeiten. Mit der Zeit spürt er, dass er Freude an der Häuslichkeit gewinnt und es trotzdem genauso gerne am Morgen mit der harten Geschäftswelt aufnimmt. Im Alter von 64Jahren verkauft er seine Firma und beginnt zu trainieren. In seiner Altersklasse kann er nicht mehr mithalten. Er kommt zu mir und will wissen, was er für Muskelaufbau und Energiespeicherung tun kann.

Nach einigen Wochen

Alex kommt mit seiner Frau. Sie backt Gluten freies Brot für beide und will jetzt auch ihre eigene Blutbildbetrachtung. Alex erkennt seine Spannungskonflikte zwischen der Leidenschaft für seinen Beruf, den Sport, der nicht gelebten Wahrnehmung für Familie und seinen eigenen inneren Bedürfnissen. Er übt sich im Selbst-Verzeihen und löst dadurch im Unterbewussten liegende Konzepte der Trennung. Glück fußt auf Verbindung und nicht auf Trennung. In einem Anbau richtet er sich mit viel Freude eine Schreinerwerksatt ein. Er ist dabei, das gemeinsame Haus zu renovieren. Ein persönlicher Coach überwacht inzwischen das Training für einen Halbmarathon.

„Ich habe mich entschieden glücklich zu sein.
Das ist besser für die Gesundheit.“
Voltaire

FRÜHLING + MITTE

Geburtstage mit den Koordinaten:

Frühling 3 und/oder 8, Mitte 0 und/oder 5

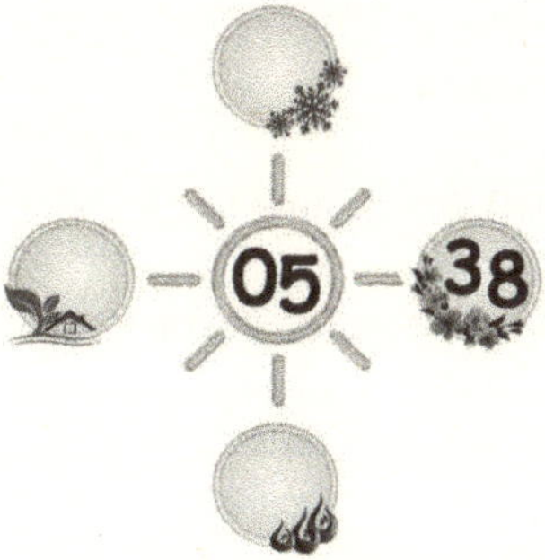

Mit heilenden Kräften und geduldig kreative Lösungen verwirklichen

„Er hat ein unfehlbares Gespür für Notwendiges und Geradlinigkeit, für Unwahrheit und schlechtes Gewissen.“ (21)

Weiße Kirschblüten des Frühlings verbinden sich hier mit einer großzügigen Mitte. Die Freude jeden Tag neu zu beginnen wird von der zentrierenden Sonne genährt. Mit einem sonnigen Gemüt beginnt er seinen Lebensweg. Heilen, versorgen, kreative Lösungen, beharrlich Harmonie aufbauen und Freude an der Musik sind ihm in die Wiege gelegt. Bei so vielen wunderbaren Talenten kann es sein, dass die eigenen Bedürfnisse zu kurz kommen. Er vertraut auf ein friedliches Miteinander und wird oft unwirsch in die Realität des Lebens gebracht. Mit Ellbogen sein Ziel zu verfolgen liegt ihm gar nicht. Es ist ihm fremd, für seine Leistungen einen gerechten Lohn zu verlangen. Das wird er im Leben noch lernen müssen, um sich zu behaupten. Er liebt Rituale und tägliche Gewohnheiten als Vertrauenspfand für die Beständigkeit des Lebens. Mit einem untrüglichen Gespür für Ehrlichkeit kann er Lügen, selbst Notlügen, nicht vertragen. Ist einmal das Vertrauen missbraucht worden, dauert es lange, bis sich eine neue Vertrautheit aufbaut. Mit unkonventionellen Lösungen oder Entscheidungen sorgt er in seiner Umgebung häufig für Kopfschütteln. Aus Musik und kreativer Beschäftigung schöpft er Kraft, Vertrauen, Mut und Seelentrost. Wenn er das Gefühl hat, den Herausforderungen der Welt nicht gewachsen zu sein, verbindet er sich mitunter mit Stärkeren, nur um später festzustellen, dass die meist gar nicht so stark sind wie sie erscheinen. Es kann lange dauern, bis er seinen Weg im Leben gefunden hat und sich behauptet. Das Gefühl zu kurz zu kommen tritt öfter auf und kann mit der Farbe Rot aufgefangen werden. Die Farben Blau/Schwarz geben den erforderlichen Mut sich an Neues zu wagen. Um seine Talente

tragend ins Leben zu bringen verbindet er sich mit Sommer-Naturen, die mitreißen. Damit die Finanzen stimmen sucht er den Rat der Herbst-Natur. Die Winter-Natur regt ihn immer wieder zu neuen Kreationen an, die den Weg in die Öffentlichkeit finden.
Hier verwirklichen sich u.a. ein geborener Arzt, Heiler, Landschaftsgärtner, Lehrer, Erzieher, Architekt, Förster, Geologe, Heilpraktiker, Pferdepfleger, Hundetrainer, Künstler, Sänger, Wildhüter, Masseur.

Erfahrungsbericht Meggie, geboren 08. März 1980, Blutgruppe NULL

Mit der Blutgruppe NULL wird der Kämpfergeist Meggies gestärkt. Der Kämpfer gibt ihr die Kraft für außergewöhnliche Aufgaben und fordert von Neuem auf, sich durchzusetzen.

Meggie, geb. 08.03.1980, BG NULL		
Parameter	**Norm**	**pers. Wert**
Leukozyten	3.9 - 10.5	**5.8**
Erythrozyten	3.9-5,25	**4.98**
MCV	80 - 99	**79**
Neutrophile	39.9 - 74	**54.1**
Monozyten	3.4 - 9.0	**9.1**
Magnesium	0.7 - 1.05	**0.7**
Eisen	6.6 - 26.0	**13.7**
Kupfer	12.0-24.0	**12.8**
Fe/Cu Quot.	0.6 - 1.4	**1.1**
Bilirubin	<21.0	**4.9**
Gamma GT	<36	**29**
GOT	<35	**22**
GPT	<35	**21**
Chol.Esterase	4.3-11.3	**8.9**
Amylase	< 53	**12**
Cholesterin	0 - 5.00	**3.9**
HDL-Chol.	> 1.00	**1.4**
Eiweiß	66 - 87	**65**
TSH	0.27- 4.20	**1.55**
Vitamin D3	80 - 150	**95**

Das Blutbild

Der Monozyt korrespondiert mit Meggies Verlangen sich zu behaupten und immer parat zu sein für Stürme und Angriffe aus dem Dunklen. Dass sie dabei schon mehrfach an ihre Grenzen gestoßen ist, gibt der niedrige Wert von MCV zu erkennen. Ihr Selbstwertgefühl hat darunter gelitten. Der Kupfer-Wert ist mit 12.8 auf der untersten Stufe der Werteskala und zeigt damit einen Sauerstoffmangel im Gewebe, Appetitlosigkeit und Vitamin B-Mangel. Im Moment fühlt sich Meggie den Anforderungen des Lebens nicht optimal gewachsen. Würde genügend Magnesium zur Verfügung stehen, könnte ein Ausgleich stattfinden. Mit einem niedrigen Magnesium-Wert von 0.7 sind nicht nur der Energiehaushalt, sondern auch alle Muskeltätigkeiten und der Herz-Kreislauf betroffen. Die Galle reagiert auf die überforderte Leber und macht es Meggie noch schwerer ihren Stand zu behaupten, sich klar durchzusetzen und entscheidend einzugreifen. Die

Leber ist das stoffwechselaktivste Multitalent. Sie ver- und bearbeitet alle aufgenommen Substanzen materieller und immaterieller Art. Meggies Leber kann sich zurzeit nicht abgrenzen. Sie nimmt die Sorgen und den Ärger der Kinder als ihre eigenen Sorgen an und ist damit überfordert. Die niedrige Amylase als Ausdruck der Bauchspeicheldrüse reagiert sensibel und will nicht weiter überfordert werden. Sie verlangt nach ehrlicher Selbstliebe. Die Amylase sorgt für die Aufspaltung der Nahrungsmittel in verdauliche Moleküle. Auch emotionale „Brocken" wollen aufgespalten und verarbeitet sein. Der niedrige Wert von Gesamt-Eiweiß spiegelt eine verminderte Erneuerung wieder, sicher auch bedingt durch Stresshormone, die von den Nebennieren ausgeschüttet werden. Hormone als Botenstoffe garantieren die Zell-zu-Zell-Kommunikation. Glückliche oder bedrückende Gedanken werden ebenso transportiert wie Nährsubstanzen. Stress und Sorgen in Verbindung mit der Bauchspeicheldrüse zeigen oft, dass im Unterbewussten ein Verurteilungsprogramm zu Gange ist, auch über sich selbst.
Die Frohnatur von Meggie behält die Oberhand. Das Sonnenhormon Vitamin D3 steht zur Verfügung. Ihr Cholesterin stellt gute Bausubtanz für die empfindlichen Membranhäutchen her.

Ich lerne Meggie kennen

Mit 33 Jahren erscheint Meggie jugendlich frisch. Als Sonnenschein geboren, wird sie überall als Musterkind vorgestellt. Das erschwert bereits im Kindergarten das Durchsetzen in einer rauen Welt. Sie zieht sich gerne in ihr Wurzelhaus zurück und stellt sich erst nach und nach den Herausforderungen. Schon von klein auf will sie viele Kinder haben. Sie geht den schulischen Weg zur Erzieherin. Auf einer Reise nach Vietnam lernt sie eine Schwester in einem Waisenhaus kennen. Sie begleitet diese bei der morgendlichen Tour durch die Stadt. Sehen sich junge vietnamesische Mütter mit der Versorgung ihrer Neugeborenen überfordert, packen sie das Kleine in ein Stoffbündel und legen es auf die Kirchentreppe. Die Schwester sammelt diese Waisenkinder ein. Im Waisenhaus werden sie wenigstens versorgt. Solche Eindrücke prägen Meggie. Sie bewirbt sich um die Stelle einer „Mutter" in einem Kinderdorf. Hier lebt die Mutter mit sechs bis acht Waisenkindern zusammen wie in einer Familie. Meggie ist glücklich und kann ihre kreativen Fähigkeiten verantwortungsvoll umsetzen. Sie singt und tanzt viel mit den Kindern. Bestimmte Rituale geben dem Familienleben eine äußere Struktur. Den eigenen Garten bewirtschaften sie gemeinsam und verfolgen das Wachsen und Werden der Pflanzen. Die Kinder vereinnahmen Meggie rundum und tragen ihre ungelösten emotionalen Probleme und den Ärger der

Schule zuhause aus. Sie kann sich schwer abgrenzen und lässt die Probleme zu nahe an sich ran. Sie ist mager geworden.

Nach einigen Wochen

Die Mariendistel scheint gut gewirkt zu haben. Meggies Lachen kommt aus einem tiefen Vertrauen. Langsam baut sie die verlorene Substanz wieder auf. Die Essenz der Mariendistel fördert die Fähigkeit sich gegenüber emotionaler und physischer Ausbeutung, gegenüber Angriffen und Manipulationen angemessen zu behaupten. Eine Tanz-Therapie bringt Licht in das Verurteilungsprogramm. Den Eltern der Waisenkinder gab sie unbewusst die Schuld und sah sich in einer auszehrenden Opferrolle. Einmal in der Woche hat sie jetzt „Aus-Zeit“ von den Sorgen ihrer Kinder. Sie tauscht Dienst mit einem „Vater“ eines anderen Kinderhauses. Nicht nur die Kinder sondern auch die beiden Erwachsenen profitieren dabei. Der Respekt wächst und die Kinder untereinander beginnen sich vermehrt auszutauschen und entspannter am Familienleben teilzunehmen.

"Es wäre besser gewesen, du wärst zur selben Stunde wiedergekommen, sagte der Fuchs. Wenn du zum Beispiel um vier Uhr nachmittags kommst, kann ich um drei Uhr anfangen, glücklich zu sein. Je mehr die Zeit vergeht, umso glücklicher werde ich mich fühlen. Um vier Uhr werde ich mich schon aufregen und beunruhigen; ich werde erfahren, wie teuer das Glück ist. Wenn du aber irgendwann kommst, kann ich nie wissen, wann mein Herz da sein soll. Es muss feste Bräuche geben."

Saint d'Exupery, „Der kleine Prinz“

SOMMER+ HERBST

Geburtstage mit den Koordinaten:

Sommer 2 und/oder 7, Herbst 4 und/oder 9

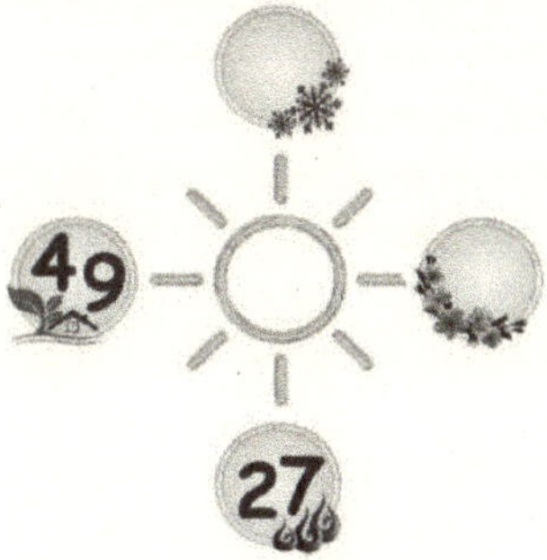

Strebsam und engagiert Ziele verwirklichen
erfolgsorientiert und charmant

„Alle nur denkbaren Ziele, die ‚Normalsterblichen' eher versagt bleiben, werden hier erreicht." (21)

Im Herzen verbinden sich in erster Linie Temperament und Ehrgeiz zu einer durchgreifenden, oft genialen Kombination. Der Mensch mit Sommer+Herbst-Natur kann in der Welt viel bewegen, wenn er sich bewusst dafür entscheidet. Schon als Kind ist die Entschlossenheit zu spüren seinen Willen durchzusetzen. Das geschieht mit bewegendem Charisma. Mit zwei geschickten Händen gesegnet, kann er handwerkliche Arbeiten mit Leichtigkeit gestalten. Damit drückt er seinen Willen zur Eigenerfahrung aus. Auf sein Werk will er stolz sein und Respekt dafür bekommen. Er ist zufrieden, wenn er seine feurigen und entschlossenen Talente ausleben kann. Sonst kann er wütend, widerspenstig, herrschsüchtig und materialistisch sein.
Er hat immer Spitzenideen oder außergewöhnliche Vorhaben im Kopf. Es fehlt ihm jedoch die Fähigkeit Wichtiges von Unwichtigem zu unterscheiden, Prioritäten zu setzen oder sich in seine Zielgruppe einzufühlen. Da helfen gute Freude mit den erfrischend klaren Eigenschaften einer Frühling-Natur. Allein der Blick ins Grüne entspannt. Es treibt den Sommer+Herbst-Mensch zu Selbstvorwürfen, wenn er seine Ziele nicht erfolgreich umsetzen kann. Die Ursache hierfür wird meist bei einem Schuldigen außerhalb gesucht. Das erschwert die Selbst-Reflexion, die einer Selbst-Korrektur vorausgeht. Die Freude an der Fülle ist ihm in die Wiege gelegt. Sein Umgang mit Geld und materiellen Gütern geschieht spielerisch. Der Gedanke, dass man mit Geld haushalten muss, ist ihm fremd.

Die Herbstkräfte halten das sommerliche Temperament in Spur und erwirtschaften damit gute Beziehungen und Erfolg. Diese Spur kann zu einer dogmatischen, fanatischen Spur mit Scheuklappen werden. Vor allem das Team oder die Partner bekommen das zu spüren. Aus solch einem begrenzenden Muster helfen die Kräfte des Winters heraus: besonnenes Kontemplieren und mutige Veränderungen. Die Kraft des Frühlings gibt ihre einfühlende Entscheidungsklarheit dazu und mit dem eigenen Feuer bekommen die Ideen den erforderlichen Schwung in der Öffentlichkeit gewürdigt zu werden. Auf die Ernährung muss er besonders achten. Er neigt zu Verdauungsstörungen. Blähende Gemüse oder stark verarbeitete Kohlenhydrate verlangsamen des Stoffwechsel und damit das in Richtung Erfolg preschende feurige Temperament. Bewegung, Tanz, Sport tragen dieses Feuer in sich. Der Künstler ist hier zu Hause, der Kampf-Künstler, Geschäfts-Künstler, Lebens-Künstler, Familien-Künstler, Virtuose, Uhrenbauer, Meister-Handwerker, Erfinder, Politiker, Anwalt, Pfarrer, Bankier. Warten auf die Rentenzeit gibt es hier nicht.

Die Farben Blau/Schwarz geben dem antriebsamen Geist Ruhe. Sie lassen ihn innehalten, die Augen schließen und die Schwärze der Leere erspüren. Gelb gibt dem Feuer Sinn und erleichtert die Verantwortung für das eigene Tun und Handeln. Die Farbe des Frühlings, Grün, lockert das streng erfolgsorientierte Denken und erlaubt den Aspekt des Selbstlosen.

Erfahrungsbericht Bruno, geb. 02. Juli 1994, Blutgruppe A

Die Blutgruppe A bringt Harmonie in dieses System, erdet Bruno mit seinen außergewöhnlichen Vorhaben und Ideen im Hier und Jetzt. Die unterschiedlichen Zuckerstoffe mit der Blutgruppe A signalisieren die stets präsenten guten Kontakte und die Fülle des Lebens für sich und die gesamte Erde. Er ist ein einfühlsamer Perfektionist.

Das Blutbild

Der Monozyt, als Ich-Ausdruck steht mit dem Wert von 7.1 bewusst und klar seinem Immunregiment vor. Das Verhältnis von Eisen und dem regenerativen Element Kupfer ist für ein schlagfertiges Schwert wichtig. Mit dem Fe/Cu Quotient von 1.5 kommt die Frage nach den Nebennieren, der Stresshormonausschüttung, der inneren Stabilität und der Galle auf. Der niedrige Wert von Neutrophile Granulozyten und der hohe Wert der Lymphozyten machen die Störung des Kohlenhydrat- Stoffwechsel deutlich.

Das steht in Verbindung mit der Blutgruppe A. Es zeigt sich eine Überempfindlichkeit auf Klebereiweiße wie sie in Weizen, Gerste, Roggen und Hafer vorkommen. In diesem Stoffwechsel-System zeigt sich eine beginnende Glutensensitivität. Die Bauchspeicheldrüse reagiert bereits mit dem Lipase-Wert von 16 sehr sensibel. Die Milz, die Kraft der Gegenwart ist bei Bruno ein strapaziertes Organ. Die Ernährung ist meist zu kalt, zu schwer, zu fett und zu kohlenhydrathaltig. Er isst gern viel, schnell, spät und unkontrolliert. Das geht zu Lasten der Lebensfreude. Die Süße des Lebens kann sich nur gebremst in Erfüllung bringen. Im höheren HbA1C-Wert von 5,6 spricht die genetische Vorinformation vom Vater ein Wörtchen mit. Das Enzym aktivierende Magnesium mit 0.7 ist recht schwach vertreten. Der Energiehaushalt und die Regeneration leiden darunter. Ebenso fehlt das Sonnenhormon Vitamin D3. Kalium und Natrium halten mit ihren ausgeglichenen Werten die Lebensfreude aufrecht und tanzen hin und her in der Kalium-Natrium-Pumpe.

Bruno, geb. 02.07.1994, BG A		
Parameter	**Norm**	**pers. Wert**
Erythrozyten	3.9 - 7.5	**5.06**
Neutrophile	39.9 - 74	**38**
Lymphozyten	19 - 48	**51**
Eosinophile	0.0 - 7.0	**2.5**
Baseophile	< 1	**1.1**
Monozyten	3.4 - 9.0	**7.1**
Kalium	3.5 - 5.10	**3.68**
Natrium	134-145	**141**
Calcium	2.02-2.60	**2.39**
Magnesium	0,7 - 1.05	**0.7**
Eisen	11 - 28.	**20.1**
Kupfer	12.0-24.0	**13.4**
Fe/Cu Quot.	0.6 - 1.4	**1.5**
Bilirubin	<21.0	**12**
Lipase	< 60	**16**
HbA1 C	4,5 - 5,7	**5.6**
Triglyceride	< 2.00	**1.5**
Cholesterin	0 - 5.00	**3.1**
HDL-Cholest.	> 1.00	**1.1**
LDL-Chol.	< 3.0	**2.9**
Eiweiß	66 - 87	**69.1**
TSH	0.27- 4.20	**2.64**
Vitamin D3	80 - 150	**14.8**

Ich lerne Bruno kennen

Mit 19 Jahren kommt er zu mir, denn er sucht eine Ernährungsberaterin. Er fühlt sich im Vollbesitz seiner männlichen Ausstrahlung und Kraft und natürlich in einem fitten, gesunden Körper. Die Facharbeit für die Matura lautet: „Hat eine vierwöchige Ernährung ausschließlich mit Junk-Food eine Wirkung auf die Gesundheit?“ Die Aussagen im Blutbild sollen die Matura-Arbeit untermauern. Er lässt die Blutwerte bei seinem Hausarzt und bei mir interpretieren.

Schon als Kleinkind bringt das „kann ich selber" seiner Mutter graue Haare. Nachts kommt er schlecht zur Ruhe. Er liebt Süßigkeiten und versteht es, alle Verstecke in der Küche ausfindig zu machen. Er ist fröhlich, will überall dabei sein und gewinnen. Bis spät in die Nacht tanzt er und wird scheinbar nie müde. Müdigkeit zeigt sich erst am Morgen im Unterricht. Auf dem Weg zur Matura findet er Mittel, Wege und gute Beziehungen sich von Klasse zu Klasse vorwärts zu „tanzen". BioEconomy will er studieren, nicht weil ihm „Bio" am Herzen liegt, sondern weil er mit diesem neuen Studiengang Aufmerksamkeit bekommt und weil es sich ungewöhnlich aufregend und herausfordernd anhört.

Nach vier Wochen

Bruno kommt mit seinen neuen Blutwerten und den Bauch voller Hamburger und Softdrinks.
Der Stoffwechsel reagiert auf dieses Selbstexperiment auffällig. Das System fällt in eine ausgeprägte Gluten-Unverträglichkeit. Der Blutzucker in Form von HbA1 ist gesunken und zwar bis auf die kritische Grenze von 29. Er fragt mich, warum er nicht zugenommen hat. Die Antwort lautet: Weil der Körper kein Auto ist. Der intelligente Körper kann über einen längeren Zeitraum Störungen kompensieren, ohne Symptome zu zeigen. Die Aussagen über seine Talente und die Verflechtung ins Blut beschäftigen Bruno lange. „Nur dumm, dass ich jetzt die Schuld nicht mehr bei Menschen, Situationen, Dingen und Ereignissen suchen kann und für mein Denken und Handeln selbst die Verantwortung übernehmen muss." BioEconomy interessiert ihn jetzt doch nicht mehr. Lieber will er Geld verdienen und nach dem Militärdienst Betriebswirtschaft studieren. Ernährungstipps setzt er auf jeden Fall um.

„Die besten Dinge im Leben sind nicht die, die man für Geld bekommt."
Albert Einstein

SOMMER + MITTE

Geburtstage mit den Koordinaten:

Sommer 2 und/oder 9, Mitte 0 und/oder 5

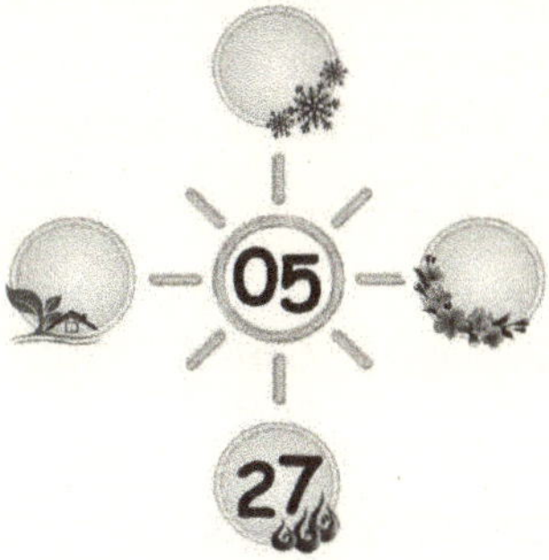

Charismatisches Temperament mit dem Willen zur Harmonie

„Ihm Bremsen oder Fesseln anzulegen ist sinnlos, denn es ist sein Weg und sein Leben, mit Feuer an die Dinge heranzugehen." (21)

Ein Temperament der besonderen Art ist geboren, besonnen und energiegeladen, geduldig und vorwärtspreschend, opferbereit und unabhängig. Ein Mensch mit Sommer+Mitte-Natur hat große Ausdauer, die ihn ungewöhnliche Ideen verwirklichen lässt. Er liebt Veränderung und er liebt sein „Nest", wo immer er sich seine Heimat etabliert. Er ist kein „Kind von Traurigkeit" und begeistert mit seinem Charisma. Alles, was Bewegung ist, bewegt ihn. Spitzensportler können mit solchen Koordinaten Höchstleistungen erreichen. Schule und ihre Anforderungen laufen so nebenbei. Was ihn interessiert, das erfüllt er mit seiner Neugier und seinem Feuer. Er versteht es, tief in die Materie einzutauchen und solange beharrlich daran zu feilen, bis er es an die Öffentlichkeit bringen kann, auch wenn es die große Bühne des Internets ist. Langwierige Lernprozesse mag er nicht, braucht er auch nicht. Entweder es begeistert ihn, dann hat er es im Blut, oder er lässt es links liegen. In diesem Fall zeigt er gelangweilte Geistesabwesenheit. Er neigt zu Fanatismus, zu Übertreibung oder tiefem Grübeln. Außergewöhnliche berufliche Träume können wahr werden. Er verbindet sein fröhliches, ausgeglichenes Temperament mit dem Willen und der Fähigkeit zur Harmonie. Er kommt in dieses Leben mit einer Botschaft, die er in die Welt hinaustragen will. Seine Botschaft hat mit zukünftigen Aspekten zu tun. Er liebt die Veränderung und ist immer bereit neue Wege zu gehen, die noch nie gegangen worden sind. „Exoten" im Berufsleben zeigen sich hier. Nichts ist zu steil, zu schwer oder gar unmöglich. Wer seinen ganz persönlich eigenen Weg nicht geht, wird krank an Seele und Körper. Dann zieht er sich zurück und kapselt sich in seine Gedankenwelt ein, grübelt oder neigt zu Fanatismus und Hysterie.

Das wirtschaftliche Denken ist ihm eher Nebensache. Und doch gilt es für ihn ganz besonders, sich die fehlenden Koordinaten zu erobern. Es tut ihm gut, wenn er sich mit Ratgebern aus der Winter-Natur mit den Zahlen vier und neun zusammentut. Er ist naturverbunden, liebt das Harmonische in natürlichen Abläufen. Wenn er es nicht vorfindet, erschafft er es sich. Die Farben Grün geben ihm das Element der Erneuerung. Blau/Schwarz hält seinen Wissensdurst aufrecht. Und die Farbe Weiß lässt ihn besonnen wirtschaftlich denken.

Entdecker, Zukunftsforscher, Zell-Biologen, Spitzensportler, Tiefseetaucher, Missionare, Architekten, Computergenies, Geologen, Gärtner, UNO-Botschafter finden sich mit diesen temperamentvollen Koordinaten.

Erfahrungsbericht Kevin, geboren 07. Februar 1970, Blutgruppe A

Die Blutgruppe A stabilisiert Kevin. Als Ackerbauer setzt er sich leidenschaftlich für das Wachsen und Werden seiner Ideen ein. Er liebt die Harmonie im natürlichen Fluss. Feste Regeln geben ihm das äußere Gefüge. Bei jedem einzelnen Verdauungsvorgang ist die Blutgruppe entscheidend, vom Duft der Nahrung bis zur Ausscheidung der Abfallprodukte. Die Verdauung von Blutgruppe A muss mit wenig Magensäure zurechtkommen. Das hat Auswirkung u.a. auf das Bakterienwachstum im Darm. Der Stoffwechsel reagiert sensitiv auf das Klebereiweiß in Getreide.

Das Blutbild

Die Schilddrüse ist für einen Menschen wie Kevin ein wichtiges Ausdrucksorgan. Die Wahrnehmung der inneren Bilder, Kräfte und Eigenschaften, die aus der Tiefe des Unterbewusstseins ins Bewusstsein steigen, hat eine Schlüsselfunktion in der Seelenentwicklung des Menschen. So wie Angst das freie Atmen der Seele einschränkt, führt sie auf der Körperebene zur Behinderung der Atmung in Form von Husten, Bronchitis. Entsprechend zeigt der Schilddrüsenwert TSH von 3.15 das Tor in diesen Organismus. Der Monozyt zeigt sich recht schwach mit seinem Wert von 3. Entweder hat eben ein großer Angriff stattgefunden oder der Neuaufbau ist verzögert. Sein Schwert Eisen-Kupfer mit der Legierung Fe/Cu Quotient mit 0.89 erscheint einigermaßen tüchtig. Jedoch hat es die Verteidigung bei dieser schwachen Zusammensetzung des Blutes schwer.

Hämoglobin mit 13.5 gibt dem Organismus nicht genügend Freiheit in Form von Sauerstoff. Durch die Verteilung der Blutpartikel fließt das Blut relativ schnell. Die Thrombozyten blockieren mit ihrem Wert von 376 und deuten auf einen Eisenmangel und ein angegriffenes Immunsystem hin. Oder liegt hier ein Schreckensmoment dahinter, in dem der Atem stockte, das Blut gerann? Neutrophile werden der ständig anschwebenden glutenhaltigen Partikel nicht Herr. Eine beginnende Gluten-Unverträglichkeit sorgt außerdem für einen ständigen Reiz. Die Lymphozyten sind vermehrt im Einsatz, was oft mit Störungen der Atemwege in Verbindung steht. Sind es emotionale Belastungen aus der Vergangenheit, die Kevin zurzeit bewältigen muss? Oder steckt er momentan in einer großen Veränderung? Die Galle mit einem Bilirubin-Wert von 0.4 zeigt sich bedeckt und unterdrückt Stress und Aggression. Schon allein die Eosinophile mit 6 sorgen für Stress. Ob das ein Zeichen für Parasiten ist? Oder ist das die überforderte Schilddrüse, die entlastet werden will? Schilddrüse – Galle – Eisen, das ist ein miteinander verbundenes System. Eine starke Auswirkung auf die gegenwärtige Situation hat das feurige Element Phosphor. Mit seinem Wert von 0.8 bestätigt es die Kohlenhydrat-Stoffwechsel Störung. Phosphor ist das Feuer des Lebens, der große Verwandler. Phosphor sorgt für kontinuierliches harmonisches Wachstum auf allen Ebenen. Gerade Kevin braucht dieses Spurenelement für seine spezielle Kombination von Sommer und Mitte. Dass er sich und seinen Körper schon längere Zeit überfordert, zeigt der niedrige Cholesterinwert von 141. Die Nerven liegen blank, der Zellschutz ist geschwächt. Dazu kommt der extrem niedrige Vitamin D3-Wert von 22. Kevin braucht eine aufbauende Regenerations- und Heilphase. Er kommt in die Praxis wegen häufiger Erkältungen und Magenbeschwerden.

Kevin, geb. 07.02.1970, BG A		
Parameter	**Norm**	**pers. Wert**
Hämoglobin	13-18	**13.5**
Hämatokrit	0,40-0,51	**41.2**
MCV	83 - 97	**82**
MCH	28 – 32	**27**
MCHC	32 - 36	**31.5**
Thrombozyten	150 - 380	**376**
Neutrophile	50 - 70	**43**
Lymphozyten	25 - 40	**47**
Eosinophile	1 - 5.	**6**
Baseophile	0 – 3	**1**
Monozyten	2 – 8	**3**
Phosphor	0.9 - 1.5	**0.8**
Eisen	48 - 152	**81**
Kupfer	70-140	**90.8**
Fe/Cu Quot.	0,6-1,4	**0.89**
Bilirubin	<1,2	**0.4**
Triglyceride	74-175	**94**
Cholesterin	150-230	**141**
HDL-Chol.	>50	**57**
LDL-Chol.	<150	**73**
TSH	0,3 – 2.8	**3.15**
Vitamin D3	80-150	**22**

Ich lerne Kevin kennen

Das feurige Temperament kommt erst zum Vorschein, als Kevin von seiner Tätigkeit spricht. Von klein auf interessiert er sich für Bewegendes, nicht gerade Sportliches, sondern für selbst zusammengebaute Helikopter oder fern gesteuerte Autos. Er baut sich aus alten Latten im Garten ein Holzhaus. Es ist nie langweilig mit ihm. Sobald der erste Computer im Haus ist, gilt es, die innere Funktionalität zu erforschen. Es geht ihm nicht um das Zusammenbauen, sondern um den Informationsfluss der Bits und Bytes und RAMs und Roms. Die Schule mit den alltäglichen Pflichten und Regeln fließt an ihm vorbei. Er lebt in der Welt der Mathematik und Physik und widmet sich mit großer Ausdauer seinen Interessengebieten. Kaum ist er mit dem Studium fertig, startet er mit viel Begeisterung und großen Ideen eine Computerfirma. Firmenschwerpunkt ist die Verschlüsselung von Daten. Seine unerschütterliche Ruhe dient der Firma immer wieder als Anker in stürmischen Zeiten. Seine Firma wächst und seine Programme finden auch in der Fachliteratur Beachtung. Finanzen und Verträgen schenkt er wenig Aufmerksamkeit. Das sorgt für ein belastendes Ungleichgewicht. Die häufigen Erkältungen und vermehrte Magenbeschwerden nach dem Essen zehren an seinem Schaffensdrang.

Monate später

Ich sehe Kevin erst nach drei Monaten wieder. Schlanker ist er geworden und sein Gang wirkt fließender. Die Öl-Eiweiß-Kost hat den Energiehaushalt und die innere Stabilität in Harmonie gebracht. Die ganze Familie isst jetzt glutenfreie Pizza. Die Firma ist umstrukturiert. Kevin zieht in den großen Raum auf der Dachterrasse. Hier hat er Ausblick auf die Berge. Er legt sich einen Mini-Zen-Garten mit den Elementen Stein, Moos, Wasser und Baum auf der Dachterrasse an. Ein Betriebswirt übernimmt die Aufgaben der Akquise und der Preisgestaltung. Dieser setzt Verträge auf und sorgt für finanziell schwarze Zahlen. Kevin kann sich voll und ganz der Umsetzung seiner zukunftsorientierten Ideen widmen. Er freut sich wie ein Kind über jede außergewöhnliche Lösung. Er nimmt sich regelmäßig eine Auszeit und baut eben mit seinen Kindern im Garten ein Baumhaus mit elektronisch ferngesteuertem Lastenaufzug für Limonade und Schokolade.

Herbst + MITTE

Geburtstage mit den Koordinaten:

Herbst 4und/oder 9, Mitte 0 und/oder 5

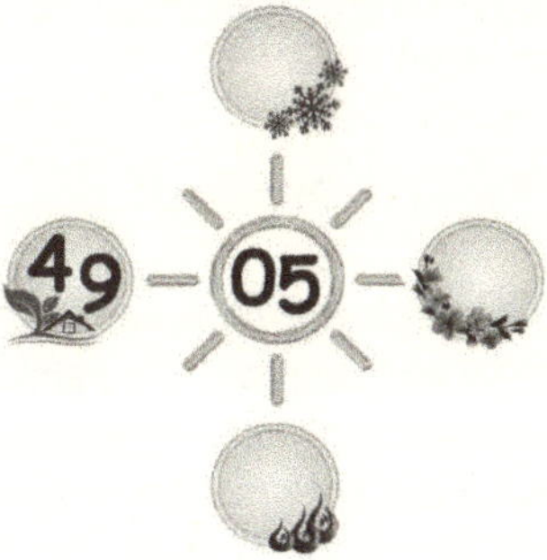

Aus eigener Kraft zielstrebig außergewöhnliche Ziele erreichen

„Er ist nicht nur vielseitig begabt, sondern findet sich auch in Extremen wieder – vom Landwirt bis zum Anwalt ist alles möglich.“ (21)

Der Mensch mit einer Herbst+Mitte-Natur vermittelt den klaren Eindruck, dass er weiß, was er will und bereit ist dies durchzusetzen. Er hat einen guten „Riecher“ für erfolgreiche Geschäfte und knüpft mit seiner sympathischen Art gute Kontakte. Dank seiner ausgeprägten handwerklichen Fähigkeit sieht man ihn an kniffligsten Projekten tüfteln. Schwierige technische Entwicklungsarbeiten liegen ihm. Mit großer Geduld und Ausdauer geht er beharrlich seinen Weg in Richtung Erfolg. Er ist bereit, große Opfer dafür in Kauf zu nehmen. Kompromisse lässt er nicht gelten. Es zieht ihn immer wieder zu seinen inneren Wurzeln zurück. Wenn ihm etwas nicht gelingt, dann verkriecht er sich in sein Kämmerlein und grübelt oder schmollt. Oft kommt er mit einer außergewöhnlichen Lösung heraus. Er lebt sein eigenes Leben und setzt sich voll und ganz dafür ein. Die Brücke zwischen scharfsinniger Geschäftigkeit und fürsorglicher Häuslichkeit ist oft nicht leicht zu leben. Auf der einen Seite ist er sich selbst genug, auf der anderen Seite will er dazugehören. Er braucht viel Freiraum und den Bezug zum Nest, zur Familie, zu Freunden. Kritik führt ihn zum Nachdenken und Ändern. Er nimmt sich Zeit für seine Arbeiten. Manchmal kommt er dadurch mit seinen Erfindungen oder seinen Ausarbeitungen zu spät. Ein anderer hat das Patent vor ihm angemeldet. Er tut gut daran, sich mit Partnern mit klaren Winterzahlen zu umgeben. Die Farben Blau/Schwarz stärken den Mut für den furchtlosen Weg in die Öffentlichkeit. Wer die Genialität in sich trägt, aber das Temperamentvolle meidet, tut gut daran die Farbe Rot ins Leben zu bringen. Personen mit Sommer-Energien braucht er, damit er mit seinen Anliegen Gehör findet. Wird er in jungen Jahren in seinem Verlangen, seine Träume zu verwirklichen gebremst, können zerstörerische Energien aufkommen. Er ist dann zerstreut, heuchlerisch oder wirklichkeitsverdrehend. Mal zieht es ihn in die Welt, mal ist er ein Nesthocker. Wo immer er ist, verdient er Geld und macht seine eigenen Erfahrungen. Alle Berufe sind möglich, Hochspannungsmonteur, Metallbauer, Erfinder, Rennwagenfahrer, Designer, Chef-Koch, Börsenmakler, Architekt, Anwalt, Musikinstrumentenbauer.

Erfahrungsbericht Gilbert, geboren 04. Sept. 1940, Blutgruppe NULL

Gilbert, geb. 04.09.1940 BG NULL		
Parameter	**Norm**	**pers. Wert**
Hämatokrit	0.39 - 0.5	**0.41**
MCV	80 - 99	**78**
MCH	27 - 33	**30**
MCHC	315 - 360	**319**
Thrombozyten	160 - 370	**417**
Baseophile	< 1	**0.6**
Monozyten	3.4 - 9.0	**9.2**
Kalium	3.5 - 5.10	**5.12**
Natrium	136- 145	**136**
Calcium	2.02-2.60	**2.34**
Magnesium	0,7 - 1.05	**0.71**
Bilirubin	<21.0	**3.9**
Gamma GT	<61	**112**
GOT	10 - 50.	**97**
GPT	<50	**235**
Chol.Esterase	5.3 - 12.9	**11.7**
Glucose	3.9 - 6.1	**4.5**
CK-NAC	<190	**215**
Triglyceride	< 2.00	**2.35**
Cholesterin	0 - 5.00	**5.1**
HDL-Chol.	> 1.00	**0.7**
LDL-Chol.	< 3.0	**3.5**
Harnsäure	< 417	**253**
TSH	0.27-4.20	**2.39**

Die Blutgruppe NULL gibt dem Kämpfer Gilbert den erforderlichen Mut und eine gewisse Aggressionskraft, um seine Ziele zu verwirklichen. Personen mit Blutgruppe NULL sind Schnell- und Durchdenker ohne viel zu reden. Sie sind von einem starken Leistungsstreben getrieben. Einmal gesetzte Ziele verfolgen sie.

Das Blutbild

Das Blut spricht eine deutliche Sprache. Der Monozyt zeigt eine hohe Agitation. Er ist intensiv mit der Abwehr von Bakterien oder Aufräumen von defektem Zellmaterial beschäftigt. Mit dem niedrigen MCV zeigt es einen Mann mit hohen unerfüllten Erwartungen an sich selbst. Gilbert steckt mitten im „Aufräumen" von Enttäuschung, Verrat, Verlust von Respekt, Selbstvertrauen, und seines Traumes. Der hohe Wert der Thrombozyten von 417 zeigt den starken Schutz gegen äußere Einflüsse, eine möglicherweise gefährliche Blockade. Die Thrombozyten sind überaus wichtig für die Blutgerinnung. Sie lagern sich an den betroffenen Gefäßwänden an und bilden eine Barrikade. Platzt ein Blutpfropf durch übermäßigen Stress kann eine bedrohliche Situation entstehen. Die Energieversorgung mit dem hohen Kalium-Wert und dem niedrigen Natrium-Wert ist nur begrenzt sichergestellt. Davon betroffen sind die Herz-, Leber-, Galle- und Nierenprozesse. Galle- und Leberwerte sind extrem hoch oder sehr niedrig. Eine große Umwandlung findet derzeit im Körper statt. Der Herz-Wert CK-NAC von 215 liegt über der Norm. Der hohe Triglycerid-Wert zeigt sowohl eine Insulinresistenz als auch ein erhöhtes Schutzbedürfnis. Das Gefäßwand und Zellen schützende Cholesterin ist mit einem HDL-Wert von 0,7 recht schwach, während der Wert für das zellabbauende LDL-Cholesterin erhöht ist. Ich rate Gilbert neben der Ernährungsumstellung zu seinem Hausarzt zur Behandlung zu gehen.

Ich lerne Gilbert kennen

Kaum vier Jahre alt bekommt Gilbert einen „Minex Märklin-Metallbaukasten" mit Uhrenmotor. Stundenlang beschäftigt er sich damit, baut Lastkräne, Schubkarren oder „Rosinenbomber" nach. Er ist selbstständig, freundlich und scharfsinnig. Wenn er eine Frage stellt, gibt er nicht nach, bevor er eine brauchbare Antwort hat. Später besucht er die Maschinenbauschule und findet in England eine Anstellung in der Luftfahrtindustrie. Sein Kopf ist voll ungewöhnlicher Ideen. Er entwickelt einen kleinen lautlos fliegenden Helikopter, sozusagen einen fliegenden Stuhl. Der Copter braucht weder Strom noch Benzin und fliegt mit Wasserstoffperoxid. Er lässt seine Erfindung patentieren und gründet für die Herstellung eine eigene Firma. Dafür nimmt er jegliches Opfer auf sich. Besonders fürsorglich kümmert er sich um die Arbeiter. Probleme löst er unkonventionell und glaubt beharrlich an den Erfolg. Nach vier Jahren ohne Überblick über die steigenden Kosten, über Verträge und Kundenkontakte und über Vorschriften gibt er auf. Tagelang verzieht er sich in sein Blockhaus, grübelt oder schaut einfach nur in das Grüne. Dann entschließt er sich, die Patente an eine Firma zu verkaufen und für diese Firma beratend tätig zu sein. Auch das führt nicht zum lang ersehnten und verdienten Durchbruch. Die von der Firma vereinbarte Investitionssumme wird nicht zur Verfügung gestellt. Gilbert bricht in England seine Beziehungen ab und kommt zurück nach Deutschland. Er versteht die Welt nicht mehr, am wenigsten versteht er sich. Er nimmt mit mir Kontakt auf, weil er zu schwer und zu müde ist.

Nach einigen Monaten

Gilbert ist kaum wieder zu erkennen. Zwischenzeitlich hat er eine Operation überstanden und sich in der Rehabilitationsklinik mit seinen 70 Jahren richtig verliebt. Er ist in das Haus der Lebenspartnerin gezogen und genießt zum ersten Mal Familienleben. Bewusst aktiviert er seine „verstaubten" Talente der Mitte und hilft mit seinen handwerklichen Fähigkeiten ein gemeinsames Nest zu bauen. Mit dem Enkel seiner Lebenspartnerin baut er eigene Fernsteuerungen und Rennautos. Diesmal bleibt er auf der Erde.

„Berechnungen haben ergeben, dass eine Hummel auf Grund des Verhältnisses zwischen Flügelfläche und Schlagfrequenz einerseits und ihrem Körpergewicht andererseits gar nicht fliegen kann. Die Hummel weiß jedoch nichts von diesen Berechnungen und fliegt wahrscheinlich irrtümlicherweise."

Igor Iwanowitsch Sikorski,
Helikopter Konstrukteur

WINTER + FRÜHLING + SOMMER

Geburtstage mit den Koordinaten:

Winter 1 und/oder 6, Frühling 3 und/oder 8, Sommer 2 und/oder 7

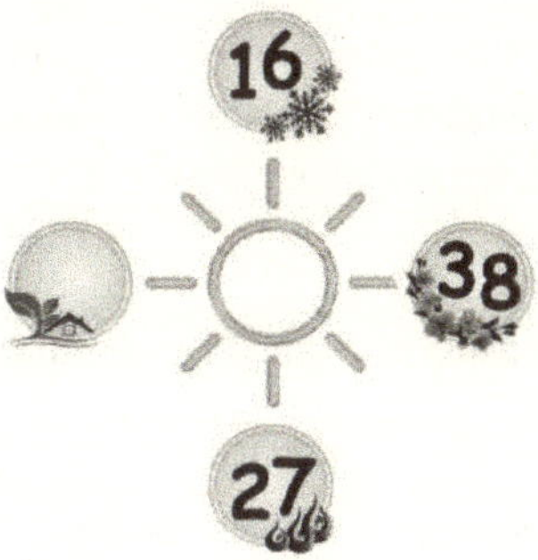

Mit Weitblick, Mitgefühl und Charisma unbeirrt den eigenen Weg gehen

„Angeborene Neugier, kombiniert mit sensiblem, tiefgründigem Wissensdurst, lassen sie meist die Nase vorn haben (22)

Mit einer schnellen Auffassungsgabe ist der Mensch mit Winter+Frühling+Sommer-Natur geboren. Er findet unkomplizierte Lösungen, ist freundlich und steckt seine Umgebung mit seiner herzlichen Art an. Mit einem langen Atem, großer Geduld und Entschlossenheit wird alles gelernt, wenn es einem Ziel dient. Mit Leichtigkeit und hoher Auffassungsgabe dringt er in neue Wissensgebiete vor, kann die neue Erkenntnis bleibend vernetzen und kreativ in seinem Wirken einsetzen. Er ist voll und ganz bei einer Sache und lässt sich nicht so leicht von Verführungen ablenken. Mit dem Feuer des Sommers kann er seine mutigen Projekte so vermitteln, dass andere ihn dabei unterstützen und fördern. Früh zeigen sich musikalische Fähigkeiten. Diese Winter+Frühling+Sommer-Natur hat Musik, Temperament, Takt und Dynamik im Blut. Wenn andere sich bei südamerikanischen Tänzen verrenken, dieser Mensch fliegt über die Tanzfläche.
Er lebt und liebt, was immer er tut, er macht seine Hobbies zum Beruf. Das Aushandeln von Verträgen und Regeln von Finanzen sind ihm ein Graus. Da kann es vorkommen, dass am Ende ein anderer kassiert. Hier ist es wichtig, rechtzeitig Helfer mit Herbstkoordinaten um Rat zu bitten oder ganz einfach selbst den Finanzbereich kennenzulernen.

Menschen mit Winter+Frühling+Sommer-Natur arbeiten nicht, um Lob und Anerkennung zu bekommen. Heuchler und „Trittbrettfahrer" bleiben außen vor. Mit ihren Talenten erobern sie Weltbühnen, verzaubern die Herzen und stecken mit ihrer Begeisterung an. Die mitfühlende Großzügigkeit des Früh-

lings kann zu völliger Verausgabung führen und verleitet zu Raubbau an Körper und Kasse.
Die Farbe Gelb stärkt die zentrierende Kraft der Mitte, und das Weiß hilft dieser Natur einen kühlen Kopf zu behalten.

Ein Tänzer, Diplomat, Arzt, Musiker, Astronom, Baumpflegespezialist, Kameramann, Sozialarbeiter, Lehrer oder Gesundheitsberater kann mit diesen lebendigen Talenten unbeirrt und letztlich erfolgreich seinen eigenen Weg gehen.

Sandra, geb. 02.06.1987, BG NULL		
Parameter	**Norm**	**pers. Wert**
Erythrozyten	4,1 – 5,1	**4.7**
Hämoglobin	12-16.	**11.9**
Hämatokrit	35 - 45.	**38.4**
MCV	83 - 97	**82.7**
MCH	28 – 32	**25.5**
MCHC	32 - 36	**30.8**
Thrombozyten	150 - 380	**271**
Neutrophile	50 - 70	**46**
Lymphozyten	25 - 40	**45**
Monozyten	2 – 8	**3**
Kalium	3,7 – 5,5	**4**
Natrium	136- 150	**138**
Calcium	2,1 - 2,6	**2.2**
Magnesium	1,8 - 2,5	**1.9**
Phosphor	0.9 - 1.5	**1.4**
Eisen	48 - 152	**45**
Kupfer	70-140	**95**
Fe/Cu Quot.	0,6-1,4	**0.2**
Bilirubin	<1,2	**0.2**
Gamma GT	<39	**9**
GOT	<32	**21**
CK-NAC	<140	**61**
Triglyceride	74-175	**137**
TSH	0,3 – 2.8	1.49
Vitamin D3	30-96	**16.4**

Erfahrungsbericht Sandra, geboren 02.06.1987 Blutgruppe NULL

Die Blutgruppe NULL fördert in Sandra den Mut ihre eigenen, ungewöhnlichen Wege zu gehen. Mit weitblickendem Kämpfer-Temperament erobert Sandra die Herzen. Blutgruppe NULL ist impulsiv und verlangt starke Reize.

Das Blutbild

Der Monozyt fällt auf. Er soll der Schilddrüse mit einem angriffsbereiten Regiment zur Seite stehen. Mit einem Wert von 3 kann er sich nur schwer behaupten. Mit geringer Ich-Stärke fühlt sich Sandra nur müde und schlapp. Eisen, das Metall der Absicht, kann mit seinem niedrigen Wert von 45 nicht genug innere und äußere Stabilität geben. Vor allem ist der Sauerstofftransport dadurch ver-mindert. Eisen dient der Blutbildung im Hämoglobin, dient dem Kreislauf und Atmung, der Muskelarbeit und allen Lichtschutz-, Abwehr- und Nervenfunktionen. Fehlt das Eisen, ist der Mensch schlapp, müde, er fühlt sich ohnmächtig und mutlos den Lebensforderungen gegenüber. Der innere Halt fehlt. Bestärkt wird dies durch die niedrigen Werte von Hämoglobin, MCV, MCH und MCHC. Wer sich nur von belegten Broten ernährt, kann mit der Blutgruppe NULL eine Gluten-Unverträglichkeit erwarten. Die beginnende Schwierigkeit glutenhaltige Getreide abzubauen zeigt sich in den Neutrophilen- und Lymphozyten-Werten. Die Galle ist ein typisches Eisenorgan. Der Bilirubin-Wert von 0.2 zeigt die eisenarme Galle. Innerlich staut sie Wut, Stress und Aggression und kann doch kaum genügend Entscheidungskraft aufbringen. Schulterspannungen sind untrügliche Signale einer Gallenstörung. Das „Joch" will abgeworfen werden. Nicht selten liegt hinter einer Verstopfung oder hartnäckigen Magenbeschwerden eine Schwäche des Gallenflusses. Der Schmerz der Leber ist die Müdigkeit, denn Stress verkrampft die Leber. So sind auch die Leber-Galle-Gänge nicht entspannt genug, um den störungsfreien Durchfluss von Gallensaft zu gewährleisten. Gamma-GT als ein wichtiges Enzym, das in Leber, Nieren, Bauchspeicheldrüse, Dünndarm, Milz und anderen Geweben vorkommt, kann mit einem niedrigen Wert von 9 die Verarbeitungsleistung nur bedingt erbringen. Die Gamma GT reagiert dabei sehr empfindlich auf Schädigungen an der Leber oder Galle. Eine große Portion Vitamin D3 wird wie sonnengespeichertes Balsam durch Sandras Körper fließen und zur Regeneration beitragen.

Ich lerne Sandra kennen

Sandra ist in eine aktive Musikerfamilie hineingeboren. Das Baby muss sich dem Rhythmus der unterschiedlichen Auftritte anpassen. Sandra ist recht bald der mitgebrachte Star. Sie ist genügsam, strahlt und hat ihre Nase gerne vorne. Sie ist es gewohnt der Mittelpunkt zu sein. Mit vier Jahren bekommt sie die erste Gitarre, spielt und singt. Die Schulzeit läuft an ihr vorbei. Sie wird schnell unabhängig, denn die Mutter ist nicht immer zuhause, es gibt unregelmäßig Essen und oft wird der Kühlschrank geplündert. Sandra entscheidet sich für einen Spagat. Nach den Ausbildungen geht sie in den öffentlichen Dienst und nimmt ihre Aufgabe in Besitz. Man muss ihr die Vorgänge nur einmal erklären und sie kann damit verantwortungsvoll intensiv arbeiten. In ihrer Freizeit spielt und übt sie Musik. Die ganze Familie einschließlich Großvater spielt in diesem Ensemble. Gemeinsam treten sie am Wochenende zu Geburtstagsfeiern, Kneipen-, Sommer-, und sonstigen Festen auf. Höhepunkt ist das Oktoberfest. Mit 22 fliegt sie - mit Vertrag in der Tasche - für 14 Tage nach San Francisco und spielt beim Oktoberfest in Kalifornien. Jedes Jahr kommt nun die Einladung. Die Ernährungssituation ist so wie in der Kindheit. Mal kocht jemand im Haus, mal gibt es nur Kaltes. Frühstücken kommt für sie nicht vor. Sandra ist ehrgeizig bei der Arbeit, blaumachen kennt sie nicht. Seit zwei Jahren verzichtet sie auf einen bestimmten Anteil ihres Gehaltes, damit sie ein ganzes Jahr lang freigestellt wird. Im Herbst wird sie auf die Reise ins Unbekannte gehen. Sie fühlt mit 26 Jahren die Schultermuskeln schmerzen. Die Verdauung kommt oft genug ins Stocken, als ob sie bereits an ihre Leistungsgrenzen gekommen wäre. Sandra hofft bei der Beratung in meiner Praxis auf eine Zauberlösung.

Nach vielen Wochen

Eine Einladung zum Sommerfest der Universität liegt in meinem Briefkasten. Sandra spielt mit ihrem Ensemble. Ich erlebe sie das erste Mal live. Sie baut eine spannungsgeladene Symbiose zwischen Zuschauern und sich selbst auf. Sie braucht das Publikum, das Publikum braucht sie. Die Spannung ist mitreißend. Es geht Sandra gut.
Ihr Quark-Öl-Müsli isst sie am Schreibtisch und zuhause organisierte sie einen Küchendienst. Jeder sorgt einmal in der Woche für ein warmes Abendessen. Nur sehr selten spielt sie noch ohne Honorar.

„Die Freiheit lässt sich nicht gewinnen,
von außen wird sie nicht genährt,
Freiheit wächst zuerst tief innen,
in der Seele, wo sie dich erfährt.
Willst du dieses Wachsen fördern,
so bring zuerst dich selber ein.
Fremde Fesseln dir zerstöre
sie können eine Bremse sein.“
Monika Minder

WINTER + FRÜHLING + HERBST

Geburtstage mit den Koordinaten:

Winter 1 und/oder 6, Frühling 3 und/oder 8, Herbst 4 und/oder 9

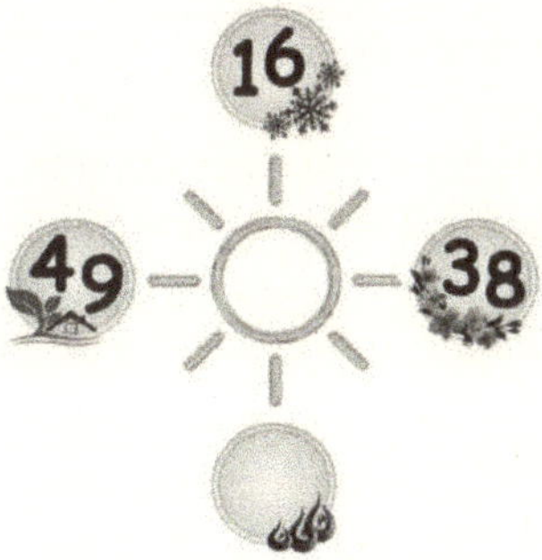

Mit Einfühlungsvermögen und Genie zum greifbaren Erfolg

„Der Aufenthalt im Mittelpunkt des Interesses ist ihm sehr wichtig – entsprechend hat er Angst zu kurz zu kommen." (22)

Ausgerüstet mit scharfem Verstand, verbunden mit geduldigem Einfühlungsvermögen und dem gesunden Geschäftssinn kommen großartige Ideen in eine erfahrbare Verwirklichung. Was auch immer dieser Mensch mit der ausgewogenen Winter+Frühling+Herbst-Natur anfasst, gelingt ihm fast immer. Schon als Kind liebt er es, mit allen Sinnen aufzunehmen. Er begreift mit den Händen Form, Material, Farbe, Wärme und Beweglichkeit. Er riecht und hört. Hat er sich für eine Sache entschieden, dann verfolgt er gewissenhaft und mit großer Ausdauer sein Ziel. Die intuitive Aufnahmefähigkeit und der Scharfsinn helfen ihm beim Lernen. Geduldig ist er dabei, was für längere Studiengänge von großem Vorteil ist. Langweile gibt es bei ihm nicht. Nach außen wirkt er eher kühl. Er setzt sich mit Weitblick und Mut ein, sobald für ihn der Sinn dahinter erkennbar ist und mit seinen Grundwerten übereinstimmt. Er ist intuitiv begabt, kreativ und naturverbunden. Die Geduld im Umgang mit Tieren und Pflanzen ist ihm in die Wiege gelegt. Recht empfindlich zeigt sich sein Verdauungssystem. Ohne die energischen Verarbeitungskräfte des Sommers führen Hülsenfrüchte gerne zu Blähungen. Unnatürlich und lieblos bereitetes Essen sorgt im Energiehaushalt für spürbare Disharmonie. Er lotet seine Grenzen aus, sammelt Erfahrungen und ist für Änderungen bereit. Mit seinen Händen ist er sehr geschickt. Das wirkt sich in alle Bereiche aus, von der Küche bis zum beruflichen Einsatz. Mit diesem harmonischen Dreiklang zeigt er sich vielseitig. Gärtner, Architekt, Erzieher, Krankenschwester, Arzt, Schriftsteller, Philosoph, Journalist, Schreiner, Entwickler oder Ausdauersportler sind Berufe, die ihm liegen.

Manchmal ist eine nicht greifbare Unzufriedenheit spürbar. Das Sonnengelb der Mitte sorgt für die Ruhe und das tiefe Wissen, dass alles so sein darf wie es ist. Die Farbe Rot stärkt den Mut und fordert mit Löwenkraft auf den eigenen Weg zu gehen, egal was die Umwelt davon hält.

Erfahrungsbericht Katrin geboren 18. März 1964, Blutgruppe A

Die Blutgruppe A ist ein Merkmal der Individualität. Sie stärkt Katrins Einfühlungsvermögen, Kreativität, Fleiß und Harmoniefähigkeit. Die Ackerbäuerin in Katrin ist loyal, fleißig, tüchtig, vertrauenswürdig. Ihr Verdauungssystem ist empfindlich.

Katrin, geb. 18.03.1964, BG A		
Parameter	**Norm**	**pers. Wert**
Leukozyten	4,4-11,3	**6.6**
Erythrozyten	4,1-5,1	**4.6**
Hämoglobin	12-16,0	**14.4**
Thrombozyten	150-380	**285**
Neutrophile	50-70	**44**
Lymphozyten	25-40	**44**
Monozyten	2 – 8	**6**
Kalium	3,7-5,5	**4.3**
Natrium	136-150	**136**
Bilirubin	<1,2	**0.5**
Gamma GT	<39 /m	**10**
GOT	<32	**18**
GPT	<35	**14**
Chol.Esterase	4260-11250	**7393**
Phosphatase	35-120	**47**
Triglyceride	74-175	**73**
Cholesterin	150-230	**204**
HDL-Chol.	>50	**52**
LDL-Chol.	<150	**143**
TSH	0,3-2,8	**0.57**
Zink im Serum	70-124	**61**
Phosphor	0.9- 1.5	**1.2**

Das Blutbild

Die Schilddrüse mit dem TSH-Wert von 0,57 ist angespannt. Der Hormon-Stoffwechsel scheint gestört. Das beeinflusst die Verwertung von Nahrungssubstanzen in den Zellen, den Energie- und Wasserhaushalt, die Temperatursteuerung, das Skelettwachstum, wie auch die Mit-Regulation von anderen Hormondrüsen. Die Zeit der Wechseljahre, wie sie eben bei Katrin beginnt, bringt ein weiteres sehr wichtiges Thema mit sich: das Loslassen, Aufgeben, Sterben der lebensgebärenden Phase der Frau. Die Frau geht durch eine Metamorphose, mit einem Wechselbad der Gefühle und Empfindungen. Kalte Füße, schneller Puls, Schlafstörungen, Trauer, Ekstase, Gewichtsschwankungen, Neubeginn. Die Mutterphase als Gebärerin und Hüterin ist beendet. Wird dieser Weg liebevoll und verständnisvoll begleitet, kann sich die reife Mutterphase wie ein Schmetterling entpuppen. Das Blutbild spiegelt Katrins Weg. Die Schwierigkeit Klebereiweiß optimal abzubauen hemmt die Süße des Lebens. Mit dem Mangel an Natrium fehlt das Salz des Lebens und der Dynamik. Katrin kann das Leben wenig genießen. Der Schutz der Zellmembran mit einem niedrigen Triglycerid-Wert von 73 kann äußere Einflüsse nur schwach abwehren. Dazu gehören auch Gedanken aus der Vergangenheit und das ständige Ringen mit sich selbst. Alles, was geschluckt wird, muss in irgendeiner Form verarbeitet werden. Die Leber-Galle-Prozesse sind dafür spezialisiert. Katrins fleißige Leber leistet Überstunden, nachts zwischen eins und drei Uhr ist sie am aktivsten. Das ist genau die Zeit in der Katrin aufwacht. Welche Rolle spielt der niedrige Zink-Wert von 6.1 dabei? „Ohne Zink kein Leben", sagen indianische Weise. Das Spurenelement ist an Wachstums-, Entwicklungs- sowie Regenerationsprozessen beteiligt. Das sind genau die Prozesse, die jetzt für die Metamorphose erforderlich sind. Im Zellkern ist Zink für die reibungslose Abwicklung der DNS-Synthese verantwortlich. Zink fördert die Synthese von Progesteron und ist wiederum notwendig, um die tiefgreifende Wirksamkeit von Progesteron vor allem im Bereich Immunabwehr zu entfalten. Katrins Progesteron-Wert von 0.4 ist sehr niedrig. Ein tiefes Verlangen nach Erneuerung spiegelt sich in diesem Blutbild.

Ich lerne Katrin kennen

Katrin lässt sich als Kind Zeit, die Dinge zu erfassen und ihren Platz in der Familie wie im Kindergarten zu finden. Sie pflegt ein eigenes Beet im großen Garten der Familie. Die Katze darf zu ihr ins Zimmer. Erst in der Schulzeit wacht sie so richtig auf und entwickelt ihren eigenen untrüglichen Stil. Schritt für Schritt lotet sie ihre Chancen und Talente aus. Sie wird Säuglingskrankenschwester mit großem Einfühlungsvermögen und selbstlosem Einsatz. Dabei übernimmt sie sinnvolle Abläufe und handelt entschlossen. Das gibt ihr eine sehr gute Basis für die eigenen Kinder. In ihrer Familie, in Haus und Garten wirkt sie ausgleichend, sorgt für Harmonie und setzt entschlossen ihre Vorstellungen von Erziehung und Familienbräuchen durch. Als die Kinder ihre eigenen Wege gehen, wird das Haus leer. Katrin fehlen die Aufmerksamkeit, die Sorgen und die Verantwortung nebst den unterschiedlichen Temperamenten. Sie ist gereizt und lustlos. Die krassen Temperaturschwankungen der Wechseljahre verstärken die emotionalen Wechselbäder. Mit dem Gewicht fühlt sie sich nicht mehr wohl, sie schläft schlecht, hat häufig kalte Hände und Füße und plagt sich mit Blähungen.

Nach acht Wochen

Die Funktion der Schilddrüse und der Hormonstoffwechsel sind von Fachärzten abgeklärt. Langsam erobert sich Katrin einen neuen Lebenssinn. Loslassen der bereits gemeisterten Aufgabe bringt Befreiung und einen frischen Energiefluss. Katrin stellt sich der inneren Heilung und geht den Weg zu einem höheren Maß an Ganzheit und Liebe.
Zusammen mit ihrem Mann baut Katrin den breiten Dachstuhl des Hauses aus. Daraus entsteht ein pyramidenähnlicher kraftvoller Raum. Der Südgiebel bekommt ein großes Fenster mit Blick auf die Berge und auf das rote Mohnfeld. Katrin will hier Meditations-, Yoga- und Taiji-Kurse anbieten.

„Die Erkenntnis der eigenen Verantwortlichkeit
dem Leben gegenüber führt zur Freiheit der Mitgestaltung am Leben,
ein Gedanke, der Widerstand in Hoffnung verwandelt
und Selbstmitleid in neuen Lebenswillen."
Elisabeth Lukas, „ Auch dein Leiden hat Sinn"

WINTER + FRÜHLING + MITTE

Geburtstage mit den Koordinaten:

Winter 1 und/oder 6, Frühling 3 und/oder 8, Mitte 0 und/oder 5

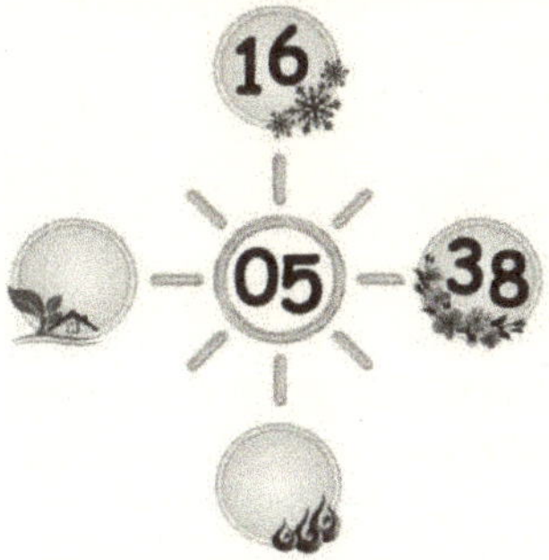

Überzeugend und hilfsbereit sich mutig großen Aufgaben stellen

„Diese entschlossene Natur will sich unter keinen Umständen bremsen lassen. Ungerechtigkeit kann sie nur schwer ertragen. Sie kämpft auch dann noch, wenn andere längst resigniert haben.“ (22)

Mit großen Augen blickt der Mensch mit Winter+Frühling+Mitte-Natur in die Welt und weiß recht früh, was er will. Nicht selten bringt er hellsichtige Fähigkeiten mit. Nichts lässt er unversucht und bleibt beharrlich an einer Aufgabe, bis diese seinen Erwartungen entsprechend gelöst ist. Er ist vernünftig und hilfsbereit ohne Lohn und Anerkennung zu erwarten. Dass immer genug Geld vorhanden ist, davon geht er aus. Er wird allerdings öfter erleben, dass seine Gutmütigkeit und Begabungen ausgenützt werden. Aus bitteren Erfahrungen wird er klug. Er ist fleißig, will alles aus eigener Kraft schaffen und verausgabt sich dabei. Mit seiner ausgeprägten Sensibilität kann er sich gut in schwierige Situationen einfühlen und Sorgen und Nöte anderer Menschen oder Kulturen wahrnehmen. Es fällt ihm schwer Nein zu sagen, weil er andere nicht enttäuschen und mit ihren Problemen allein lassen will. Wut oder Frust lässt er sich sehr selten anmerken. Er besitzt die Stärke der Selbst-Reflexion und setzt seine Erkenntnisse entschlossen durch. Die lockere Kraft des Sommers fehlt ihm. Die Farbe Rot gibt ihm den Mut mit seinen Gedanken und neuen Wegen an die Öffentlichkeit zu gehen.

Für ihn ist alles machbar. Gewöhnliche Berufe ohne Anspruch kommen für ihn nicht in Frage, höchstens für sehr kurze Zeit. Er begeistert sich als Entwicklungshelfer, Sozialpädagoge, Elektroniker, Landschaftsarchitekt, Lehrer, Musiker, Altenpfleger, Archäologe, Maltherapeut, Missionar, Arzt, Heiler, Senner.

Erfahrungsbericht Sven, geboren 13. Juni 1980, Blutgruppe NULL

Blutgruppe Null ist für solch einen intuitiven Erschaffer wie Sven die richtige Feuerquelle. Er ist verantwortungsbewusst, entscheidungsfreudig, organisiert und objektiv. Mit genügend Magensäure verträgt er alles Fleisch, das er erjagen kann. Allerdings muss er auf die richtigen Kohlenhydrate achten.

Das Blutbild

Sven, geb. 13.06.1980, BG NULL		
Parameter	**Norm**	**pers. Wert**
MCV	80 - 99	**97**
MCH	27 - 33	**34**
MCHC	315 - 360	**355**
Thrombozyten	160 - 370	**178**
Neutrophile	39.9 - 74	**78.2**
Lymphozyten	19 - 48	**13.7**
Eosinophile	1-7.	**0.8**
Monozyten	3.4 - 9.0	**6.8**
Kalium	3.5 - 5.10	**3.5**
Natrium	136- 145	**135**
Magnesium	0,7 - 1.05	**0.7**
Eisen	11 - 28.	**12.9**
Kupfer	12.0-24.0	**10.9**
Fe/Cu Quot.	0.6 - 1.4	**1.2**
Gamma GT	<61	**61**
GOT	10 - 50.	**18**
GPT	<50	**16**
Chol.Esterase	5.3 - 12.9	**5.3**
Triglyceride	< 2.00	**1.4**
Cholesterin	0 - 5.00	**5.4**
HDL-Chol.	> 1.00	**1.3**
LDL-Chol.	< 3.0	**3.9**
Kreatinin	62 - 106	**66.7**
TSH	0.27-4.20	**2.33**

Der unermüdliche Einsatz als Entwicklungshelfer spiegelt sich in diesem Blutbild. Der Monozyt mit 6.8 behauptet sich. Sein Schwert mit dem Fe/Cu-Quotient von 1.2 hat mit ständigem Stress zu tun. Auch Kupfer, das Metall der Kommunikation, ist davon betroffen. Kupfer ist ein wichtiges Element für Nervenfasern und die Reizweiterleitung. Vitamin B-12 fehlt. Was erregt die Neutrophile Granulozyten? Sie sind „Allesfresser" von Partikeln unverträglicher Lebensmittel bis zu undefinierbaren Zelltrümmern. Auch hier spricht Stress ein Wörtchen mit. Das Immunsystem im Darm mit den Eosinophile ist ebenfalls unter starkem Druck. Die Eosinophile verteidigen nur marginal die Darmhoheit. Sven ist müde und gestresst. Es fällt ihm schwer sich an seinen großartigen Leistungen zu erfreuen. Natrium und Magnesium können ihm nicht mit den niedrigen Werten aus einem emotionalen „Loch" helfen. Der Stoffwechsel ist übersäuert, träge und kommt durch ständige Reize von unverträglichen Lebensmitteln wenig zur Ruhe und Regeneration. Leber- und Galle-Prozesse sind davon betroffen. Die Überarbeitung schlägt sich bei allen Prozessen nieder. Sven sieht was zu tun ist, kommt sich aber unhöflich und taktlos vor, wenn er Nein dazu sagt. Stattdessen arbeitet er unermüdlich weiter auf Kosten seines Körpers und der Seele. Der hohe LDL-Wert von 3.9 zeigt den Einzelkämpfer. Der niedrige Wert der Cholinesterase von 5.3 spiegelt die Überlastung körperlicher und seelischer Art. Die Leber versucht sich über Cholesterin mit einem dickeren Fettmantel zu schützen. Das geht natürlich auf Kosten anderer Systeme. Sven will alles aus eigener Kraft bewerkstelligen können. Er ist ständig damit beschäftigt hart zu arbeiten, um seiner Lebensaufgabe gerecht zu werden. Die Umstellung der Ernährung in Verbindung mit naturheilkundlicher Behandlung wird Entlastung bringen.

Ich lerne Sven kennen

Mit einem großen Wuschelkopf sitzt er vor mir. Ruhige und friedliche Energie strahlt er aus. In den Augen zeigt sich Entschlossenheit. Schon als Kind beobachtet Sven seinen Vater in der Werkstatt. Was immer er sich vornimmt, will er durchsetzen und kann dafür sehr gut argumentieren. Er begeistert sich für technische Lösungen, wird Maschinenbauer und spezialisiert sich auf landwirtschaftliche Maschinen. Nichts ist unmöglich für ihn. Er beobachtet Bedürfnisse der Landwirte und der Bodenbeschaffenheit und sorgt für ungewöhnliche Lösungen. Bald macht er seinen Traum wahr und bewirbt sich als Entwicklungshelfer für Süd-Afrika. Englisch wird am Abend gebüffelt. Bevor er dorthin fliegt, besucht er noch einen Kurs im Brunnenbau. Vier Jahre bleibt er in Süd-Afrika und ist jetzt in Deutschland zur Vorbereitung für einen Einsatz in Nigeria. Er sucht in meiner Praxis Hilfe wegen ungeklärter Magenschmerzen.

Nach einigen Monaten

Er kommt, um Adieu zu sagen. Zusammen mit einem Team wird er die Organisation eines technischen Projektes in Nigeria leiten. Um Finanzen und Öffentlichkeitsarbeit muss er sich nicht mehr kümmern. Er verbindet sein Streben nach Liebe und Anerkennung mit tiefem Respekt seinem Körper und seiner Aufgabe gegenüber. Mit dem ernst gemeinten Vorsatz, sich selbst zu respektieren und sich nicht mehr seelisch wie körperlich auszubeuten, verabschiedet er sich.

WINTER + SOMMER + HERBST

Geburtstage mit den Koordinaten:

Winter 1 und/oder 6, Sommer 2 und/oder 7, Herbst 4 und/oder 9

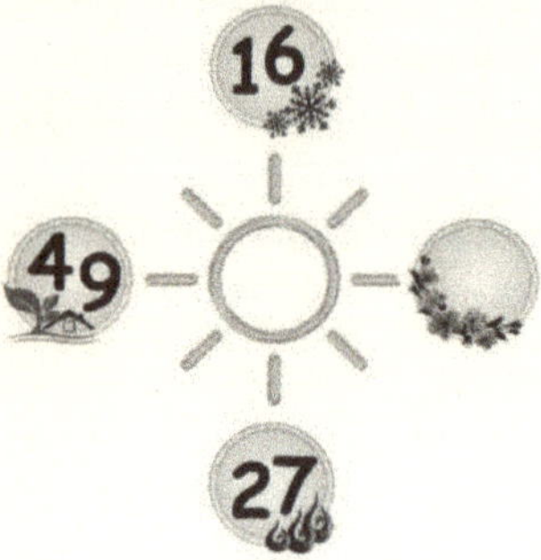

Mit Charisma zum greifbaren Erfolg mutige Entscheidungen verteidigen

„Er schüttelt den erfolgreichen Umgang mit Problemen einfach so aus dem Ärmel. Er ist erfinderisch, schlagfertig, geschäftstüchtig und bewegt sich auf fast jedem Parkett." (22)

Wer mit diesen vielfarbigen Koordinaten und Talenten geboren ist, stürmt in die Welt. Er braucht die Geborgenheit der Familie als Konstante. Er ist neugierig, will alles wissen, er ist kreativ mit einer schnellen Auffassungsgabe. Er glaubt, dass er Energie zum Verschenken hat, will überall dabei sein und noch schnell dieses und jenes erledigen. Wenn die Kräfte des Winters das Feuer des Sommers treffen, dann verbindet sich Genie mit Leidenschaft. Gehör findet solch ein Mensch mit den angeborenen tüchtigen Herbst-Kräften. Er versteht es schon sehr früh, seine Absichten unmissverständlich auszudrücken. Ausdauer, Willensstärke und Durchsetzungskraft sorgen dafür, dass er nicht zu kurz kommt. Er trifft mutige Entscheidungen, die er furchtlos wie ein Löwe verteidigt. Aus Kritik lernt er. Er liebt die Veränderung, fühlt sich nirgendwo allein, ist kontaktfreudig und pflegt gute Beziehungen im Privaten wie im Geschäftlichen. Es fällt nicht leicht, mit so vielen Talenten den richtigen Weg, oder Beruf zu finden. Auf jeden Fall braucht er den Kontakt mit Menschen. Die fehlende Einfühlungsgabe der Frühling-Natur ersetzt er durch Eintasten in interessante Berufe. Auf diesem Weg wird es unter Umständen länger dauern, bis er seinen Platz gefunden hat. Zeigen sich im Geburtsjahr die Zahlen 9 und 4, dann sind Berufe aus dem Bereich Finanzwesen denkbar. Die 4 spricht eher handwerklich orientierte Berufe an. Liegt der Schwerpunkt im Geburtsjahr auf Sommerzahlen, dann sind die Journalisten, Theaterleute, Film- und Fernsehmitarbeiter, Philosophen, Architekten im Fokus. Mit starken Wintergeburtszahlen 1 und 6 ist das forschende und weitblickende Element angesprochen, der Anwalt, der Marketing-Experte, der Schriftsteller, Künstler, Lehrer oder Diplomat. Man muss schließlich bei einem einmal gewählten Beruf nicht lebenslang bleiben. Veränderung ist Ansporn, das kann durchaus einmal ein Auslandsaufenthalt sein. Er liebt das Risiko, solange es sich um ein kalkulierbares Risiko handelt. Ein Mensch mit diesen kraftvollen Geburtskoordinaten kann sich überall im Leben behaupten, Geldprobleme sind eher selten. Neue Ideen und Lösungen sind schon parat, wenn es wirklich einmal kurzfristig knapp in der Kasse sein sollte.

Versteift er sich in seine Vorstellungen kann er überpedantisch, überehrgeizig, herrschsüchtig, gereizt oder depressiv reagieren. Die anderen sind ihm dann gleichgültig.

Das Gefühlsleben kommt manchmal zu kurz. Wer mit so viel Energie im geschäftigen Leben unterwegs ist, hat am Abend wenig Energie für Hinwendung im Privaten. Wer sich nicht selbst um die einfühlsamen Kräfte des Frühlings kümmert, macht bei empfindsamen Menschen einen leicht überheblichen Eindruck. Er fühlt es intuitiv und weiß gleichzeitig, dass er nicht arrogant ist. Er ist lediglich anders. Die Farben Grün und Gelb bringen Harmonie in diesen starken Dreiklang von Talenten.

Erfahrungsbericht Janina, geboren 01. September 1992, Blutgruppe NULL

Keine andere Blutgruppe ist für Janina so geeignet, ihre „Löwenenergie" einzusetzen als die Blutgruppe NULL. Kämpferisch, mutig, unabhängig, zielgenau und abenteuerlustig.

Das Blutbild

Der Schilddrüse zur Seite steht der Monozyt. Er überwacht die schrittweise Verwirklichung der Ziele. Mit seinem Wert von 4 scheint er nicht gerade überberstend vor Energie zu sein, und doch schafft er sein Pensum. Sein Schwert mit der Legierung Fe/Cu Quotient von 0.60 erfüllt die Minimalanforderungen an ein durchsetzungsstarkes Schwert. Das B-Vitamin fehlt und offensichtlich staut sich Frust in den Gallenwegen. Die Nebennieren stören neben dem Hormonhaushalt ebenfalls die Gefühlswelt. Der Wert der Erythrozyten mit 5.1 zeigt, dass der Transport des Sauerstoffs in jede einzelne der 700 Milliarden Zellen gestört ist. Schwer sind die Erythrozyten, so schwer wie Janina ihre jetzige Situation spürt. Das gesamte Blutsystem fließt träge. Neue Ideen werden gebremst, noch bevor sie die Möglichkeit hatten mit dem Charisma der Milz, der Geschäftstüchtigkeit der Leber vor den großen Entscheider Galle zu treten. Innerer Stress und Unzufriedenheit, Groll und Langeweile lasten auf der Galle. Gleichzeitig fehlt die Lust dieses System zu nähren. Phosphor als Feuer des Lebens mit dem Wert von 1.8 kann momentan den zündenden Ideen auch nicht zum Durchbruch verhelfen. Janina wird in dieser Situation leicht genervt und ungeduldig mit sich selbst, grübelt ohne an eine Lösung zu kommen. Es fehlt an Magnesium, dem Mineral der Entspannung. In Mitwirkung von Magnesium sorgen 320 Enzyme für eine effektive Energiegewinnung aus dem Fett-, Kohlenhydrate- und Eiweiß-Stoffwechsel. Durch den geringen Magnesiumgehalt sind in Janinas Stoffwechsel auch die Enzyme wie die Cholinesterase und Amylase betroffen. Das Immunsystem im Darm läuft ebenfalls auf Sparflamme, Eosinophile konnten vom Labor nicht einmal festgestellt werden, so wenig sind vorhanden. Der Kohlenhydrat-Stoffwechsel ist gestört. Hier fehlen substanzgebende Kohlenhydrate. Die Triglyceride sind für Stabilität und Flexibilität der Zellmembrane wichtig. Die schützende Zellmembran wirkt auch als Isolationsschicht, welche das Spannungspotential zwischen negativer und positiver Ladung überhaupt ermöglicht. Gäbe es kein isolierendes „Häutchen" zwischen den Zellen und ihrer Umgebung, würden sich die energetischen Spannungspotentiale gegenseitig kurzschließen. Der tiefe Wert der Triglyceride bei Janina von 61 kann diese Spannungsverhältnisse zurzeit nicht optimal aufbauen. Janina fühlt sich energielos und zu schwach, um das Leben selbst zu gestalten. Der Kreatininwert von 1.2 spricht von Stress, Enge und Härte. Da ist wieder die Schilddrüse mit ihrem ausgeglichenen Wert. Sie stärkt das Urvertrauen ins Leben

Janina, geb. 01.09.1992, BG NULL		
Parameter	**Norm**	**pers. Wert**
Erythrozyten	4,1-5,1	**5.1**
Hämatokrit	35-45.	**46.7**
MCV	83 - 97	**93.8**
Neutrophile	50-70	**42**
Lymphozyten	25-40	**51**
Eosinophile	1 - 5.	**0**
Baseophile	0 – 3	**1**
Monozyten	2 – 8	**4**
Magnesium	1,8 - 2,5	**1.7**
Phosphor	0.9 - 1.5	**1.8**
Eisen	48 - 152	**74**
Kupfer	70-140	**120**
Fe/Cu Quotient	0,6-1,4	**0.6**
Bilirubin	<1,2	**0.4**
Chol.Esterase	4260-11250	**4320**
Lipase	< 60	**12**
HbA1 C	29-43	**36.5**
CK-NAC	<140	**54**
Triglyceride	74-175	**61**
Cholesterin	150-230	**209**
HDL-Chol.	>50	**79**
LDL-Chol.	<150	**121**
Harnsäure	2,4-5,7	**4.2**
Harnstoff	10-50.	**32**
Kreatinin	0,5-1,1	**1.2**
Gesamt-Eiweiß	66-87	**72**
TSH	0,3-2.8	**1.48**

und vermittelt das tiefe Wissen, dass in jeder Störung die Lösung liegt. Die Süße des Lebens ist mit dem HbA1C Wert von 36,5 bestärkend vorhanden. Der gute HDL-Wert von 79 signalisiert die guten Geister aus der Umgebung. Leistung wird respektiert.

Ich lerne Janina kennen

Sie ist die Jüngste von drei Geschwistern und genießt mit ihren 21 Jahren noch die Geborgenheit der Familie. In der Schule arbeitet sie an der Schülerzeitung mit. Mit einem Mikrofon ist sie in der Stadt unterwegs und befragt Jugendliche und Erwachsene über Zeitthemen. Ihr Charisma, ihre Kontaktfreudigkeit und einfühlsamer Scharfsinn öffnen ihr die Türen und die Herzen der Menschen. Beim jährlichen Sommerfest organisiert sie Straßenmusikanten und kümmert sich um Genehmigungen und Sponsoren. Sie findet Gehör bei Behörden und finanzielle Unterstützung bei Banken und Geschäftsleuten. Nach Abschluss der Sekundarschule fällt es ihr schwer, sich für einen Beruf zu entscheiden. Sie will mit Menschen zusammen sein und geht erst einmal in eine Ausbildung als Fachverkäuferin für Uhren, Schmuck und Gold- und Silberwaren. Gold und Silber greifen die Freude an der Geschäftstüchtigkeit auf. Die Uhren symbolisieren das Handwerkliche und beim Verkauf ist das kontaktfreudige Sommertalent angesprochen. Nach der Ausbildung geht sie 12 Monate ins Ausland, nach Kanada. Das freie Leben, die nahezu unbegrenzten Möglichkeiten begeistern sie. Zurück in der kühleren Schweiz beginnt sie in einem traditionsreichen Uhrenfachgeschäft. Uhren mit Doppelfederhaus und 5-Tage Gangreserve. Uhren von legendären Uhrmachern darf sie hier interessierten Kunden anbieten. Das wird für Janine eine recht langweilige Sache, weil an manchen Tagen nur zwei Kunden kommen. Nach neun Monaten kündigt sie, ohne Vorstellung, was sie anschließend tun soll. Sie kommt wegen Magenschmerzen und Appetitlosigkeit in die Praxis.

Wochen später

Ich sehe Janina kurz vor ihrer Abreise nach Thailand wieder. Sie strahlt. Nicht nur ihr Elektrolyt-Haushalt ist wieder in Ordnung sondern auch ihre Gefühlswelt. Sie arbeitet zeitlich begrenzt an einem Projekt zu Förderung der Silber- und Goldschmiedekunst, das von der thailändischen Königin gefördert und von einer französischen Organisation betreut wird.
„la gòn krá" – Auf Wiedersehen.

WINTER + HERBST + MITTE

Geburtstage mit den Koordinaten:

Winter mit 1 und/oder 6, Herbst mit 4 und/oder 9, Mitte 0 und/oder 5

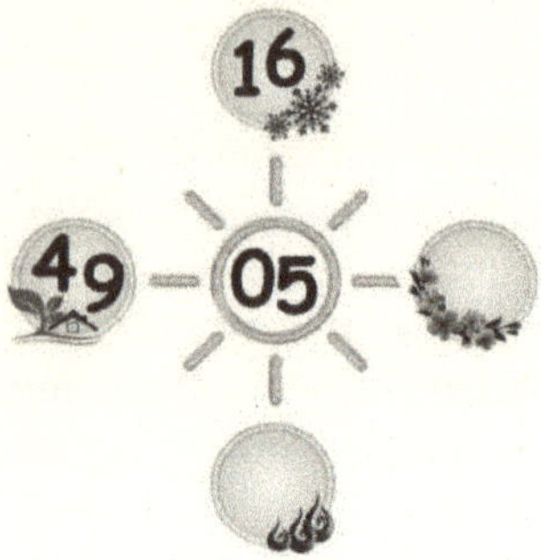

Besonnen, genial und ehrgeizig mit der Kraft der Mitte

„Dieser Mensch verspricht ein gut entwickeltes Gespür für Geschäfte aller Art, verbunden mit der nötigen Kraft und dem langen Atem, selbstständige Unternehmungen auch erfolgreich durchzuziehen." (22)

Kaum geboren, fällt die klare Beobachtungsgabe auf. Der Mensch mit einer Winter+Mitte+Herbst-Natur drückt deutlich seinen Willen aus und setzt ihn durch. Seine visionären Ideen sind wohl durchdacht und klar definiert. Er ist tiefgründig, spirituell, klug, scharfsinnig, beharrlich und großzügig. Sein Interesse reicht in alle Bereiche des Lebens. Oberflächliche Gespräche gibt es mit ihm nicht. Sein tiefes Wissen überzeugt. Es sind keine philosophischen Gedankenwolken, sondern Realitäten mit Hand und Fuß. Der Geschäftssinn ist ihm in die Wiege gelegt, auch das handwerkliche Können. Was immer er in die Hand nimmt, verwandelt er in Erfolg und spürbaren Nutzen. Manchmal kommt er nur schwer zur Ruhe, weil er Neues erleben und verwirklichen will. Wenn er in vorgefertigte Schablonen gepresst wird, reagiert er genervt oder er schikaniert. Er ist hilfsbereit und kann zu egoistischem Handeln neigen, wenn seine Gutmütigkeit zur persönlichen Bereicherung ausgenützt wird.

Grün bringt Ruhe und Ausgeglichenheit in seinen unsteten Handlungskreislauf. Die Farbe Rot hält die Begeisterung und Freude an seinen Kreationen aufrecht.

Mit diesen Talenten können großartige Lebenswürfe verwirklicht werden wie Arzt, Chemiker, Raketenkonstrukteur, Entdecker, Forscher, Hauswart, Geologe, Zellbiologe, Handelskauffrau, Handwerksmeisterin, Bergbautechnologe.

Erfahrungsbericht Doris, geboren 16. April 1959, Blutgruppe B

Erfahrungsbericht Doris, geboren 16. April 1959, Blutgruppe B

Die Blutgruppe B bringt Doris die ursprüngliche Kraft der Balance. Sie stärkt ihren Idealismus und die gezielte Fähigkeit der Verwirklichung eigener Interessen – flexibel und unkonventionell.
Das Stoffwechselsystem ist ausgeglichen.

Das Blutbild

Doris, geb. am 16.04.1959, BG B		
Parameter	**Norm**	**pers. Wert**
Leukozyten	3.9 - 10.5	**5.8**
Erythrozyten	3.9-5,25	**4.98**
Hämoglobin	120-155	**144**
Monozyten	3.4 - 9.0	**8.7**
Kalium	3.5 - 5.10	**4.56**
Natrium	136- 145	**137**
Calcium	2.09-2.54	**2.1**
Magnesium	0.7 - 1.05	**0.71**
Eisen	6.6 - 26.0	**16**
Kupfer	12.0-24.0	**11**
Fe/Cu Quot.	0.6 - 1.4	**1.45**
Bilirubin	<21.0	**19**
Amylase	< 53	**31**
Lipase	< 60	**48**
HbA1 C	4.5 - 5.7	**5.3**
Triglyceride	< 2.00	**1.5**
Cholesterin	0 - 5.00	**4.9**
Harnsäure	< 340	**338**
Harnstoff	< 8.3	**5.4**
Kreatinin	44 - 80	**79**
Eiweiß	66 - 87	**66.3**
TSH	0.27-4.20	**1.55**

Doris nimmt Schilddrüsenhormone ein. Ihr TSH-Wert von 1.55 liegt im Normbereich. Der Monozyt, als Ich-Ausdruck von Doris, gibt mit seinem Wert von 8.7 deutlich seine Anstrengung zu erkennen, das System gegen jegliche Störenfriede zu verteidigen. Sein Schwert mit der Legierung Fe/Cu-Quotient von 1.45 erschwert ihm seine Arbeit. Im Grunde ist im Organismus nur eine Spur Kupfer erforderlich, um mit allen Sinnen ein lebendiger Teil des Lebens zu sein. Kupfer ist das aktive Element fortwährender Erneuerung. Der niedrige Kupferwert von 11 wirkt auf die Psyche von Doris, vor allem auf ihren angeborenen Willen das Leben mit allen Sinnen in allen Bereichen für sich zu erobern. Spannung und Entspannung, reiben wie Magnete aneinander und halten das Lebensfeuer in Balance. Das für diesen Energiehaushalt wichtige Elektrolyte-System im Organismus arbeitet unter erschwerten Bedingungen. Natrium, das Salz des Lebens steht nur mit einem Wert von 137 zur Verfügung. Das reicht nicht, um Doris' Lebensmut anzufachen. Wie soll das auch geschehen, wenn sich das Entspannungsmineral Magnesium mit 0.71 im unteren Normbereich befindet? Dazu kommt der niedrige Calcium-Wert. Mit dieser labilen innerlichen Situation fällt es Doris schwer, Rückgrat zu zeigen und sich mit „Biss" durchzusetzen. Dazu kommen Exis-

tenzangst und unterdrückte Wut und Aggression. Die Galle mit dem Wert von 19 will „beißen“ und Doris bremst. Diese Spannung hat sich über viele Jahre hinweg aufgebaut und ist jetzt kaum zu ertragen. Wenn die Galle überläuft, hat die Geduld ein Ende. Entweder reagiert sie gereizt mit einem Wutanfall, oder blockiert den Weg der Fettverdauung. Gestaute seelische und körperliche Schlacken führen zu einem gestörten Säure-Basen-Haushalt und oftmals zu Arthritis oder Gicht. Die Säure greift die feinen schützenden Häutchen der Gelenkkapsel an. Wird dieser Prozess nicht unterbrochen, antwortet der Körper mit Arthritis-Schmerzen. Lässt die Filtrationsleistung der Nieren nach, kommt es zu Stauungen, Harnsäure kristallisiert aus und sorgt zusätzlich für Gelenkbeschwerden. Üppiges Essen, viel Fleisch, Krustentiere und Alkohol begünstigen diesen Vorgang. Paracelsus bezeichnet dies als Gift für die Gelenke. Der Harnsäure-Wert von 338 steht wie eine verhärmte Salzsäule im Blutbild. Doris ist dabei, ihren eigenen Traum zu zerstören. Da die Eiweiß-Synthese ebenfalls gehemmt ist, könnte sich dahinter ein ungeklärter Generationenkonflikt erschließen.
In diesem Blutbild zeigen sich deutlich die Lösungswege. Mit ein klein wenig Hilfe von außen und eigener Initiative wird Doris bald wieder ihr Leben neu gestalten und Harnsäurekristalle in strahlende Kristalle der Lebenserfahrung zu verwandeln.

Ich lerne Doris kennen

Doris hat von klein auf alles gern unter Kontrolle, sie will überall dabei sein, beobachtet genau und drückt sich klar und überzeugend aus. Sie liebt Familienrituale und reagiert störrisch, wenn die Abläufe aus dem Rahmen fallen. Sie ist wissensdurstig, scharfsinnig und liebt alles, was sie mit ihren Händen bastelt und formt. Sandburgen baut sie ebenso gerne wie Legohochhäuser. Für ein Studium der Architektur reicht das Geld der Eltern nicht aus. Ihrer Liebe zur Gestaltung von Wohnlandschaften und klaren Formen bleibt sie treu und arbeitet als Immobilienhändlerin in Südspanien. Sie verliebt sich in einen älteren Immobilienkaufmann und folgt ihm nach Deutschland. Ihm zuliebe gibt sie ihre Freiheit, die Sonne des Südens und ihre eigenständige Entscheidungsautorität auf. Sie arbeitet unter seiner Regie in der Firma, tauscht ihre Handlungsfreiheit ein gegen finanzielle Sicherheit. Dieses „Verbiegen“ und Einschränken der eigenen Entfaltungsfreude unterminieren ihr Selbstwertgefühl. Die inneren Kämpfe zwischen Existenzangst, Gehorsam und selbstständiger Lebensführung nagen an den feinen Häuten. Sie spürt die Wut und Aggression hinter der äußeren Fassade des Dienens und Gehorchens. Mit Übergewicht und schmerzhafter Arthritis in den Knien kommt sie zu mir in die Praxis.

Nach vielen Wochen

In der Rehabilitationsphase nach der Knie-Operation findet sie Frieden mit sich selbst. Die Trauer über den Verlust ihrer in Spanien gelebten Unabhängigkeit weicht einer inneren Akzeptanz. Sie erlebt sich in einer Selbsterhaltungsaggression und schafft Klarheit. Sie fühlt ihre innere Kraft stärker werden, obwohl der Partner mit Liebesentzug und Kürzung der finanziellen Zuwendungen reagiert. Langsam erkämpft sie sich ihren Freiraum im privaten Bereich und dann auch in der Firma. Sie mietet sich eine eigene Wohnung mit kleiner begrünter Dachterrasse und Ausblick in die Berge. Nach den ersten Stürmen in der Firma arbeitet sie jetzt verantwortungsvoll mit eigenen Kunden.

Als ich mich wirklich selbst zu lieben begann

„Als ich mich wirklich selbst zu lieben begann, verstand ich, dass ich immer und bei jeder Gelegenheit zur richtigen Zeit am richtigen Ort bin und dass alles, was geschieht, richtig ist – von da an konnte ich ruhig sein. Heute weiß ich, das nennt man ‚Selbst-Bewusst-Sein'.

„Als ich mich wirklich selbst zu lieben begann, konnte ich erkennen, dass emotionaler Schmerz und Leid nur Warnung für mich sind, gegen meine eigene Wahrheit zu leben. Heute weiß ich, das nennt man 'Authentisch-Sein'.

Als ich mich wirklich selbst zu lieben begann, habe ich aufgehört mich nach einem anderen Leben zu sehnen und konnte sehen, dass alles um mich herum eine Aufforderung zum Wachsen war. Heute weiß ich, das nennt man ‚Reife'.

Als ich mich wirklich selbst zu lieben begann, da erkannte ich, dass mich mein Denken armselig und krank machen kann, als ich jedoch meine Herzenskräfte anforderte, bekam mein Verstand einen wichtigen Partner, diese Verbindung nenne ich ‚Herzensweisheit'.

Wir brauchen uns nicht weiter vor Auseinandersetzungen, Konflikten und Problemen mit uns selbst und anderen zu fürchten, denn sogar Sterne knallen manchmal aufeinander und es entstehen neue Welten. Heute weiß ich, das ist Leben'."

Charly Chaplin an seinem 70. Geburtstag

WINTER + SOMMER + MITTE

Geburtstage mit den Koordinaten:

Winter 1 und/oder 6, Mitte 0/und 5, Sommer 2und/oder 7

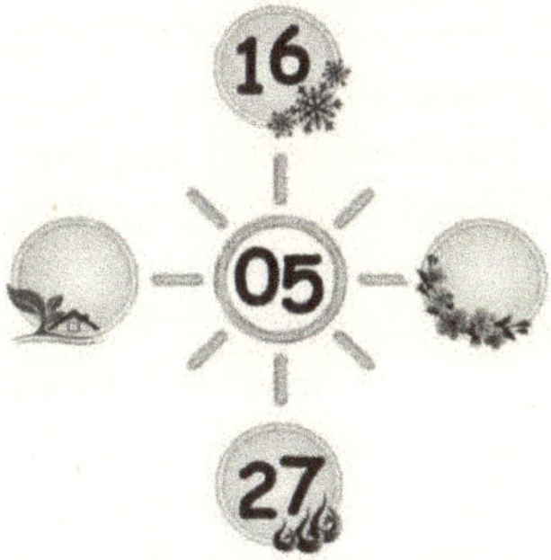

Überzeugend und charismatisch mit starker Mitte an die Öffentlichkeit

„Diese Menschen gehören ins Licht der Öffentlichkeit, in welcher Art und Aufgabe auch immer – vom charismatischen Vortragenden bis zum Pressesprecher." (22)

Mit einem solchen Kind ist ein Sonnenschein geboren, herzlich, sympathisch und von klein auf interessiert. Alles will es untersuchen, ausprobieren, fordert Aufmerksamkeit und gewöhnt sich schnell an Aufmerksamkeiten. Von klein auf führen blähende Gemüse zu Belastungen des Magens. Ein Mensch mit Winter+Mitte+Sommer-Natur ist temperamentvoll, charismatisch, geduldig, zentriert, großzügig und sparsam. Das kann leicht zu Stimmungsschwankungen führen. So schnell wie sie gekommen sind, so rasch verfliegen sie. Dieser Mensch ist aufrecht, mag klare Linien, schöpft seine Ideen aus der spirituellen Welt und hat die Fähigkeit sie im Hier und Jetzt zu verwurzeln. Mit der klaren Achse Himmel-Erde weiß er, was er will, lässt sich durch Ablenkungen des Alltags nicht allzu sehr ablenken. Das Wichtigste ist ihm eine klare Aussage. Ein Vielleicht und Eventuell verunsichern ihn, ebenfalls Notlügen. Er liebt die Wahrheit und geht davon aus, dass jeder wahrhaftig ist.

Er liebt das Außergewöhnliche, das Unkonventionelle. Er verfolgt seine starken Ziele konsequent, auch wenn Eltern oder Partner kein Verständnis dafür aufbringen. Allerdings tut ihm das im Herzen weh. Anmerken lässt er sich das nicht, denn das erlaubt sein Stolz nicht. Er steht zu sich selbst, ohne übertriebenen Egoismus und ist bereit für seinen Erfolg hinter den Kulissen hart zu arbeiten. Er ist kontaktfreudig und gewohnt im Mittelpunkt zu stehen. Er schätzt und respektiert seine zahlreichen Freunde. Hilfsbereit, selbstlos und genügsam arbeitet er an originellsten Projekten mit. Allerdings muss

er aufpassen, dass er dabei nicht ausgenützt wird. Es liegt ihm nicht, sich um finanzielle Belange zu kümmern. Bei allem Einsatz kann leicht am Monatsende kein Geld in der Kasse sein. Entweder er lernt das wirtschaftliche Denken in Kursen oder er holt sich einen ehrlichen geschäftstüchtigen Partner. Die Frühlings-Koordinaten fehlen ihm, so dass er manche Situation zu unterkühlt einschätzt und verletzende Bemerkungen machen kann. Gefühle zu äußern fällt ihm schwer, er geht davon aus, dass andere wissen wie es ihm geht und was er will. Findet das Unausgesprochene keine Resonanz, dann kann der Mensch mit Winter+Mitte+Sommer-Natur schmollen, beleidigt sein oder sich kurzfristig zurückziehen. Natürlich wird er das nach außen nicht zeigen. Die Farbe Grün als Zimmerpflanze oder der Blick ins Grüne sorgen für Ausgleich und das Eintauchen in eine erweiterte Kraftwelt.
Der Mensch mit Winter+Mitte+Sommer-Natur kommt mit einer strebsamen Energie, die hinaus in die Öffentlichkeit strahlt. Die Medienwelt kann sein Metier sein. Er findet Gehör, bringt das erforderliche Charisma mit, das Schöpferische, Unabhängige und gleichzeitig das Visionäre. Als Anwalt oder Richter überzeugt er, als Sänger betritt er charismatisch die Bühne, als Architekt bringt er außergewöhnliche Kreationen, als Mediendesigner lässt er aufhorchen, als Bio-Landwirt tritt er beispielhaft für genfreie Saaten ein. Als Lehrer gewinnt er energisch und geduldig seine Schüler und führt sie zu einem starken Selbstbewusstsein.
Muss ein Vertrag unterzeichnet werden, tut ein Mensch mit Winter+Mitte+Sommer-Natur gut daran, etwas Weiß in der Kleidung zu tragen oder eine weiße Rose auf den Schreibtisch zu stellen.

Erfahrungsbericht Harry, geboren 21. Mai 1976, Blutgruppe NULL

Die Blutgruppe NULL unterstreicht den Kämpfer in Harry, der sich mit schöpferischem Charisma einsetzt um geniale Konzepte ins Hier und Jetzt zu bringen. Menschen mit Blutgruppe NULL sind gerne Anführer und Organisatoren, sie sind populär und neigen zu Extremen. Der Stoffwechsel neigt zu Gluten-Unverträglichkeit.

Das Blutbild

Der Schilddrüsenwert TSH 1.81 ist ein Hinweis für die Dynamik im Leben. Der Schilddrüse als Lenker und Leiter des Stoffwechsels steht der Monozyt zur Seite. Monozyten werden direkt im Knochenmark aus speziellen Stammzellen gebildet.

Der Wert von 6.6 zeigt den Monozyten gewissenhaft und kommunikativ. Er scheint sich anstrengen zu müssen, denn sein Schwert mit einer Legierung Fe/Cu Quotient von 1.3 ist relativ schwer. Möglicherweise macht der Darm zurzeit Probleme. Das kann durch einen hohen Anteil an pflanzlichen Eiweißen wie Linsen und Bohnen ausgelöst sein. Ein Vorwärtskommen in diesem Blut wird momentan gebremst. Mit dem hohen MCHC Wert von 361 ist das Blut beeinträchtigt. MCHC ist das Verhältnis großer und kleiner Partikel zueinander. Offensichtlich sind zu viele „Brocken" unterwegs. Das fällt insbesondere durch den niedrigen MCH Wert von 27 auf. MCH zeigt den Hämoglobinwert der Erythrozyten. Ist dieser Wert klein, so ist auch der Eisengehalt niedrig. Solch leichte Zellen bewegen sich schnell im Blut. MCH beschleunigt, während MCHC auf der Bremse steht. So kommt Harry nur langsam vom Fleck. Damit ist der Nährstofftransport, die Ver- und Entsorgung betroffen. Harry ist ein willensstarker Mann. Wenn er etwas erreichen will, setzt er sich unter Aufbietung aller Kräfte ein. In diesem Fall geht es ihm an die „Substanz", ans Herz. CK-NAC mit 198 deutet beginnende Auswirkungen an.

Harry, geb. 21.05.1976 BG NULL		
Parameter	**Norm**	**pers. Wert**
Erythrozyten	3.9 – 5,25	**4.51**
Hämoglobin	120-155	**131**
Hämatokrit	0.35-0.45	**0.4**
MCH	27-33	**27**
MCHC	315-360	**361**
Monozyten	3.4-9.0	**6.6**
Kalium	3.5-5.10	**5.98**
Natrium	136-145	**139**
Calcium	2.09-2.54	**2.29**
Magnesium	0.7-1.05	**0.98**
Phosphor	0.9-1.5	**0.89**
Eisen	6.6-26.0	**21.9**
Kupfer	12.0-24.0	**17.2**
Fe/Cu Quot.	0.6-1.4	**1.3**
HbA1 C	4.5-5.7	**5.1**
Glucose	3.9 - 6.1	**4.4**
CK-NAC	<167	**198**
Cholesterin	0-5.00	**3**
HDL-Chol.	> 1.00	**1.5**
LDL-Chol.	< 3.0	**2.9**
Harnsäure	< 340	**295**
Harnstoff	< 8.3	**5.5**
Kreatinin	44-80	**81**
Eiweiß	66-87	**65**
TSH	35.0-52.0	**1.81**

Der Herzrhythmus ist auf eine funktionierende Kalium-Natrium-Pumpe angewiesen. Kalium braucht das Natrium, um lebensfähige Spannungsverhältnisse im Inneren und Äußeren der Zelle aufzubauen. Ohne diesen Ausgleich könnte das Herz nicht funktionieren. Kalium stärkt Nerven und Psyche und sorgt für die Reizweiterleitung im Nervensystem. Kalium ist das Mineral der Lebensfreude und der Akzeptanz des Lebens. Kalium baut mit Leichtigkeit Kontakte auf und nährt sie aus der ureigenen Quelle. Fehlt Kalium, zeigt sich

dies auch in Harrys Lebensfreude. Der Stoffwechsel ist sauer und reagiert katabol, also abbauend. Worauf ist Harry sauer? Ermüden und Konzentrationsmangel hemmen ihn. Phosphor, der vorausdenkende Initialfunke ist mit 0.89 recht schwach. Stoffwechselmäßig deutet es auf eine Störung im Kohlenhydrat- und Eiweiß-Stoffwechsel hin. Harry fühlt sich ausgebremst, der Antrieb für neue Unternehmungen fehlt ihm momentan. Kreatinin als der Pressesprecher der Nieren vermittelt eine verminderte Filterleistung. Die Abbaupartikel aus der Erbsubstanz können nicht ausgeschieden werden. Dazu kommt der niedrige Eiweiß-Wert von 65. Der Eiweiß-Stoffwechsel ist gestört, was in vielen Fällen von Ernährungsfehlern ausgelöst wird. Auch die Regeneration ist gehemmt. Eiweiße sind wie Magier im Körper. Genau das ist Harrys Element. Sein Charisma verzaubert. Er wird sofort den Unterschied merken, wenn der Eiweiß-Stoffwechsel wieder harmonischer funktioniert, vor allem, wenn der Säure-Basen-Haushalt im Einklang ist.
Der ausgeglichene Cholesterin- und HDL-Wert zeigen, dass seine Freunde ihn schätzen und dass er auf dem richtigen Weg ist. Sobald der Energiestoffwechsel wieder harmonisch ineinandergreift, kann Harry in seinem besonnen, feurigem Element erneut ungewöhnliche Dinge bewegen.

Ich lerne Harry kennen

Groß, schlaksig, strahlend kommt er mit seinem kleinen Sohn in meine Praxis. Harry gewinnt schon als Kind mit seiner lebensfrohen, unkomplizierten Art die Herzen der Familie. In ein konventionell geprägtes Elternhaus hinein geboren, hinterfragt Harry in jugendlichen Sturm- und Drangjahren seine eigenen Einstellungen und Wertmaßstäbe. Er setzt sich ein für Gerechtigkeit, marschiert bei Demonstrationen mit, spricht überzeugend Jugendliche an, tanzt mit Leidenschaft Breakdance. Er will unabhängig sein, tauscht das geordnete Familiennest aus gegen ein dynamisches Leben am Rande einer Großstadt. Eine Ausbildung zum Multimediadesigner bricht er ab, setzt sich stattdessen für ungewöhnliche soziale Vorhaben mit sehr viel Eigeninitiative ein. Er verwirklicht mit seinen ausgefallenen Ideen, mit Freude an der Organisation und Regieführung außerordentliche Projekte mit einfachsten Mitteln. Seit einigen Monaten fühlt er sich energielos und ermüdet sehr schnell. Er ernährt sich vegan und bevorzugt Linsen und Bohnen als Eiweißträger.

Wochen später

Das mit dem „Sauersein" beschäftigte ihn. Seine alte Liebe zum Filmmedium zeigte ihm die Lösung: „Wenn die Ursache für alles, was in der Vergan-

genheit geschieht, im eigenen Bewusstsein liegt und ihm entspringt, dann ist mein Leben ein Film, in dem ich das Skript schreibe, bei dem ich Regie führe, dessen Produzent ich bin und in dem ich die Hauptrolle spiele. So muss die Wirklichkeit, die ich erfahre von meinen eigenen Entscheidungen herbeigeführt sein", sagt er. „Ich setzte mich in den Sessel, schloss die Augen und betrachtete meinen eigenen Film und war mit einem Mal in mehreren Situationen, wo meine Meinung im Organisationsteam nicht akzeptiert und Entscheidungen über meinen Kopf hinweg getroffen wurden. Ich war darüber wütend und sauer."
Jetzt ist Harry dabei ein neues Filmskript zu schreiben und zu leben.

„Das Kino ist der Ausdruck unserer Träume. Genau das ist das Kino: die Möglichkeit, unsere Träume zu übersetzen."

Steven Spielberg

FRÜHLING + SOMMER + HERBST

Geburtstage mit den Koordinaten:

Frühling 3 und/oder 8, Sommer 2 und/oder 7, Herbst 4 und/oder 9

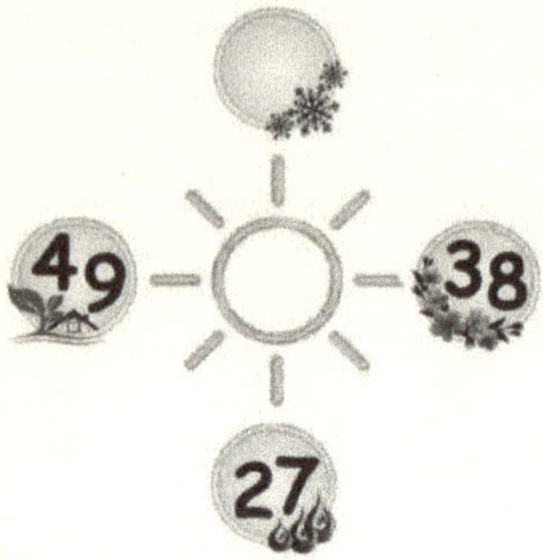

Leidenschaftliche Ziele verwirklichen Balance zwischen Harmonie und Scharfsinn

„Sie verstehen es zu leben, zu lieben, zu genießen, und sie wissen, wann ein Kapitel zu Ende ist, nämlich dann, wenn ein neues beginnt! Neue Ziele, neues Abenteuer mit wenig Zeitverschwendung." (22)

Ein temperamentvolles Kind betritt voller Energie die Lebensbühne. Das Charisma, die Liebe zur Natur und entschlossenes erfolgsorientiertes Handeln zeichnen einen Menschen mit der Frühling+Sommer+Herbst-Natur zeit seines Lebens aus. Er steht gerne im Mittelpunkt, meist auch, weil er etwas zu sagen hat. Glücklich ist er, wenn er ein Problem durch Nachdenken oder beharrliches Hinterfragen gelöst hat. Er liebt klare Antworten und selbstständiges Agieren. Er ist tolerant, genügsam, selbstlos und mitfühlend. Der Sommer kommt mit seinem Temperament dazu und verschafft dem handwerklichen Talent zum Durchbruch. Wenn etwas nicht nach seinen Vorstellungen abläuft, kann er aus der Haut fahren und lautstark seinen Unmut äußern. Auswendig Lernen und Handbücher Lesen liegen ihm gar nicht. Entweder er erfasst den Lernstoff sofort oder er lässt ihn beiseite. Der Mensch mit Frühling+Sommer+Herbst-Natur ist geschäftstüchtig und freut sich sichtbar, wenn ihm ein Handel gelungen ist. Haushalten kann er überall, nur nicht mit seiner Lebensenergie. So kann es vorkommen, dass er sich völlig verausgabt. Er liebt tatsächlich die Bühne, den Auftritt, ob es eine Party ist oder die berufliche Ebene. Die gelungene Verbindung der Talente gibt vielen Berufen den erforderlichen Schwung. Neben allen Berufen aus dem sozialen Bereich gehören dazu Schauspieler, Politiker, Lehrer, Rosenzüchter, Schausteller, Magier, Pferdetrainer, Landwirt, Entwicklungshelfer, Sozialpädagoge, Steinmetz.

Erfahrungsbericht Anna-Marie, geb. 04. Juli 1989 mit der Blutgruppe NULL

Die Blutgruppe NULL stärkt in Anna-Marie die schnelle Auffassungsgabe, das Durchsetzungsvermögen und ein starkes Leistungsstreben. Sie ist verantwortungsbewusst, objektiv und kontaktfreudig. Diese Stärken, verbunden mit den angeborenen Talenten, geben Anne-Marie grünes Licht für ein glückliches Leben in allen Bereichen, vor allem auch ein erfülltes Seelenleben. Das erfordert einen energiegeladenen Stoffwechsel.

Anna-Marie, geb. 04.07.1989		
Parameter	**Norm**	**pers. Wert**
Leukozyten	3.9-10.5	**6.2**
Erythrozyten	3.9-5,25	**3.7**
Hämoglobin	120-155	**119**
Hämatokrit	0.35-0.45	**0.37**
MCV	80-99	**81**
MCH	27-33	**29**
Monozyten	3.4-9.0	**6.6**
Kalium	3.5-5.10	**3.6**
Magnesium	0.7-1.05	**0.75**
Eisen	6.6-26.0	**7.2**
Kupfer	12.0-24.0	**17.2**
Fe/Cu Quot.	0.6-1.4	**0.41**
Bilirubin.	<21.0	**3**
Triglyceride	< 2.00	**1.5**
Cholesterin	0 - 5.00	**3.8**
HDL-Chol.	> 1.00	**1.5**
LDL-Chol.	< 3.0	**2.5**
Harnsäure	< 340	**295**
Harnstoff	< 8.3	**5.5**
Kreatinin	44 - 80	**79**
TSH	0.27-4.20	**3.6**
Ferritin	22-112	**21**
Zink	70-124	**69**

Das Blutbild

Die Schilddrüse ist ein relativ kleines Organ und wiegt durchschnittlich nur etwa 20 g. Sie wird im Verhältnis zu ihrer Größe sehr stark durchblutet und beansprucht etwa 60% des gesamten Blutstromes pro Stunde. Für eine ausgeglichene Tätigkeit der Schilddrüse ist die Blutbeschaffenheit ausschlaggebend, vorrangig der Eisengehalt des Blutes. Die Störungen des Eisenstoffwechsels im Organismus von Anna-Marie zeigen sich klar. Der Eisenwert mit 7.2 schwächt die Schwert-Legierung, den Fe/Cu-Quotient von 0.41. Die Erythrozyten mit ihrem Wert von 3.7 können nur schwerlich das leisten, was ihre Aufgabe ist. Sie enthalten den roten Blutfarbstoff Hämoglobin, der für die Sauerstoff- und Kohlendioxidbindung an die roten Blutkörperchen zuständig ist. Somit hängt die Sauerstoffversorgung und Energiegewinnung des Körpers stark von der Anzahl der vorhandenen roten Blutkörperchen ab. Da das Gehirn das empfindlichste Organ ist, können Kopfschmerzen hier ihre Ursache haben. Sind zu wenig Erythrozyten vorhanden, beeinflusst das Leistung und Lebensfreude, Autorität, Wissen, Durchsetzungskraft, Verstehen und Liebe. Das muntere Leben der Erythrozyten lässt sich mit allen Lebensvorgängen in Beziehung setzen. Den Erythrozyten und dem gesamten Immunsystem fehlt Zink. Zink ist an allen Regenerationsprozessen beteiligt. Alle Zellen, die sich im Angriffsfall besonders rasch teilen müssen, sind von einem Zinkmangel betroffen. Anna-Marie klagt über häufige Kopfschmerzen, über rasche Ermüdung und Konzentrationsmangel. Es fehlt ihr neben Zink, Eisen, Magnesium, Natrium und Kalium. Ein leidenschaftliches Verwirklichen ihrer Ideen ist kaum möglich. Der Energiestoffwechsel ist gebremst. Der Abbau von Glucose zur Energiegewinnung wird durch fehlenden Sauerstoff verlangsamt. Der Eisenspeicher Ferritin mit 21 kann die gewünschte Stabilität auch nicht ausreichend genug unterstützen. Galle, Schilddrüse, Milz und Nieren zeigen sich davon betroffen. Die Galle drückt die Lustlosigkeit und Unfähigkeit, sich zu behaupten mit dem niedrigen Bilirubin-Wert von 3 aus. Die Schilddrüse, als Schlüsselorgan für die Verbindung von Unterbewusstsein und Bewusstsein ist in ihrem Vermögen gedämpft, Lebensfreude und Licht in Anne-Maries Leben zu bringen. In einem trägen Stoffwechsel zeigt es sich auf der physischen Ebene. Aus dem hervorragenden HDL-Wert von 1.5 sprechen ihre Kinder: „Mami, du bist die Beste".

Ich lerne Anna-Marie kennen

Ihren Eltern fragt sie als Kind ein „Loch in den Bauch". Was sie einmal verstanden hat, setzt sie um und will das nächste wissen. Sie genießt es, der Mittelpunkt der Familie zu sein. Mit Hingabe züchtet sie Pflänzchen aus Samenkörnern. Für Hausaufgaben hat sie kein Verständnis. In dieser Zeit will sie lieber mit ihren Freundinnen Fußball spielen. Ihr Temperament ist ansteckend. Noch in der Ausbildungszeit zur Handelsfachwirtin wird sie schwanger und heiratet. Mit Zwillingen hat sie zwar nicht gerechnet, meistert aber doch mit ihren vielseitigen Begabungen die Herausforderungen einer jungen Familie samt Haushalt und großem Garten. Wegen Konzentrationsstörung und häufigem Kopfschmerz kommt sie zu mir in die Praxis.

Wochen später

Ich treffe Anna-Marie in einem Zumba-Kurs. Sie lässt sich vom Rhythmus mitreißen und steckt an. Hier ist sie der Mittelpunkt, den sie in der Familie an die beiden herzigen Zwillingsmädchen abgibt. Sie trainiert für ihr neues

Hobby: Stepptanz. Das Strahlen in ihren Augen zeigt, dass ihr Körper aus einem vollen Reservoir von Elektrolyten schöpft. Sie wirkt lebendig und macht aus ihrer jetzigen Aufgabe als Mutter ein Zusatzeinkommen. Als Tagesmutter betreut sie weitere Kleinkinder.

„Das Schönste, was eine Fee einem Kind in die Wiege legen kann, sind Schwierigkeiten, und die Kraft diese zu überwinden."
Alfred Adler

FRÜHLING + SOMMER + MITTE

Geburtstage mit den Koordinaten:

Frühling 3 und/oder 8, Sommer 2 und/oder 7, Mitte O und/oder 5

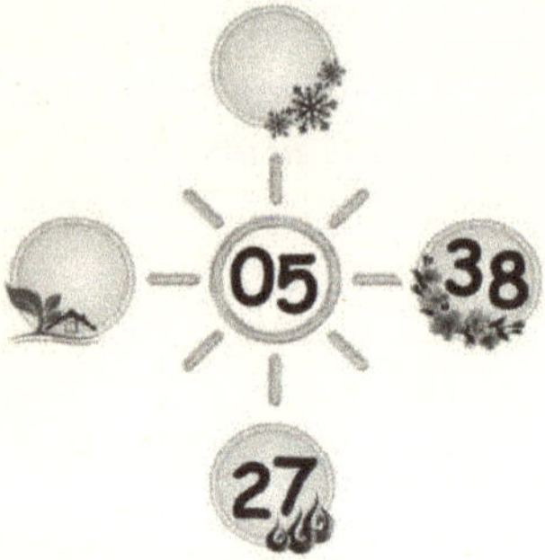

Das Richtige zum richtigen Zeitpunkt mit Temperament und Engelsgeduld

„Mit seiner charismatischen Ausstrahlung und seinem Temperament ist er überall beliebt. Er geht den Dingen auf den Grund, ist nicht oberflächlich und ist überall als zuverlässig bekannt." (22)

Eine besondere Kombination bringt der Mensch mit Frühling+Sommer+Mitte-Natur mit in das Leben. Er hat feine Antennen, reagiert schnell auf Unstimmigkeiten im Umfeld. Bestimmte Dinge lehnt er hartnäckig ab, andere strebt er bedingungslos an. Die Mitte gibt ihm die Besonnenheit, während der Sommer mit den kräftigen Farben das Temperament aufmischt. Der Frühling schenkt ihm ein tiefes Einfühlungsvermögen für große und kleine Dinge, für die Natur und das Schöne. Das Richtige im passenden Zeitpunkt zu tun, ist ihm in die Wiege gelegt. Er ist gutmütig und man tut gut daran, dies nicht auszunützen. Ansonsten kann er bockig werden, sich wie eine Muschel verschließen und nachtragend sein. Lange Studienzeiten liegen ihm gar nicht, außer er erkennt den Sinn dahinter und ist von Anfang an mit Feuer und Flamme dabei. Was ihn interessiert, das lernt er gerne und intensiv. Er ist bestrebt ein Umfeld von Frieden und Harmonie um sich herum aufzubauen und zu erhalten. Treten Konflikte auf, ist er der geborene Schlichter. Mit der stärkenden Mitte ist er der große Brückenbauer für tragfähige Verbindungen. Er bringt Extreme zusammen, bringt Lösungen für hartnäckige Probleme und setzt sich redegewandt und überzeugend für ein starkes Miteinander ein. Nein-Sagen ist nicht seine Stärke. Er setzt sich voll und ganz für eine Sache ein und merkt oft zu spät, dass er seine Kräfte aufgebraucht hat, mitunter sogar bis zur Selbstverausgabung. So kann es vorkommen, dass die eigenen Bedürfnisse unter die Räder kommen. Wenn das auf längere Zeit der Fall ist, wird er krank.

Die Kraft zum Nein-Sagen kann er mit der Farbe Weiß oder Blau/Schwarz stärken. Mit seinem Charisma und der Redegewandtheit findet er den Sponsor für soziale Projekte bei Personen mit einer 4 oder 9 in den Geburtskoordinaten. An die Öffentlichkeit kommen die Projekte dann über eine Winter-Natur.

Was immer er tut, er tut es gerne und ohne finanziellen Anreiz. Entwicklungshelfer brauchen solche Qualitäten, Bio-Bauern, Naturschützer, Ethnologen. Mit seinem großen Einfühlungsvermögen, der überzeugenden Redegewandtheit und der besonnenen Mitte liegt seine Stärke insbesondere in sozialen und medialen Berufen, wie Krankenpfleger, Erzieher, Künstler, Journalist, Trainer, Rechtsanwalt, Richter und Heiler.

Erfahrungsbericht Susan, 08. Juli 1985, Blutgruppe NULL

Susan schätzt die Kraft der NULL, die Kraft des Jägers und Kämpfers. Sie braucht diese Kräfte, um sich zu behaupten und abzugrenzen. Ein Mensch mit der Blutgruppe NULL liebt die Herausforderung, ist leistungsstark, populär, kontaktfreudig, zielbewusst.

Das Blutbild

Die Schilddrüse, das Schmetterlingsorgan ist das Organ des Ausdrucks, der Entwicklung und der Entfaltung der Lebensaufgabe. Susans Redegewandtheit und Überzeugungskraft spiegelt sich in der Verfassung der Schilddrüse. Der Wert mit 1.36 liegt einigermaßen im guten Bereich. Wie geht es der Schilddrüse wirklich? Der Monozyt von Susan ist mit dem Wert 8.6 erregt und sehr aktiv. Offenbar steht er im Einsatz unter erschwerten Bedingungen. Worüber ärgert sich Susan so vehement? Ein Blick auf das Schwert, auf den Eisengehalt mit 3.7 und der völlig untauglichen Schwertlegierung von Fe/Cu 0.2 zeigen die ersten Schwierigkeiten in der Durchsetzungskraft. Die Blutbeschaffenheit mit Hämoglobin, Hämatokrit, MCV weist auf ein schnell fließendes Blut hin, dem es an dem stabilisierenden Element Eisen mangelt. Warum ist das Verteidigungssystem von Susan geschwächt? Neben Eisen fehlen die Energie aufbauenden Elektrolyte Natrium und Kalium. Das System ist sauer, der Kohlenhydrat-Stoffwechsel ist gestört. Deutlich zeigt sich das an dem niedrigen Wert der Neutrophile in Verbindung mit einem hohen Wert der Lymphozyten. Die Neigung zur Glutensensitivität ist mit der Blutgruppe NULL vorgegeben. Die Kräfte des Immunsystems haben sich verausgabt. Natrium ist das Salz des Lebens, der Freude, Harmonie und Schönheit.

Susan kämpft für ein friedliches Miteinander, dafür bräuchte sie mehr Natrium. Der niedrige Eisengehalt beeinflusst die Gallentätigkeit. Dahinter liegt die Milz, sie ist verantwortlich für die Auslösung von Eisen aus Hämoglobin. Bekommt die Milz nur ungenügend Hämoglobin, greift sie in den Eisenspeicher, Ferritin. Doch auch hier liegt kaum noch Vorrat. Der Wert mit 7 ist weit unter der Norm. In Susans Situation sind mit diesem Eisenmangel Galle, Schilddrüse, Leber und Milz betroffen. Es staut in den dünnen Gallengängen zwischen der Leber und der Galle. Frust und Aggression stauen wie in einem Dampfdrucktopf. Eisen steht für innere Stabilität, für die Fähigkeit Nein zu sagen. Susan weicht Konflikten aus. Ihr System leistet zurzeit nur marginal Widerstand. Die Thrombozyten weisen mit ihrem erhöhten Wert auf eine Blockade, ein Abkapseln hin, um Zeit für Regeneration zu finden. Der hohe Cholesterin-Wert deutet auf ein erhöhtes Schutzbedürfnis hin. Wovor schützt sich Susan? Ist es Dauerstress? Ist sie mit Arbeiten beschäftigt, die sie langweilen? Steht sie momentan vor einer großen Veränderung? Schützt sie sich vor tief emotional empfundenen Schmerz oder liegt hier ein unverwirklichter Traum?

Susan , 08.07.1985, BG NULL		
Parameter	**Norm**	**pers. Wert**
Erythrozyten	3.9- 5,25	**4.77**
Hämoglobin	120-155	**106**
Hämatokrit	0.35-0.45	**0.34**
MCV	80 - 99	**70**
MCH	27 - 33	**22**
MCHC	315 - 360	**315**
Thrombozyten	160 - 370	**435**
Neutrophile	39.9 - 74	**38**
Lymphozyten	19-48	**49**
Monozyten	3.4 - 9.0	**8.6**
Kalium	3.5-5.10	**3.9**
Natrium	136-145	**135**
Eisen	6.6 - 26.0	**3.7**
Kupfer	12.0-24.0	**22.7**
Fe/Cu Quot.	0.6-1.4	**0.2**
Bilirubin	<21.0	**15.8**
Gamma GT	<36	**11**
GOT	<35	**18**
GPT	<35	**14**
Amylase	< 53	**12**
Triglyceride	< 2.00	**0.9**
Cholesterin	0- 5.00	**6.4**
HDL-Chol.	> 1.00	**2.7**
LDL- Chol.	< 3.0	**3.7**
TSH	0.27-4.20	**1.36**
Vit D3	80 -150	**88**
Ferritin	23-160	**7**

Ich lerne Susan kennen

Es war nicht leicht einen Termin mit Susan zu vereinbaren. Die Mittagspause dauert nur 30 Minuten, das reicht nicht für ein ernsthaftes Gespräch. Nach der Arbeit geht sie entweder zur Sprachschule oder zu den Eltern.

„Wenn du heute frei wählen könntest, was wäre dein Wunschberuf?“, frage ich. Susan lehnt sich zurück, die Augen blitzen und sie atmet freier. „Entwicklungshelferin“! Alle erforderlichen Ausbildungen waren bereits absolviert als Susan dem Willen der Familie nachgab. „Das ist zu gefährlich. Du bist zu Besserem geboren“. Ich spreche Susan auf ihre Talente, Neigungen und Schwächen an. Sofort erzählt sie aus ihrer jetzigen Situation. Nur noch zehn Wochen, dann bricht sie mit ihrem Freund zu einer Weltreise auf. Das Geld hierzu stammt aus einer langweiligen zwei-jährigen Tätigkeit in einem Bundesarchiv. Sie hat kaum Kontakt mit ihren Kollegen, keine Telefonate, nur trockene, staubige Arbeiten. Um Geld zu sparen, ist sie wieder zu ihren Eltern gezogen und somit in familiäre Reibereien verwickelt. Wo immer es geht, greift sie schlichtend ein. In diesem Spannungsraum von kontaktloser Archivarbeit und familiären Forderungen ohne Regenerationsmöglichkeit verbringt sie ihre Tage.

Wochen später

Susan ist sichtlich erleichtert. Das Englisch-Diplom hat sie in der Tasche, das Immunsystem ist aufgebaut, der Rucksack ist gepackt und sie ist bereit für eine Reise ins Unbekannte, eine Reise mit ihr und für sie selbst. Nur der erste Stopp in Perth, Australien ist geplant. Alles andere darf sich entfalten. Vielleicht kommt auf dieser Reise die Liebe zur Entwicklungshelferin erneut zum Vorschein, diesmal mit bleibendem Erfolg?

„Geh aufrecht wie die Bäume.
Lebe dein Leben so stark wie die Berge.
Sei sanft wie der Frühlingswind.
Bewahre die Wärme der Sonne im Herzen
und der große Geist wird immer mit dir sein.“
Weisheit der Navajo

FRÜHLING + HERBST + MITTE

Geburtstage mit den Koordinaten:

Frühling 3 und/oder 8, Herbst 4 und/oder 9, Mitte 0 und/oder 5

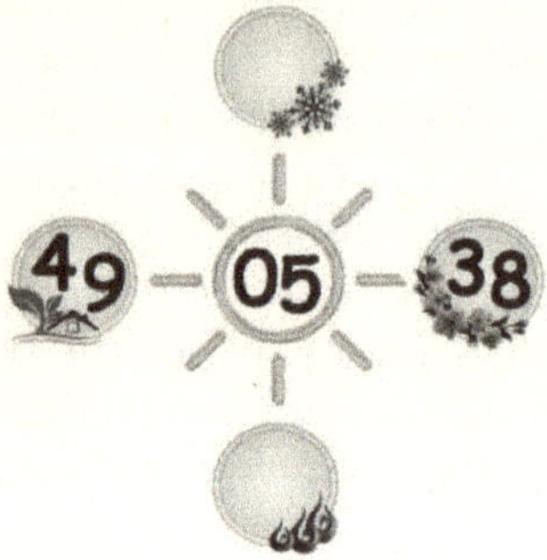

Natürliche Sinnhaftigkeit und Erfolg
Kreativ, natürlich und ehrgeizig

„Diese Zahlen finden sich bei außergewöhnlichen Menschen, die auch für einen Alleingang im Leben die nötige Ausrüstung zur Verfügung hätten.“ (22)

Die Lebensfreude weckenden Kräfte des Frühlings wandern über die harmonische Brücke der Mitte zur Verwirklichung in den erfolgsorientierten beharrlichen Herbst. Unendliche Geduld kann manchmal zu häufigem Verweilen entlang des Weges einladen. Ein Mensch mit einer Frühling+Mitte+Herbst-Natur braucht Ruhe und Abstand bis er seinen eigenen Rhythmus gefunden hat. Er fühlt sich tief in natürliche Rhythmen und Vorgänge ein. Er begeistert sich für die Harmonie in der Natur und kann sich ehrgeizig mit Zahlen und handwerklichen Dingen beschäftigen, solange etwas Schönes dabei entsteht. Bei uninteressanten Dingen wendet er sich ab, wobei er seine eigenen Maßstäbe hat. Das zeigt sich vor allem in der Schule, im Studium und im beruflichen Leben. Der angeborene Pfleger in ihm ist in allen seinen Tätigkeiten wahrzunehmen. Er pflegt seine Kontakte und kann ehrgeizig bis stur innere wirtschaftliche Zusammenhänge erspüren. Ausdauer und Geduld verhelfen seinen handwerklichen Fähigkeiten zum Erfolg. Als Musiker behandelt er sorgsam sein Instrument. Im sozialen Bereich ist er fürsorglich und kommt immer wieder mit erfrischenden Vorschlägen. Er kann sich mit seiner Heimat verwurzeln oder mal und hier dort seine Zelte aufschlagen. Die Frühling+Mitte+Herbst-Natur ist ein beliebter Gesprächspartner. Er hat den Bezug in tiefe menschliche Zusammenhänge und die Leichtigkeit, mit bildschaffenden Worten darüber zu sprechen. Mit Hingabe verfolgt er das Gespräch und lauscht mit all Sinnen. Auf ihn ist Verlass.
Sicherlich ist es angesagt, sich mit unterstützenden Kräften des Winters zu beraten, sobald die Idee in die Öffentlichkeit strebt. Mit feuriger Werbung

aus der Hand einer temperamentvollen Sommer-Natur gelingt dann die Umsetzung. Die Mitte freut sich und wirkt in alle Richtungen ausgleichend. Die kräftigen roten und blauen Antioxidantien in den Früchten bringen Temperament und Bestimmung in Fluss. Sie sorgen auch für ein anregendes Stoffwechsel-Feuer.

Geniale Musiker und Künstler entwickeln sich aus diesem Spannungsbogen. Geduld und fröhliches Einfühlungsvermögen stärken allen sozialen Berufen den Rücken und sorgen für Ausdauer. Bankier, Politiker, Erfinder, Solartechniker, Sozialpädagoge, Diakon, Dolmetscher oder Mediator können neben vielen anderen mit diesen Talenten ihre innersten Träume verwirklichen. Manchmal findet dieser Mensch erst spät seine wirkliche
Berufung.

Erfahrungsbericht Theo, geboren 04. März 1980 Blutgruppe AB

Theos Blutgruppe AB balanciert wie eine Wippe die beiden Gegensätze von reiner erfolgsorientierter Geschäftstüchtigkeit hin in tiefes, seelisches Einfühlungsvermögen und soziales Handeln, von Bio-Bauernhof zu High-Tech-Terrassenhaus. Sobald Theo die Gestaltung seines Lebens selbst übernimmt, bewegt er sich fließend in diesen beiden Welten und kommt für sich zur Ruhe. Der Verdauungstrakt ist bei Menschen mit der Blutgruppe AB empfindlich, oft fehlt ausreichend Magensäure und Alkalische Phosphatase.

Das Blutbild

Die Gamma GT mit dem Wert von 52 und der hohe Cholesterin-Wert von 242 Die Schilddrüse spiegelt mit dem TSH-Wert von 0,87 Theos Antriebslosigkeit und Resignation. Eine ehrliche elterliche Herzenswärme fehlt hier. Wie kann der Monozyt mit 4 seine Stellung halten mit einem Schwert, das nur die Minimalanforderungen an Härte garantiert? Der Fe/Cu-Quotient von 0,28 ist lethargisch geworden, ohne innere Eisen-Stabilität.
Theo leistet wenig Gegenwehr äußeren Einflüssen aus der Vergangenheit gegenüber. Das deutet auf eine Leber-Galle-Schwäche hin. Frust und Aggression staut sich in den feinen Leber-Galle-Gängen. Offensichtlich belasten Toxine den Stoffwechsel, möglicherweise Alkohol. deuten darauf hin.

Das strukturbildende Cholesterin ist mit HDL und LDL lebenswichtig für funktionsfähige Zellen. Diese benötigen ein ausgewogenes Verhältnis von HDL- zu LDL-Cholesterin für eine strukturell geschlossene, aber gleichzeitig selektiv durchlässige Zellmembran, vor allem im Bereich des Nervensystems. Theos Körper scheint sich sehr stark um Reparatur- und Aufbautätigkeit bemühen zu müssen. Theo schottet sich ab und verkapselt sich nach innen. Der Cholesterin-Wert von 242 stört mit dem wachsenden Fettmantel die erforderlichen Zellreparaturen. Die Harnsäurewerte zeigen Theos Ohnmacht aus diesem harten Generationengefängnis herauszukommen. Der Griff zur Flasche lässt ihn das vergessen. Besser wäre es, er würde täglich eine starke Dosis Vitamin-D3 schlucken. Die Psyche reagiert sehr schnell auf dieses Sonnenhormon.

Theo, geb. 04.03.1980, BG AB		
Parameter	**Norm**	**pers. Wert**
Hämatokrit	0,40-0,51	**44.6**
Thrombozyten	150-380	**194**
Eosinophile	1 - 5.	**0**
Baseophile	0 – 3	**0**
Monozyten	2 – 8	**4**
Kalium	3,7-5,5	**4.6**
Magnesium	1,8-2,5	**1.9**
Phosphor	0.9-1.5	**1**
Eisen	48 - 152	**33**
Kupfer	70-140	**120**
Fe/Cu Quot.	0,6-1,4	**0.28**
Bilirubin	<1,2	**0.3**
Gamma GT	<66	**52**
GOT	10-50.	**22**
GPT	<35	**23**
Chol.Esterase	5320-12920	**11256**
CK-NAC	<175	**79**
Triglyceride	74-175	**168**
Cholesterin	150-230	**242**
HDL-Chol.	>50	**51**
LDL-Chol.	<150	**155**
Harnsäure	3,5-7	**6.1**
TSH	0,3-2.8	**0.87**
Vitamin D3.	80-150	**23.3**

Ich lerne Theo kennen

Theo ist ein sensibles Baby mit häufigen Magenschmerzen und unruhigem Schlaf. Es dauert eine Weile, bis der kleine freundliche Theo mit den harten Weltregeln Freundschaft schließt. Er wächst mit seiner um zwei Jahre jüngeren Schwester in einem geordneten Industriellenhaushalt auf. Die weißhaarige Großmutter kocht für die Kinder, der konservative Großvater lehrt Theo gutes Benehmen, Erscheinen und Fleiß, während sich die Eltern für das Wohlergehen der Firma einsetzen. Theo wird als designierter Erbe in seine Rolle als zukünftiger Firmeninhaber hinein-erzogen. Dabei ist er gerne der Träumer und langsame Entscheider. Einzig beim Klavierspiel ist seine Sehnsucht nach

Freiheit spürbar. Wut und Frust erhalten wortlos einen hör- und erfahrbaren Ausdruck. Melancholische Töne kommen aus der Tiefe seiner Seele, durchbrechen in wilder Emotionalität die krustigen Erwartungsformen der Erwachsenen und geben sich in sprudelnder Kraft der Lebensfreude hin.
In der Firma ist Theo meist bei den einfachen Arbeitern zu finden und erfährt auf diesem Weg deren Sorgen, Freuden und Beweggründe. Am liebsten würde er Psychologie studieren. Sein Herz liegt im Erfassen und Wahrnehmen tiefer Bewusstseinsströme des Lebens. Dazu gehören für ihn nicht die Geldströme. Als Juniorchef studiert er Betriebswirtschaft und führt einige Jahre später mit seinem Vater zusammen die Firma. Seine soziale Ader prallt oft auf Unverständnis bei seinem Vater. Er will z.B. einen Betriebskindergarten gründen, doch dem Vater sind die Kosten zu hoch. Die Beziehung zu seinen Eltern ist entsprechend angespannt. Er steht mit diesen Konflikten allein. Seine einzige Verbündete, die Schwester, studiert an der Harvard University in USA. Nur über Alkohol findet Theo am Abend zur Ruhe. Ich lerne ihn bei einer Betriebsversammlung kennen. Rasch kommen wir kommen ins Gespräch.

Nach vielen Wochen

Theo fliegt zu seiner Schwester in die USA. Sie mieten sich ein Wohnmobil und genießen die Zeit in der wilden und ausdrucksstarken Natur. Theo kommt zur Ruhe und in Gesprächen mit seiner Schwester zu einer wichtigen Entscheidung. Die Schwester wird nach ihrem Studium in die elterliche Firma einsteigen. Theo will nach Florenz und dort Psychologie und Musik studieren. Noch steht das Gespräch mit den Eltern aus. Auch sie werden umdenken müssen.

„Der Weg durch die Wüste ist kein Umweg.
Wer nicht das Leere erlitt, bändigt auch nicht die Fülle;
wer nie die Straße verlor, würdigt den Wegweiser nicht."
Friedrich Schwanecke

SOMMER + HERBST + MITTE

Geburtstage mit den Koordinaten:

Sommer 2 und/oder 7, Herbst 4 und/oder 9, Mitte 0 und/oder 5

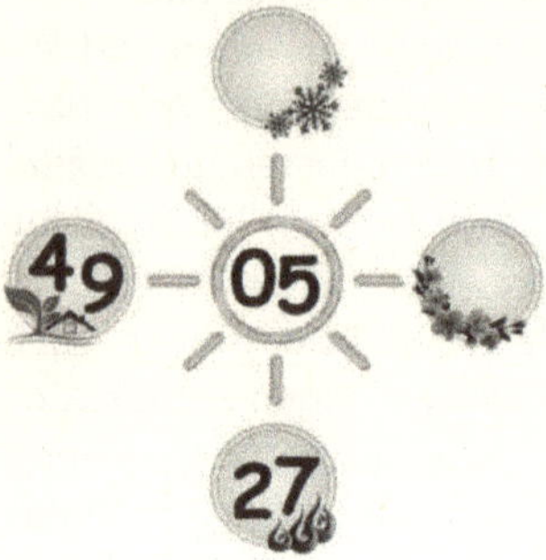

Praktische Lösungen überzeugen beharrlich zu einem guten Start verhelfen

„Das hätte man schon längst erfinden müssen ... diese Menschen denken solche Ideen zu Ende und setzen sie dann noch in die Wirklichkeit um.“ (22)

Neugierig kommt ein Mensch mit Sommer+Herbst+Mitte-Natur zur Welt. Spielsachen, die auseinander zu nehmen sind, interessieren ihn von Anfang an. Er ist handwerklich begabt, neugierig, interessiert und bleibt beharrlich bei einer greifbaren Aufgabe. Er gibt nicht Ruhe, bis etwas perfekt funktioniert und erfindet dafür kleine Tricks und neue Lösungen. Die Kräfte der Mitte halten ihn in der Waage. Er ist tiefsinnig, schöpferisch und hilfsbereit. Man kann sich auf ihn verlassen. Mit großem Elan erforscht er bisher ungelöste technische Probleme. Leidenschaftlich vertritt er seine Gedanken und will jeden von der neuen Technik überzeugen. Mit seiner scharfsinnigen und zugleich freundlichen Art findet er überall Gehör, er kann seine Lösungen überzeugend vortragen. Wenn ein Projekt nicht die erwartete Anerkennung findet, zieht er sich erst einmal zurück, schmollt, grübelt und verändert. Er erfasst natürliche Vorgänge blitzschnell und setzt sie für seine Vorhaben ein. Nichts will er als unmöglich gelten lassen. Er ist begeistert von neuen Technologien und will jeden davon überzeugen. Das Einfühlungsvermögen in andere Denkweisen fehlt ihm manchmal. So bleibt es nicht aus, dass er in so manches „Fettnäpfchen“ tritt. Die Farbe Grün hilft ihm zu mehr Klarheit und tiefem Abwägen. Alles, was er sich erträumt, erscheint für ihn möglich. Er knüpft mit Leichtigkeit neue Kontakte. Für die Verwirklichung seiner Vorhaben braucht er immer Geld, was meist vorhanden ist. Macht er sich mit seinen Projekten selbstständig, tut er gut daran sich mit einem Partner mit Winter-Natur zu umgeben, der ihn mit Weitblick und Sensibilität begleitet. Er vertraut seinem Partner und ist am Boden zerstört, wenn dies aus Eigennutz missbraucht wird. Die bestimmende Farbe Schwarz stärkt ihn und fördert den Mut mit seinen Projekten in die Öffentlichkeit zu gehen. Grün dient ihm als Kraftspender und vermittelt Erkenntnisse aus anderen Bereichen. Geborene Erfinder kommen mit dieser Sommer+Herbst+Mitte-Natur, sowie Entdecker, Raketenbauer, Handwerker, Physiker, Architekten, Verkehrstechniker, Monteure, Sportler, Energetiker, Entwickler.

Erfahrungsbericht Markus, geb. 07. September 1940, Blutgruppe NULL

Die Blutgruppe NULL stärkt seinen Kämpfergeist und hilft ihm Führungsqualität zu entwickeln. Beharrlich verfolgt er sein Ziel. Das Immunsystem gibt ihm den erforderlichen Schutz.

Markus geb. 07.09.1940 BG NULL		
Parameter	**Norm**	**pers. Wert**
Neutrophile	39.-74	**67.4**
Lymphozyten	19 - 48	**18.1**
Eosinophile	0.0-7.0	**2.8**
Baseophile	< 1	**0.7**
Monozyten	3.4- 9.0	**8.7**
Kalium	3.5-5.10	**4.1**
Natrium	136-145	**136**
Calcium	2.02-2.60	**2.38**
Magnesium	0,7-1.05	**0.7**
Fe/Cu Quot.	0.6 -1.4	**0.9**
Bilirubin	<21.0	**6**
Gamma GT	<61	**45**
GOT	10 - 50.	**33**
GPT	<50	**38**
HbA1 C	4,5-5,7	**6.3**
Triglyceride	< 2.00	**2.5**
Cholesterin	0 -5.00	**6.2**
HDL-Chol.	> 1.00	**0.6**
LDL-Chol.	< 3.0	**3.6**
Harnsäure	< 417	**420**
TSH	0.27-4.20	**0.48**
Vitamin D3	50-140	**22**

Das Blutbild

Die Schilddrüse mit dem TSH-Wert von 0.48 zeigt den aktiven seelischen Stress. Der Grundumsatz ist gesteigert, das heißt, es wird mehr Energie umgesetzt als für die Aufrechterhaltung der Grundfunktionen erforderlich ist. Woher kommt die Energie?
Der Monozyt mit 8.7 ist ebenfalls sehr aktiv. Sein Schwert mit der Eisen-Kupfer-Legierung von 0.9 ist durchaus einsatzscharf. Die Eliteeinheit im Immunsystem, die Lymphozyten, sind mit einem niedrigen Wert von 18,1 geschwächt. Das kann von einem eben abgewiesenen Angriff kommen oder von einer Störung in der Regeneration. Eine Irritation im Kohlenhydrat-Stoffwechsel oder in den Leber-, Galleprozessen kann dies verursacht haben. Markus hat Angst und fühlt sich gelähmt. Der Feind ist stark gewesen. Der niedrige Magnesium-Wert von 0.7 gibt den ersten Hinweis auf eine Störung im Zucker-Prozess in Richtung diabetischer Stoffwechsellage. Markus weigert sich zur-

zeit Energie aufbauende Kontakte herzustellen. Er schluckt seine Gefühle und regt sich innerlich über die Gewalt anderer auf. Natrium mit dem niedrigen Wert von 136 lässt die Dynamik des Lebens nur begrenzt wirksam werden. Der hohe HbA1c-Wert von 6.3 bestätigt in Verbindung mit dem hohen Triglycerid-Wert von 2.5 die Entwicklung in Richtung Diabetes. Die Süße des Lebens ist vorhanden und kommt nicht genug zum Tragen. Dahinter liegen Leber-Galle-Prozesse. Bilirubin als Ausdruck der Galle fließt spärlich. Markus hadert mit Vergangenem. Mangelnde Treue zu sich selbst, zu seinem eigenen Lebensplan macht es schwer den jetzigen Augenblick wertfrei zu ergreifen. Die Leber kann die Leichtigkeit nicht hervorbringen, ihre Energie fließt in alle Richtungen. Die Fähigkeit, sich gegenüber emotionaler und physischer Ausbeutung, gegenüber Angriffen und Manipulation angemessen behaupten zu können, ist schwach. Der fehlende Schutz der Leber führt zu Schwäche. Die Unfähigkeit zur Abgrenzung und zum Neinsagen führt zu einer übersteigerten, aggressiven Abgrenzung. Deutlich zeigt sich das in den erhöhten Triglycerid- und Cholesterin-Werten. Harnsäure kristallisiert die Härte des Lebens. Der Balsam der Seele, Vitamin D3, braucht unbedingt Verstärkung. Markus und sein Körper sehnen sich nach einer Leichtigkeit des Jetzt, die unangreifbar macht.

Ich lerne Markus kennen

Alles was nicht niet- und nagelfest ist, untersucht er schon als kleines Kind. Er ist freundlich und erobert sich die Welt der mechanischen Dinge. Neben der Schule beginnt er leidenschaftlich alte Autos zusammenzubauen. Er studiert Maschinenbau und jobbt bei Firmen in der Rüstungs- und Flugzeugbauindustrie. Nebenbei tüftelt er an einem neuartigen Bewegungssystem, angetrieben mit alternativen Energien. Viele Jahre ist er fest angestellt mit einem großen Verantwortungsbereich. Seine technische Entwicklung lässt er patentieren und macht sich kurz darauf mit einem Partner selbstständig. Viel zu wenig kümmert er sich um finanzielle Regelungen und um ein besonnenes Schritt-für-Schritt-Vorgehen in der Vermarktung. Nach fünf Jahren unermüdlicher Anstrengung muss er einsehen, dass sein Partner schon lange eigennützige Ziele verfolgt. Völlig verausgabt kapituliert er und geht durch eine lange Depressionsphase. Depression folgt immer dann, wenn die Seele nichts mehr zu sagen hat, wenn die Vision nicht mehr führt.
Depression ist eng mit einem Mangel an Selbstachtung verbunden. Sie ist die Weigerung nach einem Verlust, einem zerbrochenen Traum und einer Sache, von der Markus glaubte, sie würde ihn glücklich machen, im Leben weiter zu gehen. Markus kommt in die Praxis wegen nächtlicher Wadenkrämpfe und Schlaflosigkeit.

Viele Wochen später

Die neue Brille steht Markus gut. Die leichte Form mit grünen Bügeln drückt den Aufbruch in Neues aus. Markus ging in seiner analytischen Art an die Wurzel der Depression.

In der damaligen Situation war er mit sich selbst unzufrieden. Er wollte sein Antriebssystem unbedingt bauen, doch es fehlte ihm das erforderliche Kapital dazu. Sein Haus war bereits mit Hypotheken belastet und der Schwiegervater wollte sich erst finanziell beteiligen, wenn der Prototyp funktioniert. Als ein Geschäftsmann ihm das große Geld versprach, willigte er sofort ein. Er handelte als Bittsteller und nicht als genialer Schöpfer. Nach dem Abbruch des Projektes gab er den anderen die Schuld, dem Schwiegervater, dem Geschäftsmann, der Zeit und dem Schicksal. Er sah sich selbst als Opfer. Loslassen, sich verzeihen und lieben sind Wege da heraus.

Zwischenzeitlich kommentiert er auf Internetforen Fragen zu technischen Details. So ist eine Firma, die sich auf Tesla-Technologien spezialisiert, auf ihn aufmerksam geworden. Für diese Firma prüft er nun neue Konzepte und gibt seine lösungsorientierten Kommentare dazu. Er ist in seinem schöpferischen, kreativen Element. Für das Finanzielle ist gesorgt.

„Wir sollten den Kosmos nicht mit den Augen
des Rationalisierungsfachmanns betrachten.
Verschwenderische Fülle gehört seit jeher zum Wesen der Natur.“
Wernher von Braun

WINTER + FRÜHLING + SOMMER + HERBST

Geburtstage mit den Koordinaten:

Winter 1 und/oder 6, Frühling 3 und/oder 8
Sommer 2 und/oder 7, Herbst 4 und/oder 9

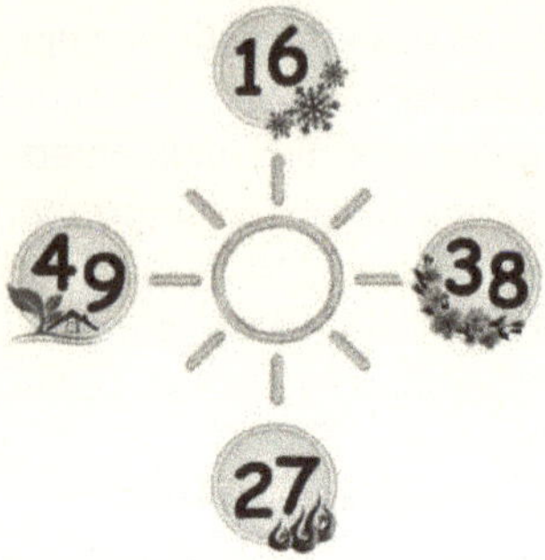

Mit tiefgründigem Charisma unkonventionelle Träume verwirklichen

„Er ist sehr gefühlvoll und besitzt einen starken Gerechtigkeitssinn. Er setzt sich für Minderheiten ein. Viele Freunde braucht er nicht, aber die wenigen, müssen verlässlich sein." (22)

Ein Kind mit der Winter+Frühling+Sommer+Herbst-Natur ist ein liebenswertes, ruhiges Kind. Es beschäftigt sich bevorzugt im Freien und bastelt leidenschaftlich gerne. Am Bach konstruiert es ein Wasserrad, im Wald muss es ein Zelt aus Ästen sein und im Garten sorgt ein Wasserlauf für bequemes Gießen. Dieser Mensch liebt seine Ruhe, Zeit zum Träumen, zum Hinterfragen, Tüfteln und Abwägen. Er kann sich in ein Gedankenprojekt und in dessen Verwirklichung einfühlen und gestaltet daraus einen Plan, setzt Prioritäten und geht dann entschlossen an die Verwirklichung. Er denkt, lernt und übt gerne im Stillen und kommt erst dann an die Öffentlichkeit, wenn er etwas zu sagen hat. Hohe Ansprüche an sich selbst und andere können Entscheidungen verzögern. Da kann es sein, dass er den optimalen Einsatzzeitpunkt verpasst. Nicht selten will er es trotzdem wissen und setzt stur all seine Kräfte ein, um dennoch an das Ziel zu kommen. Er will ernst genommen werden. Wenn das nicht geschieht, kann er sich zum Grübeln abrupt in ein Schneckenhaus verziehen. Die Farbe Gelb hilft ihm und durchdringt seine tiefen Gedanken mit einer leichten, die Seele wärmenden Brise. Ausgleich findet er auch in sonnigen Gebieten und bei Menschen mit sonnigem Gemüt.
Geschäftstüchtig und erfolgsorientiert ist er, scharfsinnig und begeisterungsfähig. Bei allem was er tut, muss etwas dabei herauskommen.
Vielseitige Möglichkeiten tun sich hier als Berufsfelder auf, oft auch als „Spätzünder". Die genialen Handwerker sind hier zu Hause, Immobilienmak-

ler mit der feinen Spürnase für Gewinn, eine Hausfrau und Mutter mit vollem Vorratskeller und vier Kindern, ein charismatischer Politiker mit entschlossenen Zielen, eine hingebungsvolle Lehrerin in einer Inklusionsklasse, ein visionärer Zellbiologe, eine sensible Rosenzüchterin.

Erfahrungsbericht Isabel geboren 18. Juli 1964,Blutgruppe A

Die Blutgruppe A stärkt Isabel darin, aus der besonnenen Mitte heraus zu handeln. Mit beiden Beinen auf der Erde verwirklicht sie ihre Träume, Pläne und Aktionen. Loyalität, Opferbereitschaft, Mut, Beharrlichkeit, Weitblick, Wahrheit und Harmonie sind Qualitäten dieser Blutgruppe. Glutenhaltige Nahrungsmittel oder Kuhmilchprodukte können dem Stoffwechsel Schwierigkeiten bereiten.

Isabel, geb. 18.09.1974, BG A		
Parameter	**Norm**	**pers. Wert**
Leukozyten	4,4-11,3	**5.2**
Erythrozyten	4,1-5,1	**3.9**
Hämoglobin	12-16.	**12**
Hämatokrit	35 - 45.	**36.3**
MCV	83 - 97	**91**
Neutrophile .	50-70	**42**
Lymphozyten	25- 40	**45**
Monozyten	2 – 8	**5**
Kalium	3,7-5,5	**4.5**
Natrium	136-150	**139**
Eisen	48 - 152	**85**
Kupfer	70-140	**114**
Fe/Cu -Quot.	0,6-1,4	**1.12**
Bilirubin	<1,2	**0.3**
Amylase	28-100	**63**
Lipase	< 60	**73**
HbA1 C	29 - 43	**38**
Glucose	65 - 110	**91**
CK-NAC	<140	**155**
Triglyceride	74-175	**56**
Cholesterin	150-230	**192**
HDL-Chol.	>50	**91**
LDL-Chol.	<150	**90**
Eiweiß	66 - 87	**72**
TSH	0,3-2.8	**1.95**
Vitamin D3	30-96	**19**

Das Blutbild

Eine starke Kommunikationsfähigkeit ist das Zeichen für Isabels Schilddrüse. Damit ist nicht oberflächliches Reden gemeint, sondern sich gegenüber anderen verständlich auszudrücken und sich selbst und andere zu verstehen. Ein gesundes Gleichgewicht zwischen Fühlen und Denken scheint sich mit dem TSH-Wert von 1.95 zu zeigen. Der Monozyt mit einem Wert von 5 verteidigt aufmerksam sein Aktionsgebiet. Allerdings verliert er Schlagkraft durch eine von der Galle ausgehende Eisenstoffwechselstörung. Eine Störung der Sauerstoffversorgung zeigt sich im niedrigen Wert der Erythrozyten. Es fällt Isabel zurzeit schwer ihre Ideen in Tat und Handlung umzusetzen. Sie

kämpft gegen alte Gedankenmuster an, die ihren Selbstwert ankratzen. Das Thema Selbstwert spiegelt sich in Milz, Bauchspeicheldrüse und in den Triglyceriden wider.
Die Kraft des Jetzt, das Ja zur Gegenwart, das ist die Stärke der Milz. Alles, was uns den Weg zur inneren Bestimmung finden lässt, ist gut für die Milz. Die Milz ist das Organ der Freude, der Leichtigkeit. Übermäßige Sorge, Zorn und negatives Denken erschöpfen die Milz und machen krank. Überalterte Zellen werden entsorgt und neue aufgebaut. Die Milz zeigt, dass das Ende eines Blutkörperchens nicht das Ende des Organismus als Ganzes ist. So ist das Erwachsenwerden der eigenen Kinder nicht das Ende der Familie sondern sinnvoller, natürlicher Neubeginn.
„Leben ist ein Spiel und keine ernste Pflicht, komm lass uns einmal richtig lachen", will die Milz Isabels Bauchspeicheldrüse zurufen. Dort wird aufgespalten, zerkleinert, im Akkord produziert, ausgestoßen und weitergegeben. Hier in diesem Bauchspeicheldrüsen- und Milzbereich begegnen sich Blut und Nerv unmittelbar. Isabels Emotional- und Mentalkörper sind davon betroffen. Informationen aus dem Unterbewusstsein wie Glaubenssätze schüren Ängste in jeglicher Form. Das für den Fett-Stoffwechsel wichtige Enzym Lipase mit dem leicht erhöhten Wert von 73 zeigt Isabels Opfersituation. Die Triglyceride mit einem Wert von 56 geben Isabels Zellen nur ungenügend Schutz gegen die Stürme der Zeit und Geschehnisse. Isabel erfährt positive Unterstützung im höheren HDL-Wert von 91. Eine Wandlung steht an, ein entschlossener Schritt mit der Kraft des Jetzt. Eine große Dosis Sonne in Form von Vitamin D3 wird sie dabei unterstützen.

Ich lerne Isabel kennen

Sie wächst in einer ländlichen Gegend auf, vergisst beim Spielen am Bach oder mit den Katzen des Bäckers die rechte Zeit nach Hause zu gehen. Sie erlebt sich als Spätzünder. Erst als sie ihre Liebe zur Biologie entdeckt, strengt sie sich in der Schule an. Sie lernt viel und gründlich. Noch während des Studiums heiratet sie und setzt sich selbstlos für das Werden der jungen Familie ein. Beim Hausbau legt sie die Fliesen, schreinert Tische und Bänke. Sie geht zu professionellen Handwerkern, schaut ihnen Rat einholend über die Schulter. Sie engagiert sich für die Asylantengruppe im Ort und setzt bessere Lebensbedingungen bei den Behörden durch. Einmal jährlich organisiert sie ein interkulturelles Sommerfest.
Ihre vier Kinder werden nach und nach flügge und wollen ihre Unabhängigkeit. Die Familie wird zu einer Wohngemeinschaft. Gemeinsames Essen oder Treffen sind selten geworden. Wegen Blähungen und Neigung zu Übergewicht kommt sie zu mir in die Praxis.

Wochen später

Isabel stellt ihre Ernährung um. Mit der glutenfreien Ernährung bleiben die Blähungen weg. Es sieht so aus, als ob mit den ausbleibenden Winden auch die Stürme negativer Gedanken verebbt sind. Die aufopfernde „Familienretter-Rolle“ hat ausgedient. Auf der sonnigen Blumeninsel Madeira nimmt sie an einem Seminar über schöpferische Frauenkraft teil und lässt sich dort von der Botanik wieder neu einfangen. Letztendlich resultiert aus diesen Tagen der Entschluss zur Weiterführung ihres Studiums.

„Wer aber leicht werden will und ein Vogel, der muss sich selber lieben –
also lehre ich. Nicht freilich mit der Liebe der Siechen und Süchtigen,
denn bei denen stinkt auch die Eigenliebe!
Man muss sich selber lieben lernen – also lehre ich.
Mit einer heilen und gesunden Liebe,
dass man es bei sich selber aushalte und nicht umherschweife.“
Friedrich Wilhelm Nietzsche
„Also sprach Zarathustra. Ein Buch für Alle und Keinen.“

WINTER + FRÜHLING + SOMMER + MITTE

Geburtstage mit den Koordinaten:
Winter 1 und/oder 6, Frühling 3 und/oder 8
Sommer 2 und/oder 7, Mitte 0 und/oder 5

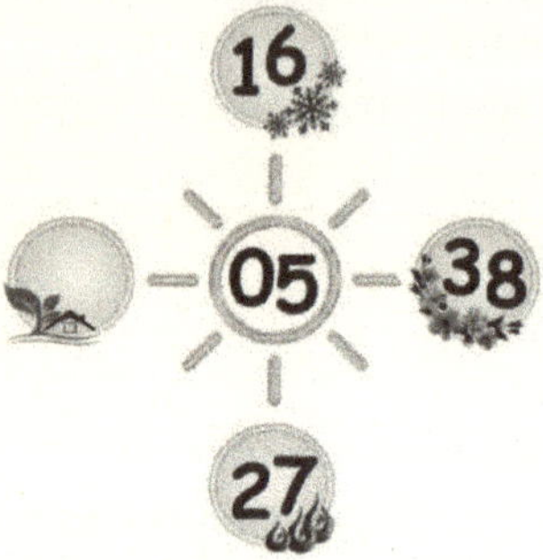

Mit unerschütterlichem Vertrauen ehrlich miteinander zum Erfolg

„Er braucht das Gefühl des beschützt Werdens. Er kann nur schwer Nein sagen und will manchmal auf allen Hochzeiten tanzen. Es gibt fast nichts, was ihn nicht interessiert, vor allem wenn es mit der Schönheit des Lebens in Verbindung steht." (22)

Das Charisma ist dem Menschen mit Winter+Frühling+Sommer+Mitte-Natur in die Wiege gelegt. Schnell lernt dieses Kind sprechen, es ist unternehmungslustig, will überall dabei sein und alles wissen. Es fragt den Eltern „ein Loch in den Bauch". Bei allem Unternehmungsgeist braucht das Kind das Gefühl beschützt zu sein. Nur schwer kann es sich abgrenzen und Nein sagen. Das Kind sucht Bestätigung, will immer wissen, dass es geliebt ist. Das kann zur Folge haben, dass Verhaltensmuster adaptiert werden, die nicht Typ gemäß sind. Oftmals behalten solche andressierten Gewohnheiten noch bis ins Erwachsenenalter Kraft und verhindern das Leben der ureigenen Talente. Ungerechtigkeiten sind kaum zu ertragen und rufen Enttäuschung hervor.
Das Ausloten der Talente kostet viel Zeit, als ob eine eingebaute Gewissheit sagt, dass alles in Ordnung kommen wird. Bei diesem Prozess kann die Umwelt schon einmal ungeduldig werden. Wird diese Entfaltungszeit jedoch eingeschränkt, müssen solche Kinder zu früh Verantwortung übernehmen, dann bleibt immer ein Gefühl der Unsicherheit zurück. Aus der ersten Aufforderung: „Das kannst du doch!", wird für das Kind rasch: „Alles muss ich allein machen, niemand hilft mir!" Von dieser Einstellung muss sich die Winter+Frühling+Sommer+Mitte-Natur im späteren Leben freischwimmen. Dann steht ihr die Welt offen.

Er hat sehr vielfältige Interessen, er kann alles oder er lernt es. Energie und Unternehmungslust tragen ihn durch den Tag, wobei dies die Gefahr des Verzettelns birgt. Er nimmt Anteil an der Umwelt wie an globalen Zusammenhängen, an Musik, an philosophischen Themen, am Heilen und an grundsätzlich Schönem. Intuitiv schaut er mit einer klaren Fähigkeit hinter die Kulissen. Nichts langweilt ihn mehr, als oberflächliche Gespräche oder Einladungen, die aus Pflicht geschehen. Er schöpft aus seiner klaren Mitte, kann sich zurückziehen, um gleich wieder neu im Leben zu tanzen. Seine unerschütterliche Hoffnung auf ein ehrliches Miteinander trägt ihn durchs Leben.

Personen mit diesen Lebenskoordinaten können in allen Berufen zuhause sein, die Intuition, Kreativität, Einfühlungsvermögen, Besonnenheit und Freude am Miteinander schätzen. Musiker, Winzer, Künstler, Forstwirte, Heiler, Arzt, Sportler, Schauspieler zeigen sich hier.

Bei so vielen Talenten vergisst er leicht die materielle Seite. Der kreative Ausdruck über die Arbeit ist ihm wichtiger als nach Vertrag und Verdienst zu fragen. Da kann es vorkommen, dass trotz all seiner Genialität nichts in der Kasse übrigbleibt. Solche hilfsbereiten Menschen können bereits frühzeitig „bis auf die Knochen" ausgenützt werden. Sie tun gut daran, sich um die Kräfte des Westens, die gerechte Ernte für ihre Arbeit selbst zu kümmern, oder sich mit einem vertrauenswürdigen Partner zusammen zu tun, der mit diesen Koordinaten ins Leben gekommen ist.
Die Farbe Weiß als die Farbe des Westens bringt Ausgleich, ein weißes Armband, eine Feder am Hut, ein weißes Halstuch, oder auch rein weiße Bettwäsche.

Erfahrungsbericht Carolina, geboren 10. August 1971, Blutgruppe A

Mit der Blutgruppe A zeigen sich alle Talente und Qualitäten von Carolina bestätigt: harmonieaufbauend, loyal, einfühlsam, familienorientiert, zuverlässig und idealistischer Perfektionist. Allerdings wird ein Ackerbauer krank, wenn er die Früchte seiner Anstrengungen nicht erntet.

Das Blutbild

Der Wert der Schilddrüse, der TSH-Wert liegt bei 0.94, also im unteren Bereich der Norm und weist eine leichte Tendenz in Richtung Überfunktion auf. Die Schilddrüse als Spiegel der Lebensaufgabe zeigt, dass Carolina Angst hat, zu ihren eigenen Entscheidungen zu stehen und dass sie glaubt, alles allein machen zu müssen. Der Schilddrüse steht der große Monozyt zur Seite. Er ist der stärkste Partner des unbestimmten Immunsystems. Der Monozyt mit dem Wert 9,2 zeigt, dass im Körper momentan ein starker Angriff abzuwehren ist. Dieser kann aus dem Bereich der Bakterien, Viren oder selbstwertschmälernden Gedanken kommen. Was ist der unbestimmte Feind für Carolina? Was plagt sie? Wo versucht sie sich zurzeit so wie der Monozyt mit Aufbietung all ihrer Kraft allein durchzusetzen? Der Feind wird sich im Blutbild bald deutlicher zu erkennen geben. Das Schwert des Monozyten, der Fe/Cu Quotient erscheint schlagfertig und zeigt, dass ihre geistige Kraft aktiv ist. Der Monozyt muss sich sehr anstrengen, um mit seinem Schwert in diesem langsam fließenden Blut an den Ort des Geschehens zu kommen. Fließt das Blut langsam, kommt der Sauerstoff auch recht träge in die Zellen. Konzentrationsschwierigkeiten und Müdigkeit breiten sich aus. Es fehlt die geistige Lust und Kraft zur Durcharbeitung. Der Sauerstoff fehlt den zellinternen „Energiefabriken". Schlaf und die damit verbundene seelische Tagesverarbeitung kommt oftmals erst spät. Der Stoffwechsel wird sauer, das Blut fließt noch langsamer. An Entspannung ist gar nicht zu denken. Das Entspannungsmineral Magnesium mit seinem Wert 0.68 steht nur in unzureichender Menge zur Verfügung. Das hat natürlich einen Einfluss auf Galle, auf Schilddrüse und auf die

Carolina, geb. 10.8.1971, BG A		
Parameter	**Norm**	**pers. Wert**
Erythrozyten	3.9-5,25	**4.56**
Hämoglobin	120-155	**150**
Hämatokrit	0.35-0.45	**0.45**
MCV	80-99	**99**
Monozyten	3.4-9.0	**9.2**
Magnesium	0.7-1.05	**0.68**
Eisen	6.6-26.0	**14.8**
Kupfer	12.0-24.0	**17.2**
Fe/Cu Quot.	0.6-1.4	**0.9**
Bilirubin	<21.0	**11.4**
Gamma GT	<36	**39**
GOT	<35	**40**
GPT	<35	**41**
Chol.Esterase	4.3-11.3	**7.1**
Triglyceride	< 2.00	**1**
Cholesterin	0 - 5.00	**4.6**
HDL-Chol.	> 1.00	**1.5**
LDL-Chol.	< 3.0	**2.7**
Harnsäure	< 340	**254**
Harnstoff	< 8.3	**2.9**
Kreatinin	44-80	**51**
Eiweiß	66-87	**67.6**
TSH	0.27-4.20	**0,94**
Vit D3	80 -150	**32**

Psyche. Das Lachen fällt ihr momentan schwer, wobei dies doch zum Naturell von Carolina gehört. Sie verkrampft sich in ihrem Gedankengefängnis und lässt keine Hilfe an sich ran. Die mit der Galle verbundenen Organe zeigen die rote Flagge. Das ist neben der Schilddrüse die Leber, Mittler zwischen Vergangenem und Zukunft. Hohe Werte signalisieren einen aktiven Konflikt. Es kann sich um die „Heilungsphase eines Revierärgers- oder Identitätskonfliktes handeln" (8). Spätestens hier ist eine mögliche Verbindung mit den Geburtskoordinaten wieder erkennbar - in den andressierten Verhaltensmustern wie „Lieb-Kind sein müssen", „Wenn ich hart arbeite, werde ich geliebt". Der Harnsäurewert mit Tendenz nach oben unterstreicht noch einmal das alte Muster: „Alles muss ich allein verantworten!" Bei diesem extrem niedrigen Vitamin D3 Wert fehlt Carolina natürlich die Sonne des Lebens, Lebenskraft und Spontaneität. Die Leber wird sich mit Hilfe einer passenden Therapie und Ernährungsänderung heilen können. Unterstützend dabei wirken die Triglyceride. Der Wert 1 ist hervorragend und zeigt dass Carolina über ein Urvertrauen verfügt, eine eingebaute Gewissheit, die sagt, dass mit Ruhe und Gelassenheit alles in Ordnung kommen wird. Der gute HDL-Wert macht deutlich, dass sie umgeben ist von helfenden Händen, von Personen, denen sie vertrauen kann.

Ich lerne Carolina kennen

Als einziges Mädchen unter vier Jungen muss sie schon mit 4 Jahren Arbeiten der Mutter übernehmen. Die Brüder spielen und toben. Als sie ins Gymnasium gehen will, heißt es: „Nein, du brauchst und kannst das nicht. Lern etwas Praktisches!". Carolina löst sich mit 16 aus dem familiären Nest und beginnt auf eigene Faust mit einer Lehre. Mit ihrem Charisma, ihrer kreativen Ader findet sie schnell eine Stelle bei einer Hutmacherin. Die feine Arbeit liegt ihr. Schon bald darf sie eigene Kreationen verwirklichen. Schließlich arbeitet sie als Modistin an der Mailänder Scala. Mit ihrem Einfühlungsvermögen, ihrem direkten „Draht" in das tiefere Wesen der darstellenden Figur entwirft sie einmalige Hüte. Ihr Chef nimmt das schnell wahr und lässt sie bis zu 14 Stunden täglich arbeiten, bei geringem Lohn in einem schlecht beheizten, fensterlosen Raum. Carolinas Frohnatur wird darüber krank. Sie kündigt und eröffnet ein eigenes winziges Hutgeschäft. Allein auf sich angewiesen meistert sie alle Faktoren der Selbstständigkeit, von der Kreation der Hüte, dem Wareneinkauf, dem Verkauf bis zum Rechnungswesen. Viel bleibt am Monatsende nicht übrig. Ihre eigenen Kreationen schätzt sie viel zu gering, da sie oft mit wenig Material gefertigt sind. Ihre neugewonnene Freiheit, so karg der Gewinn auch ist, beginnt sie zu schätzen - bis ein Mann in ihr Leben kommt, der Richtige. Der Mann führt das Geschäft und hat den

Kundenkontakt. Carolina bleibt zuhause und widmet sich neuen Hutkreationen und Reparaturen. Der erfrischende Kontakt mit den Kunden fällt dadurch weg. Sechs Monate später kommt Carolina kommt zu mir „weil etwas mit der Ernährung nicht stimmt…“.

Wochen später

Carolina beginnt ihren Stoffwechsel zu aktivieren. Sie geht zu einer Ärztin und hinterfragt gleichzeitig den Revierkonflikt. Angst vor Verlust der Kontrolle und damit Existenzangst kommen auf. Zum ersten Mal in ihrem Leben steht sie der Erfahrung gegenüber, dass es ein Zugewinn an Freude, Liebe, Vertrauen, Wahrheit, Ausdehnung, Geben, Empfangen sein kann, wenn sie sich auf ein Miteinander einlässt und hart erarbeitete Kompetenz abgibt. In einer Systemischen Aufstellung löste sie sich von einem alten Ahnenmuster. Das Geschäftslokal ist umgebaut worden. Im rückwärtigen Teil, mit einer Glaswand abgetrennt arbeitet Carolina jetzt und kann mit ihren Kunden so im direkten Austausch sein, während ihr Mann das Geschäftliche führt. Nebenbei wächst der Gewinn des Hutgeschäftes, weil Carolina als Herz des Ladens präsent ist und der Mann ihre Kreationen teuer verkauft.

„Meine Kraft schöpfe ich aus meinen Ideen für die Zukunft,
nicht aus den Leistungen, die hinter mir liegen.“
Reinhold Messner

WINTER + FRÜHLING + HERBST + MITTE

Geburtstage mit den Koordinaten:
Winter 1 und/oder 6, Frühling 3 und/oder 8
Herbst 4 und/oder 9, Mitte 0 und/oder 5

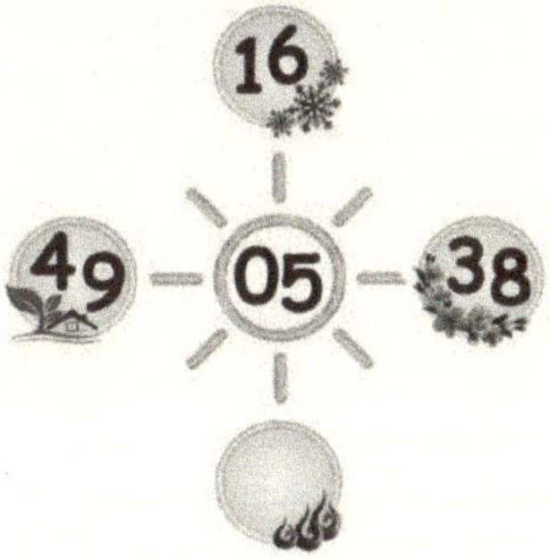

Mit schöpferischer Entschlossenheit erfolgreiche Wege gehen im Einklang mit der Natur

„Die Kombination von Genügsamkeit und Durchsetzungsvermögen ist unverwechselbar.“ (22)

Bereits im Kindesalter fällt die erfinderische handwerkliche Begabung von Menschen mit dieser Winter+Frühling+Mitte+Herbst-Natur auf. Mit feinen Fingern und großem Gespür gestalten sie kreative Werke und zeigen, dass sie sich darüber freuen. Sie sind feinsinnig und fühlen sich oft in der rauen Welt des Konkurrenzdenkens fehl am Platz. Die besonnenen Kräfte der Mitte gleichen aus und geben ihnen bei Bedarf ein schützendes Wurzelhaus zum Abtauchen. Das sommerliche Temperament ist für sie Medizin. Die Farbe Rot in der Nahrung oder ein rotes Uhrenarmband kann unterstützen. Ein solcher Mensch fühlt sich zu einer Partnerin/einem Partner mit dem feurigen Element Sommer hingezogen und verbringt gern den Urlaub in südlichen Gefilden. Er hat das harmonische Gespür für Schönheit in der Schöpfung. Musik und Kunst liebt er und versteht es, damit finanziell erfolgreich zu sein. Seine Verträge sind logisch und zielorientiert aufgebaut. Bei Verhandlungen kann er sich tief in seinen Geschäftspartner oder in die Zielgruppe einfühlen. Ab und zu fehlt ihm ein wenig Mut, sich hohe Ziele zu stecken. Er braucht seine Ruhe und seinen eigenen Raum der Entfaltung. Wenn er diesen nicht bekommt, ertrotzt er ihn, möglicherweise sogar mit Türenschlagen. Sein Büro oder seine Werkstatt liegen optimal im Süden mit Blick ins Grüne.

Ein Mensch mit Winter+Frühling+Mitte+Herbst-Natur ist erfolgsorientiert, scharfsinnig und einfühlsam mit der heilenden Kraft der Mitte.

Richard, geb. 11.05.1984, BG A		
Parameter	**Norm**	**pers. Wert**
Leukozyten	4,4-11,3	**7.2**
Neutrophile	50-70	**43**
Lymphozyten	25-40	**45**
Eosinophile	1 - 5.	**6**
Baseophile	0-3	**1**
Monozyten	2– 8.	**4**
Calcium	2,1-2,6	**2.5**
Magnesium	1,8-2,5	**1.8**
Eisen	48-152	**139**
Kupfer	70-140	**93**
Fe/Cu Quot.	0,6-1,4	**1.4**
Bilirubin	<1,2	**0.6**
HbA1 C	29-43.	**33.6**
Glucose	65-110	**97**
CK-NAC	<175	**109**
Triglyceride	74-175	**192**
Cholesterin	150-230	**276**
HDL-Chol.	>50	**62**
LDL-Chol.	<150	**189**
Harnsäure	3,5-7	**7.2**
Harnstoff	10-50.	**31**
Kreatinin	0,5-1,3	**1.1**
Eiweiß	66-87	**72**
TSH	0,3-2.8	**1.75**
Vitamin D3	80-150	**16.9**

Was immer er tut, er ist beharrlich um Lösungen bemüht. Das sind gute Voraussetzungen für einen Arzt, Anwalt, Pfleger, Sportlehrer, Handelskaufmann, Gastwirt, Konzertdirektor, Erbauer ungewöhnlicher Strukturen, Schreiner, Landschaftsarchitekt, Förster und Eventmanager.

Erfahrungsbericht Richard, geboren 11. Mai 1984 mit der Blutgruppe A

Blutgruppe A stärkt Sensibilität und Individualität. Der Ackerbauer in Richard strebt die Verwurzelung im Hier und Jetzt an. Er ist loyal und vermittelnd. Sein Stoffwechsel hat Schwierigkeiten Gluten richtig zu verarbeiten.

Das Blutbild

Der Schilddrüsenwert TSH von 1.75 hält das „Winter+Frühling+Herbst-Haus" als Mitte in Balance.
Störungen zeigen sich erst mit dem schweren Schwert des Monozyten. Der Fe/Cu-Quotient von 1.4 hat sich vom Ansturm der Stresshormone aus den Nebennieren reizen lassen. Offensichtlich bringen Parasiten Unruhe in das Verarbeitungssystem der Kohlenhydrate im Darm. Parasiten vermehren sich stress- und ernährungsbedingt. Eine erworbene Gluten-Unverträglichkeit belastet die Darmsymbiose. Der Körper will sich vom Ballast der Vergangenheit mit Durchfall entledigen. Der Verzehr von Vollkornbrot und schwere Rohkost am Abend können dies auslösen. Richard hat es satt, sich für Gutes einzusetzen und nicht honoriert zu werden. Ungewisse Situationen machen ihn ängstlich. Er baut sich einen Fettschutz auf, mit hohen Triglycerid-Anteilen und grübelt. Der ungelöste Dauerstress blockiert den lebensaufbauenden Einsatz von

Cholesterin. Richard will sich vor den störenden Einflüssen aus seiner Umwelt abschotten. Er reagiert haarspalterisch, was sicher von den spitzen Harnsäurekristallen ausgelöst wird. Ohne die beiden großen Entspanner und Verwandler Magnesium und das Sonnenhormon Vitamin D3 kann Richard das Leben kaum genießen. Er schluckt seine Gefühle hinunter und regt sich über mangelndes Verständnis und Unterstützung auf. Die Milz sagt: „Bleib ruhig. Wir schaffen das", ihr HDL-Freund nickt bestätigend mit seinem Wert von 62.

Ich lerne Richard kennen

Er wächst bei seiner Mutter auf, seinen Vater kennt er nicht. Richard ist genügsam und behauptet sich in der Schule. Grobes Verhalten kann er nicht leiden und stellt sich auf die Seite des Unterlegenen. Später wird er Erzieher und wendet sich besonders Kindern mit erhöhtem Förderbedarf zu, die er gemeinsam mit anderen in einem Waldkindergarten betreut. Zusammen bauen sie eine Hobbithöhle. Liebevoll und mit unendlicher Geduld begleitet er die Arbeiten. Als die Elterninitiative mangels Fördergelder schließen muss, versteht Richard die Welt nicht mehr. Sein Einsatz wird nicht honoriert. Das Wald-Hobbithaus der Kinder, bleibt verwaist im Wald zurück. Richard meldet sich arbeitslos. Unverstanden zieht er sich in sein inneres „Wurzelhaus" zurück. Das muss er zuerst verdauen. Mit ständigem Durchfall kommt er zu mir in die Praxis.

Nach einigen Wochen

In seinen Augen ist wieder Leben. Mit seiner Freundin verbringt er einige Wochen in einer spanischen Finca inmitten von alten Weinbergen. Jetzt setzt er seine handwerklichen Fähigkeiten mit großem Einfühlungsvermögen im Haus der Gehörlosenstiftung ein. Er ist fest angestellt und verdient den angemessenen Lohn. Er achtet auf eine Abgrenzung zwischen Verwirklichung in der Arbeit und privatem Glück.

„Es macht Spaß, das Unmögliche zu tun."
Walt Disney

WINTER + SOMMER + HERBST + MITTE

Geburtstage mit den Koordinaten:

Winter 1 und/oder 6, Sommer 2 und/oder 7
Herbst 4 und/oder 9, Mitte 0 und/oder 5

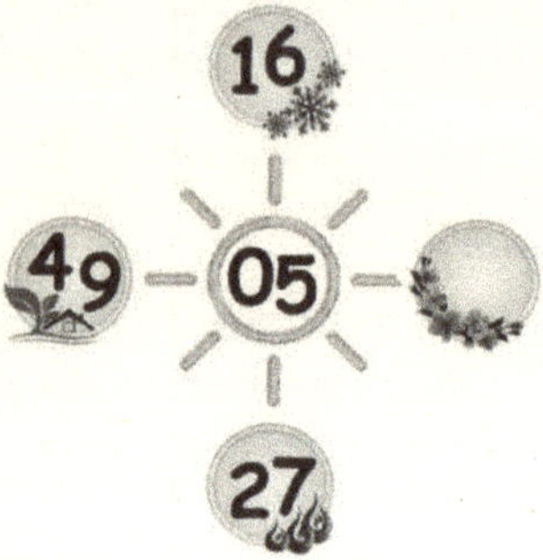

Entschlossen für eine bessere Welt
Schöpferisch und voll Temperament

„Die starke Ausstrahlung lässt niemand unbeeindruckt. Er ist es gewohnt im Mittelpunkt zu stehen und kann manchmal nicht tatenlos danebenstehen, wenn ein anderer Mensch mit Persönlichkeit zugegen ist." (22)

Ein Sonnenschein ist geboren. Er ist liebenswürdig und versteht sich von Anfang an, durchzusetzen. Mit Händen, Füßen und der Sprache erobert er die für ihn neue Welt. Er ist es gewohnt im Mittelpunkt zu stehen und durch seine sympathische Art Gehör zu finden. Schwierige Projekte liebt er und genießt die Anerkennung. Er hat ein Händchen dafür, Dinge intelligent so zu verändern, dass er sie gewinnbringend verkaufen oder mit großzügiger Geste verschenken kann. Er will an allem teilhaben, will alles wissen und hat zu allem eine vernünftige Meinung. Der Mensch mit Winter+Sommer+Herbst+Mitte-Natur will dem Guten zum Durchbruch helfen. Er sieht seine Aufgabe im Lösen von Problemen, die anderer Menschen eingeschlossen. Allerdings kann dies eine unerwünschte Einmischung für seine Umgebung sein. Im Grunde will er ja nur Gutes tun, damit der andere keine Fehler machen muss. Spürt er die Ablehnung, schmollt er, fühlt sich ungeliebt, unverstanden und allein in der Welt. Er ist wahrheitsliebend, klar und vertritt seine Meinung auch in der Öffentlichkeit. Auch hier ist es wichtig zu akzeptieren, dass jeder seine eigene Wahrheit bilden darf. Mit den Kräften der Mitte streckt er die Fühler in den fehlenden Frühling aus und kann sich so leichter in Menschen, Dinge, Situationen einfühlen. Eine gewisse Unsicherheit bleibt. Er neigt dazu, es allen recht machen zu wollen. Wenn es etwas gibt, was er sich gerne aneignen will, dann kniet er sich ehrgeizig dahinter. Mit diesen vielfältigen Talenten stehen ihm alle Berufe offen, vom Zeitungsausträger bis zum Ingenieur.

Der Schauspieler, Erfinder, Handwerker, Lehrer, Geschäftsmann, Künstler, Korallentaucher, Arzt, Physiotherapeut, Politiker, Senner kann sich damit verwirklichen.

Erfahrungsbericht Lisa geboren 22. Januar 1954, Blutgruppe A

Mit der Blutgruppe A ist Lisa in allen Bereichen des Lebens zuhause. Sie akzentuiert die angeborenen Talente und setzt sie in den Mittelpunkt. Loyalität, Opferbereitschaft, Mut, Beharrlichkeit, Weitblick, Wahrheit und Harmonie zeichnen sie aus. Glutenhaltige Nahrungsmittel oder Kuhmilchprodukte können ihrem Stoffwechsel Schwierigkeiten bereiten.

Lisa, geboren 22.01.1954, BG A		
Parameter	**Norm**	**pers. Wert**
Leukozyten	4,4-11,3	**12.4**
Erythrozyten	4,1-5,1	**5**
Thrombozyten	150-380	**324**
Neutrophile	50-70	**49**
Lymphozyten	25-40	**42**
Monozyten	2 – 8.	**6**
Magnesium	1,8-2,5	**1.9**
Eisen	48-152	**48**
Kupfer	70-140	**88**
Fe/Cu Quot.	0,6-1,4	**0.6**
Bilirubin	<1,2	**0.4**
Gamma GT	<39	**15**
Chol.Esterase	4260-11250	**9010**
Triglyceride	74-175	**63**
Cholesterin	150-230	**195**
Harnsäure	2,4-5,7	**4.5**
Harnstoff	10 - 50.	**64**
Kreatinin	0,5 – 1,1	**1.3**
Eiweiß	66 - 87	**68**
TSH	0,3-2.8	**3.15**
Vitamin D3 (25)	30-96	**10.4**

Das Blutbild

Ein äußerlicher Entwicklungsprozess repräsentiert in der Regel auch einen inneren Prozess. Die Schilddrüse mit dem TSH-Wert von 3.15 ist müde geworden. Könnte dies mit Erfahrungen aus der Kindheit in Verbindung stehen? Eine zu früh übernommene Mutter-Rolle, die dann meist bis weit in das Erwachsenenalter bestehen geblieben ist, gemäß dem „Mutter-Theresa-Prinzip"? Lisas Schilddrüse fehlt die Sauerstoff bindende Kraft von Eisen und die Entscheidungsfreudigkeit der Galle. Der Eisenwert von 48 wirkt sich auch auf den hoch effizienten Schutzschild im Rahmen des Immunsystems aus. Die Leukozyten mit dem erhöhten Wert von 12.4 lassen auf einen stärkeren Angriff von Störenfrieden schließen. Gedankenmuster, die nicht mehr taugen können solch eine äußere Reaktion auslösen. Auch die Monozyten und Lymphozyten sind daran beteiligt. Überreagiert Lisas Körper nur auf glutenhaltige Nahrungsmittel oder wehrt er sich gegen zerstörerische,

Selbstwert vernichtende Schuldgedanken? Die feinen Membranhäutchen sind durch den niedrigen Triglycerid-Schutz geschwächt. Die Zell-zu-Zell-Kommunikation ist gestört. Selbst die Nieren signalisieren den Überdruck und die Härte des Lebens mit leicht erhöhten Kreatinin-Werten von 1.3. Eine gehörige Portion Sonnen-Balsam Vitamin D3 und Zeit zur Regeneration tun ihr gut.

Ich lerne Lisa kennen

Lisa ist die Erstgeborene und nimmt ihren Platz in dieser Familie ein. Von klein auf ist sie tüchtig und praktisch veranlagt. Von der Großmutter lernt sie Häkeln, der Mutter geht sie in der Küche zur Hand und vom Vater lernt sie mit Zahlen und Geld umzugehen. Den nachfolgenden Geschwistern ist sie oft Ersatzmutter. In ihrem Beruf als Physiotherapeutin ist sie glücklich. Sie ist mit Menschen zusammen, die ihr Herz ausschütten und gerne Lösungen annehmen. Mit 25 heiratet sie einen Studienrat. Sie genießt ihren Platz als umsorgende Hausfrau, gewissenhafte Mutter, leidenschaftliche Ehefrau und Frau Studienrat. Sie kümmert sich um alles, will alles wissen und koordiniert mit Weitblick und Ausdauer. Sobald die Kinder in die Pubertät kommen, empfinden sie die hinterfragende Präsenz der Mutter als Einmischung und geben nur noch gezielt Informationen weiter. Lisa muss zusehen, wie die Kinder Fehler machen, die doch hätten vermieden werden können, wenn die Kinder den Rat der Mutter befolgt hätten. Das kränkt Lisa, sie fühlt sich nicht mehr geliebt und einsam, lässt es sich aber nicht anmerken. Die vermehrte Säurebildung reizt die Magenschleimhaut. Mit Magenschmerzen kommt sie zu mir.

Viele Wochen später

Lisa grübelt einige Tage lang über die Beziehung zwischen ihren Talenten und der gereizten Magenschleimhaut. Der Magen ist ein Verdauungsorgan. Hier beginnen die Verdauungsprozesse aller Lebenserfahrungen. Etwas „bekommt" Lisa nicht. Schuld, übergroße Sorge, Angst und Ärger greifen die schützende Haut der Magenschleimhaut an. Es sind Gefühle, die erst einmal schwer zu verstehen sind bevor das Akzeptieren und die Selbstliebe kommen. Es dauert einige Tage, bis sich Lisa die weit gefächerte Vielfalt ihrer Talente als Kraftquelle wiedererobert. Selbst den angeborenen „Röntgenblick" kann sie akzeptieren. Für die örtliche Tageszeitung schreibt sie jetzt eine wöchentliche Kolumne unter dem Titel: „Lisa gibt Rat".

FRÜHLING + SOMMER + HERBST + MITTE

Geburtstage mit den Koordinaten:

Frühling 3 und/oder8, Sommer 3 und/oder 7

Herbst 4 und/oder 9, Mitte 0 und/oder 5

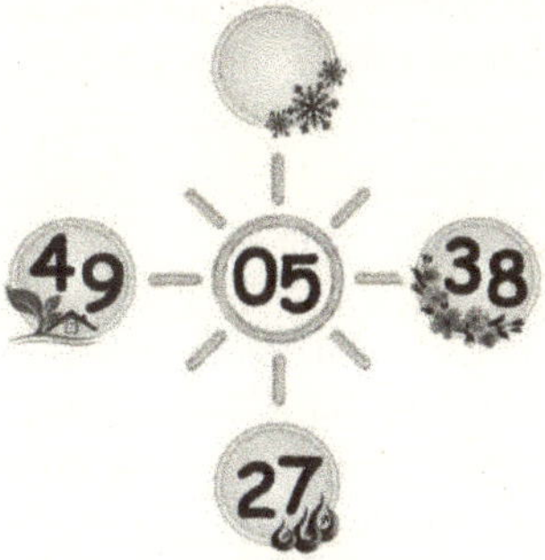

Mit Mut neue Wege gehen besonnen und erfolgreich verwirklichen

„Hier ist der Aspekt des vernünftigen Handelns so stark im Vordergrund, dass alles möglich wird. Oft wird eine Begabung erst dann zu einem neuen Beruf, wenn andere an Rente denken." (22)

Mit klarer Mitte stehen diesem Menschen alle Wege offen. Hier ist ein feinfühliges, neugieriges, sensibles und scharfsinniges Kind auf die Welt gekommen. Begierig nimmt es wie ein Schwamm alles auf, was es in seinem Umfeld wahrnimmt, auch Angewohnheiten. Diesem Kind muss man ein gutes Vorbild sein, damit es sich voll ausrichten und dies lange Zeit imitieren kann. Im Unterbewusstsein hängen alte Glaubenssätze so lange fest, bis sie im Tageslicht erkannt und über Bord geworfen sind. Das Spiel in der Natur wird mit Ausdauer und Hingabe gelebt. Das Kind kann stundenlang am Bach sitzen, Papierschiffchen bauen und dem Wirbeln zuschauen. Neugierig fragt es nach allen Zusammenhängen. Wenn die Erwachsenen jedoch keine Zeit oder aber keine befriedigende Antwort haben, dann wird das Kind gleichgültig, es fühlt sich nicht verstanden. Bei Unstimmigkeiten verschließt sich dieser Mensch in Sekundenschnelle. Das wahre Charisma lebt er, wenn das Umfeld Wohlwollen widerspiegelt. Er ist geduldig und will jeden Abschnitt erfassen, bevor der nächste kommt. Schritt für Schritt lernt er in der Schule oder im Arbeitseinsatz. Es dauert eine Weile, bis er sich für Neues interessiert, dann jedoch geht er mit großem Einsatz und Beharrlichkeit daran, die Dinge voll und ganz aufzunehmen. Er bringt die gehörige Vernunft und Besonnenheit mit. Das ruhige Fortschreiten in kleinen Einheiten begleitet ihn durchs Leben. Manchmal wird er selbst ungeduldig dabei und quält sich mit Selbstzweifeln. Ein neuer Blickwinkel reicht bereits, dass er wieder in seiner

Mitte ankommt und andere mit seiner Zuversicht ansteckt. Alles im Leben ist für ihn erreichbar, wenn er es nur will und auch tut. So kann es sein, dass er später im Leben einen neuen Beruf erlernt.

Musikalität, Geschäftssinn, Besonnenheit, Gewinn, Spiritualität, Naturverbundenheit und handwerkliche Begabung sind erfolgversprechende Talente für Berufe wie Tier- und Pflanzenzüchter, Journalist, Lehrer, Pfleger, Arzt, Kundenberater, Bankberufe und Handwerker.

Erfahrungsbericht Clarissa, geboren 23. Mai 1959, Blutgruppe A

Clarissa bringt mit ihrer Blutgruppe A die Merkmale eines Ackerbauers mit: gewissenhaft, treu, harmoniesuchend, zuverlässig, der Natur verbunden. Der typische Ackerbauer liebt das Weiche, Gekochte anstatt Rohkost. Mit den Kohlenhydraten und dem roten Fleisch hat der Stoffwechsel seine Mühe.

Im Blutbild

Im erhöhten Wert der Schilddrüse TSH spiegelt sich die Lustlosigkeit am gegenwärtigen Job, die Schilddrüse sieht keine Perspektive der persönlichen Verwirklichung. Sie ist träge geworden. Als Lenker und Leiter des Stoffwechsels steht ihr der Monozyt zur Seite. In ihm spiegelt sich der Bezug zum eigenen Ich. Der Monozyt, als größte Fresszelle vertilgt alles, was er als Feind erkennt. Der niedrige Wert zeigt, dass ihm die Kraft ausgeht, dass der unbestimmte Feind zu stark ist und er beginnt an seiner Glaubwürdigkeit zu zweifeln. Als Chef des unbestimmten Immunsystems ist er mit einem Schwert unterwegs. Die Schärfe und Stärke des Schwertes drücken die Werte Eisen und Kupfer aus. Das Verhältnis von Eisen zu Kupfer stellt die Legierung des Schwertes dar. Clarissas Monozyt zieht mit einem stumpfen Schwert in den Kampf. Der Eisenwert ist erhöht, der Eisen-Kupfer-Quotient niedrig. Es staut sich zwischen der Leber und der Galle. Frust und Aggression halten die Lebensenergie gebunden. Die Nebennieren reagieren mit Adrenalin und sorgen für Stress im System. Erschwerend kommt hinzu, dass der Monozyt mit diesem untauglichen Schwert viel zu langsam im Blut vorwärts kommt. Die Werte der Blutfließgeschwindigkeit MCV, MCHC, MCH machen das deutlich. Es fällt dem Monozyten, d.h. Clarissa schwer, Ideen in Handlung umzusetzen. Zu sehr fordern auch Parasiten im Darm ihr Recht auf Kohlenhydrate ein. Im hohen Wert der Eosinophile ist es sichtbar. Sie geben Clarissa die Signale für Heißhunger, für schnelle Kohlenhydrate in Form von Schokolade und süßem Gebäck. Parasiten sind Mitesser, sie fressen Lebensenergie, ganz einfach auch, weil Clarissa nicht NEIN sagen kann. Dies wird in den Leberwerten sehr deutlich. Die Leber ist das Entgiftungs- und Verarbeitungsorgan, holt sich alle Arbeiten herbei und baut unermüdlich auf und ab, alles was geschluckt wird. Neben dem Materiellen ist das Emotionale eingeschlossen. Sorgen, Ängste, Verletzungen werden über die Leber verstoffwechselt, während die Galle-Bilirubin als energische Entscheider an der Schnittstelle sitzen. Die Galle entscheidet, wem sie ihren Gallensaft für den weiteren Transformationsprozess zur Verfügung stellt und wem nicht. Ist die Galle müde, wie bei Clarissa, dann macht es für sie keinen Sinn sich anzustrengen. Es bleibt ja doch alles beim Alten. Entscheidungen im täglichen Leben fallen schwer. Die Süße des Lebens im hohen HbA1c ist zwar vorhanden, sie kommt jedoch gar nicht zum Einsatz. Der Bauchspeicheldrüse fehlt es an Eisen und Vitamin B. Die täglichen Pasta-Gerichte strengen sie an. Der Stoffwechsel ist träge, übersäuert, es mangelt an Magnesium, dem Entspannungsmineral und dem Sonnenhormon Vitamin D3. Das System beginnt sich zu isolieren, baut einen Cholesterin-Schutz auf und schirmt sich mit einem Fettpanzer ab. Insulin achtet darauf, dass dieses Fettorgan auf keinen Fall angezapft wird.

Clarissa, geb.23.05.1959, BG Null		
Parameter	**Norm**	**pers. Wert**
Erythrozyten	3.9-5.1	4.87
MCV	80-98	92
MCH	27-33	32
MCHC	310-360	335
Neutrophile	45-75	47
Lymphozyten	20-40	39
Eosinophile	0-5	6.1
Baseophile	0-2	1.2
Monozyten	2-10.	3.2
Calcium	2.15-2.55	2.36
Magnesium	0.7-1.05	0.78
Fe/Cu Quot.	0.6-1.4	0.5
Bilirubin	0-20.5	3.1
Gamma GT	0-36	29
Chol.Esterase	3650-11250	11960
Lipase	0-100	49
HbA1 C	29-43	36.6
Glucose	3.9 - 6.1	5.7
Cholesterin	0-5.00	7.7
HDL-Chol.	> 1.00	2.05
LDL-Chol.	< 3.0	4.7
TSH	0.1-4	4.95
Vit D3	50-150	33

Ich lerne Clarissa kennen

„Ich bin ein harter Brocken, seit zwei Jahren beißen sich die Ernährungsberater ihre Zähne an mir aus. Ich nehme einfach nicht ab". Das ist ihre Ansage und sie lacht dabei. Vor mir liegen die Blutwerte von Clarissa. Die beiden Werte Schilddrüse und der Galle öffnen eine Einstiegstür in diesen besonderen Stoffwechsel. Seit dreißig Jahren arbeitet sie in einer Schweizer Bank, bevorzugt im Bereich Anlageberatung.

Der Job langweilt sie zunehmend. Am liebsten würde sie etwas anderes tun, obwohl sie sehr gute Arbeit leistet.
Auf die Frage nach ihrem Traumberuf als Jugendliche antwortet sie spontan: „Das kann ich ihnen leicht sagen. Ich wollte Tier-Therapeutin werden. Aber meine Mutter war immer dagegen und verschaffte mir einen Ausbildungsplatz bei der Bank. Ich begann Freude an der Tätigkeit zu entwickeln. Jetzt verstehe ich mich gut mit meinen Kunden im Anlagebereich, und für die Bank bin ich unersetzlich geworden. Am Abend gehe ich innerlich leer nach Hause. Die Arbeit macht mich nicht glücklich. Jedes Mal, wenn ich mir die Studienunterlagen für Tier-Therapeutin hervorhole, wird meine Mutter ärgerlich und redet es mir vehement aus. Dabei wohnt meine Mutter 650 km von mir entfernt". Clarissa wird still, lacht, klopft sich auf die fettgepolsterten Hüften: „Ja, das sind meine Festanlagen. In der Bank will ich nicht, dass die Kunden Festanlagen auflösen. Sobald ich merke, dass ich abnehme, ist es mir, als würde ich absichtlich abends Züricher Rösti mit Käse überbacken essen, anstatt Lachs mit frischem Gemüse".

Wochen später

Acht Wochen nach unserem Gespräch sehe ich Clarissa wieder, vier Kilo leichter. Das Gespräch von damals lässt ihr keine Ruhe, vor allem die Abhängigkeit zur Mutter. Sie grenzt sich jetzt bewusst ab. Mit der Ausbildung zur Tierpsychologin hat sie begonnen. Die berufsbegleitende Ausbildung wird 24 Monate lang gehen. Die Fokusveränderung von Festanlagen in zukünftige, feurige Potentiale sorgt für mehr Freude und Lebendigkeit bei der Arbeit und im Stoffwechsel. Die Abende sind gefüllt mit neuem Wissen und sinnvollen Gesprächen. So nebenbei spürt sie, wie gegrillter Lachs Energie freisetzt und Züricher Rösti Energie raubt. Abnehmen ist kein Thema mehr, denn die Barrieren materieller und geistiger Art brechen nach und nach ab. Sie lebt jetzt schon ihr neues Leben. Da werden auch die zwei Jahre bis zur Kündigung im Flug vergehen.

„Wir spielen drei wichtige Rollen in unserem Leben: die Rolle, die uns zugedacht wurde, die Rolle, die wir uns selbst vorspielen, und die Rolle, die wir anderen vorspielen."
Harald Schmid

WINTER + FRÜHLING + SOMMER + HERBST +MITTE

Geburtstage mit den Koordinaten:

Winter 1 und/oder 6, Frühling 3 und/oder 8
Sommer 2 und/oder 7, Herbst 4 und/oder 9
Mitte 0 und/oder 5

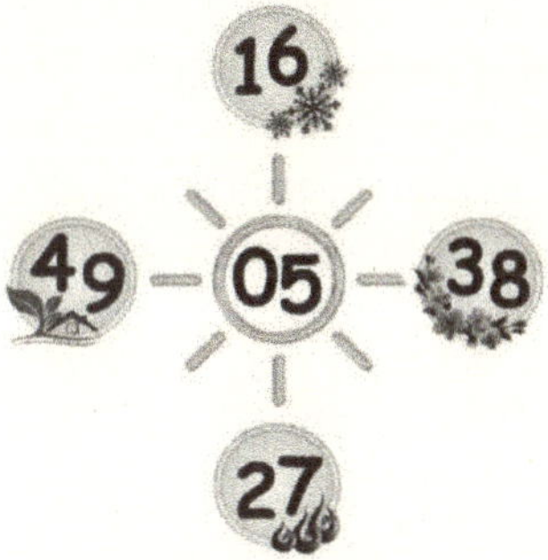

Temperamentvoll und gewinnbringend mit genialen Ideen die Welt verbessern

„Sie sind aufgeschlossen, diskutieren gern, sind neugierig, entschlossen, hilfsbereit und haben immer etwas zu erzählen. Man muss sich nur für sie Zeit nehmen und nicht nur oberflächlich zuhören." (22)

Ausgeglichen, interessiert, genügsam, temperamentvoll und wissensdurstig kommt ein Mensch mit den Energien aller Koordinaten ins Leben. Seine Lebensaufgabe ist so vielseitig wie seine Talente. Dabei kann es vorkommen, dass dieser Mensch gar nicht weiß, was er zuerst tun soll, vor allem, wenn es um die Berufswahl geht. Er steht ein für Gerechtigkeit, vertritt seinen Standpunkt geschickt und entschlossen. Wenn er etwas ablehnt, kann er stur werden. Dazu gehört die Auswahl seiner Freunde, der Nahrungsmittel, der Unterhaltung und der Vorlieben für Ideale. Er ist kompetent in nahezu jedem Bereich. Das erwartet die Umwelt auch von ihm. Dabei begibt er sich selbst leicht in ein Spannungsfeld von hohen Erwartungen an sich selbst und dem Erfüllen hoher Ansprüche anderer. Man kann sich auf ihn verlassen. Egal, wie es in seiner Seele aussieht, er betritt strahlend den Raum und ist präsent. Bei diesen Talenten sind Neider nicht fern. Das kann er nicht nachvollziehen, weil ganz einfach nur so ist, wie er ist. Ein Rückzugsort ist entweder das stille Kämmerlein, die hohe Bergspitze oder die Bank am See.
Mit diesen vielfältigen Energien beschenkt, fällt ihm die Entscheidung für einen Beruf nicht leicht. Die Tätigkeit muss Freude bereiten. Schnuppermonate bieten sich an. Diese Natur ist immer aktiv, lernt nie aus und kann sich noch im hohen Alter für einen neuen Beruf begeistern.

Ein erfindungsreicher Architekt, ein leidenschaftlicher Rennfahrer, eine einfühlsame Gärtnerin, ein scharfsinniger Geschäftsmann, ein ideenreicher Schriftsteller, eine selbstlose Köchin, eine kreative Kommunikationsdesignerin, ein naturverbundener Hausmann kann mit diesen Energien die Welt verändern.

Erfahrungsbericht Kilian geboren 25. März 10964, Blutgruppe NULL

Die Blutgruppe NULL gibt Kilian die erforderliche Stabilität, seine Ergebnisse mit der erforderlichen Durchsetzungskraft in die Welt hinaus zu tragen. Der Dünndarm der Blutgruppe Null sondert in größeren Mengen das alkalische Enzym Phosphatase ab. So kann der „Jäger" in Kilian durchaus rotes Fleisch wie Wildfleisch hervorragend vertragen.

Kilian, geb. 25.03.1964, BG NULL		
Parameter	**Norm**	**pers. Wert**
Leukozyten	3.9-10.5	**7.1**
Erythrozyten	3.9-7.5	**3.82**
Hämoglobin	140-175	**159**
Hämatokrit	0.39- 0.5	**0.44**
MCV	80-99	**97**
Monozyten	3.4-9.0	**6.8**
Kalium	3.5-5.10	**3.76**
Natrium	136-145	**145**
Calcium	2.02-2.60	**2.03**
Magnesium	0,7-1.05	**0.61**
Eisen	11-28.	**12.1**
Kupfer	12.0-24.0	**10.9**
Fe/Cu Quot.	0.6-1.4	**1.1**
Bilirubin	<21.0	**10.2**
HDL-Chol.	> 1.00	**1.2**
Kreatinin	62- 106	**69**
Eiweiß	66 - 87	**65.2**
TSH	0.27-4.20	**3.18**
Phosphor	0.9 - 1.5	**0.81**
Zink	70-124	**72**
Selen	60-130	**45**

Das Blutbild

Im Kehlkopf befindet sich das Zentrum der Kommunikation, es steht für Gespräche und Wahrheitsfindung ebenso wie für den kreativen Selbstausdruck, für Selbstbestimmung und Unabhängigkeit. Das sensible Schilddrüsenorgan schmiegt sich um den Kehlkopf, übernimmt dessen Frequenzen, verbindet diese mit den Belangen der Lebensaufgabe und gibt entsprechende Anweisungen an das System. Kilians Schilddrüsenwert liegt mit einem TSH von 3.18 noch innerhalb der schulmedizinischen Norm. Offensichtlich sorgt der geringe Zink-, Selen- und Eisengehalt des Blutes für eine Schwächung. Ähnlich wie Selen ist Zink an Wachstums-, Entwicklungs- sowie Regenerationsprozessen beteiligt. Ein Mangel kann daher zu unterschiedlichsten Schäden führen, unter anderem zu einer Schwächung des Immunsystems oder zu Wachstumsstörungen bei Haaren, Haut und Nägeln. Der niedrige Phosphorwert von 0,81 behindert einen reibungslosen Energiestoffwechsel und den Aufbau neuer Zellen. Das Feuer des Lebens könnte Unterstützung brauchen. Hat Kilian Angst mit dem Alter seine Männlichkeit einzubüßen? Wenn der Phosphorwert gestört ist, liegt meist auch eine Störung des Calcium-Werts vor. Kilians Calcium-Wert liegt mit 2.03 im Grenzbereich. Klar zeigt sich, dass der Säure-Basen-Haushalt im Ungleichgewicht ist. Gesunder Haarwuchs liebt ein ausgewogenes Säure-Basen-Verhältnis. Die Erythrozyten können hier nicht mit einer Extraportion Sauerstoff zur Seite stehen, denn mit einem Wert von 3.82 ist der Sauerstoffgehalt des Blutes ganz einfach mager. Die innere Stabilität fehlt mit Auswirkung auf das Bindegewebe. Sauerstoff sorgt für Lebendigkeit, Autorität, Durchsetzungskraft und visionäre Ideen. Kilian spürt den Mangel zurzeit. Der Stoffwechsel zeigt sich regenerationsbereit und wartet nur auf bessere Versorgung. Der gute HDL-Wert von 1.2 ist ein erfreulicher Hinweis.

Ich lerne Kilian kennen

Kilian ist das strahlende Nesthäkchen in einer Unternehmerfamilie. Seit vier Generationen versorgt die Firma Schulen und Firmen mit anspruchsvollen Sitz- und Schreibmöbeln aus Holz. Kilian ist ruhig, ausgeglichen, wissensdurstig und beschäftigt sich gerne allein. Das Bastelmaterial ist nie genug zu Hause. Seine musikalischen Fähigkeiten zeigen sich früh. Auf seiner Schülervioline gibt er bereits mit 12 Jahren öffentliche Konzerte. Er studiert Kunst und Musik und besucht berühmte Schulen in Paris, Rom und London. Als sein älterer Bruder bei einem Ski-Unfall verunglückt, liegt es an Kilian die Reihenfolge in der Generationslinie der Firma zu übernehmen. Schlagartig ändert sich sein Leben. Keine Zeit bleibt ihm für die Flitterwochen. Das Studium der Betriebswirtschaft passiert er im Kurzdurchgang und beginnt mit viel Geschick und Beistand des Vaters die Leitung der Firma zu übernehmen. Er erweitert das Angebotsportfolio mit einer neuen Linie: Modernes Design. Hier setzt er seine Liebe zur Kunst geschäftstüchtig um. Künstler- und Bastelbedarf bietet er in einem Ladengeschäft an. Der Konkurrenzdruck und die finanzielle Lage der Gemeinden zehren an Kilians Gesundheit. Sein Sohn studiert Sport ohne jegliche Ambitionen, später den Betrieb zu übernehmen. Sein ästhetischer Sinn führt ihn zu mir. Er verliert Haare und ein kleiner Bauch stört ihn.

Viele Wochen später

Lebenslust sprüht wieder aus seinen Augen, sein Gang ist elastisch und federnd. Seine jüngste Tochter heiratet in Kürze in Valencia. Kilian und seine Frau holen ihre Flitterwochen nach und entspannen auf einer Kreuzfahrt. Bei jedem Stopp genießen sie die Schönheit der Insel verbunden mit dem Feuer abendlicher Konzerte. Kilian kommt mit neuen Ideen zurück. Er erlaubt sich bereits offen über einen Verkauf des Betriebs zu sprechen und etwas völlig Neues auf sich zukommen zu lassen. Kilian ist fasziniert von der Idee, dass er nicht nur lebendige Bürolandschaften genial planen und verwirklichen kann, sondern seine eigene Lebenslandschaft.

„Mehr als die Vergangenheit interessiert mich die Zukunft,
denn in ihr gedenke ich zu leben."
Albert Einstein

Teil 5

Gestalter des Lebens

Ein Leben ohne Liebe zählt nicht
Liebe ist das Wasser des Lebens
Trinke es von ganzem Herzen und mit ganzer Seele.
Rumi

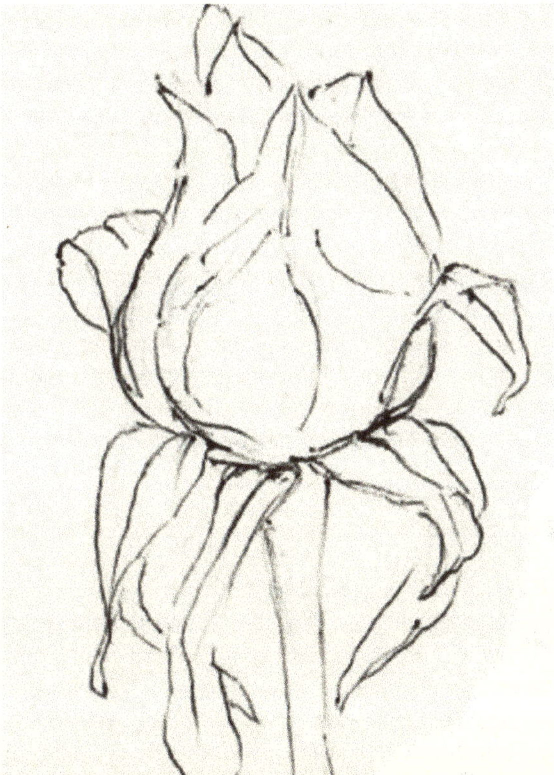

Gestalter des Lebens

Der Auto-Pilot

Wir werden mit einem genetischen Grundmuster geboren. In jeder Zelle ist dies verankert und über das Blut ablesbar. In welcher Weise wir uns individuell mit unseren Talenten entwickeln, wird im Laufe unserer Kindheit von grundlegenden Verhaltensweisen, Überzeugungen und Einstellungen der Eltern und der Umwelt geprägt. In den synaptischen Verbindungen unseres Unterbewusstseins sind diese Prägungen neuronal fest „verdrahtet" und lösen wie ein Autopilot Reize aus. Solche neuronalen Festverschaltungen entstehen durch tief empfundene Erfahrungen, die von Menschen kommen, denen wir vertrauen und deren Verhaltensmuster wir akzeptieren. Es spielt keine Rolle, ob es ein das Leben bereicherndes oder ein abwertendes Erlebnis ist. Die neuronalen Verbindungen zwischen dem auslösenden Reiz und der Reaktion sind durch den Lernprozess so fest „verdrahtet", dass eine immer gleiche Reaktion sichergestellt ist. Solche massiv verankerten Reaktionsmuster sind Gewohnheiten und im emotionslosen Datenspeicher Unterbewusstsein abgelegt. Dessen Aufgabe besteht darin, Umweltsignale wahrzunehmen und die entsprechend programmierten Verhaltensmuster aufzurufen – ohne Fragen zu stellen, ohne zu urteilen. Das Unterbewusstsein funktioniert blitzschnell und der Gewohnheit entsprechend. Auf die gleichen Lebenssignale reagiert es immer mit dem gleichen Verhalten. Es ist unsere programmierbare Festplatte, in die unsere Lebenserfahrungen eingespeichert sind und die einem Autopilot gleich unser tägliches Leben beeinflusst.

Die manuelle Steuerung

Das bewusste Denken ist vergleichbar mit einer manuellen Steuerung. Es verfügt über die Möglichkeit auf Umwelteinflüsse spontan und kreativ zu reagieren. „Die Fähigkeit der Selbst-Reflexion verleiht dem selbst-bewussten Geist große Macht. Er kann unser programmiertes Verhalten beobachten und sich entscheiden, dieses Verhalten zu verändern. Wir können aktiv wählen, ob und wie wir auf die meisten Umweltsignale reagieren wollen." (14)

Die Fähigkeit des Bewusstseins, die vorprogrammierten Verhaltensmuster des Unterbewusstseins zu verändern, ist die Grundlage unseres freien Willens. Unsere Beobachtungen aus der Blut- und Talent-Analyse eröffnen eine erweiterte Chance der emotionalen und physischen Heilung und der in die Zukunft gerichteten Entfaltung.

Der Impulsgeber

Solange wir im mehrheitlich unbewussten Modus der Gewohnheiten leben, erwachen wir jeden Morgen neu und starten unseren „Computer" im Autopilot-Modus. Das „Mangel-Programm" spielt sich auf und sorgt dafür, dass der Lohn nicht reicht oder das Sonderangebot ausverkauft ist. Im „Opfer-Programm" zeigt sich jede Gelegenheit, sich ohne Bedingungen einzusetzen, sich dabei auszulaugen oder beim anderen ein schlechtes Gewissen zu erzeugen. Das „Ich-kann-nicht"-Programm wird unterschiedlichste Wege in das Versagen führen. Wieso erwarten wir eigentlich insgeheim, dass sich in unserem Leben irgendetwas Neues bewegt, obwohl wir doch Tag für Tag dieselben Gedanken denken, dieselben Handlungen ausführen und dieselben Emotionen fühlen?
Wie wäre es, wenn wir am Morgen aufwachten, den Computer mit leichtem Herzen starten und eine neue Programmierung vorgeben, z.B. das „Heute-bin-ich-glücklich"-Programm? Das ist ein verblüffender Gedanke. Wie kann das funktionieren?

Frisches Programm im Gehirn

Wenn wir es ernst damit meinen, Gestalter unseres Lebens zu sein, dann brauchen wir einen bewussten Plan, jenseits von alten, fest programmierten Gewohnheiten. Das eigene individuelle Koordinatensystem in Verbindung mit der Aussage der Blutwerte zeigt Schlüsselfaktoren für das Erträumen und Bestimmen eines neuen Plans. Die Quantenphysik belegt die Machbarkeit: Was immer wir denken wird zur Realität.
Im Bereich des Hippocampus gibt es kleine „Babyneuronen", die sich teilen, wachsen, in den Schaltkreisen des Gehirns umherwandern und auf ihre Bestimmung warten. Wenn unser Plan z.B. „Ich bin strahlend gesund" oder „Ich bin geliebt" ist, dann übernehmen Baby-Neuronen gemäß dem Beobachter-Effekt in der Quantenphysik diesen fokussierten Willen als Frequenz und bereiten sich darauf vor, diese Gedanken in Realität zu formen. Dabei festigen sich die Neuronen zunehmend und bilden bisher nicht vorhanden

gewesene Verschaltungen. Das Unterbewusstsein wird mächtig dagegen anstürmen und alle Gründe vorgeben, warum das unmöglich ist. Wenn wir mit großer Leidenschaft diese Veränderung wollen, dann gilt es Tag für Tag, mindestens 30 Tage lang diesen noch formbaren Neuronen bewusst und fokussiert Energie zu geben, egal was uns das alte Unterbewusstsein vorspielt. Mit der Zeit bilden sich neue neuronale Schaltkreise. Diese frischen „Verschaltungen" legen wir als aktives Softwareprogramm in einem bisher unbenutzten Gehirnareal ab. Jeden Morgen entscheiden wir uns bewusst, die Programme „Strahlende Gesundheit", „Liebe" zu starten. Die neuronalen Verschaltungen sind darauf eingestellt, Gewohnheiten zu kreieren. Warum dann nicht Freude, Gesundheit, Genialität, Mitgefühl, Dankbarkeit, Stärke, Liebe, Großzügigkeit, Heilung, Fülle zu unseren neuen Gewohnheiten machen? Der Beobachter-Effekt wirkt in beide Richtungen. Werden Neuronen nicht mehr beobachtet, lösen sich deren Festverschaltungen auf. Werden Schaltkreise alter Gewohnheiten nicht mehr bedient, zerfallen sie. Solche willentlich herbeigeführten Veränderungen des Gehirns setzen Konzentration und Training voraus.
Es erfordert Mut, sich dem mächtigen Unterbewusstsein zu stellen. Jeder Tag ist kostbar und schön.

Alle 700 Mrd. Zellen gehen mit diesem neuen Programm begierig in Resonanz, denn es bedeutet für sie Zukunft und damit ein längeres gesundes Leben. Mit der Programmänderung sind Schaltvorgänge in der DNS, in den Genen und in der Blaupause verbunden. Gene können sich nicht selbstständig an- und ausschalten. Ihre Aktivität muss durch ihre Umgebung ausgelöst werden. Jeder Mensch kann seine Gene fast willentlich an- und ausschalten und diese Veränderung sogar an seine Kinder weitervererben. Die Modifikationen werden z. B. über Stammzellen umgesetzt.

Der Beweis

Das Leben beginnt als Zellhäufchen und es endet, wenn die Selbstheilungskräfte des Körpers dem Alter und der Krankheit weichen. Ein Schicksal, dem jede Zelle unseres Körpers unwiderruflich unterworfen zu sein scheint. J. Gurdon und S. Yamanaka haben entdeckt, dass sich die Lebensuhr jeder Körperzelle auf den Anfang zurückstellen lässt. Für diese Forschungen erhielten sie 2012 den Nobelpreis für Medizin. (24) Im Dezember 2013 veröffentlichte Prof. Richard Davidson eine weitere Studie, die nachweist, wie fokussiertes Denken innerhalb kürzester Zeit molekulare Veränderung an Genen bewirkt, also die DNS verändert. (25)

Computer in der kleinsten Zelle

Der Zellkern gleicht einer Festplatte, auf der die DNS Programme zur Produktion von Proteinen gespeichert sind. Das ist unsere Blaupause. Aktiviert wird diese Blaupause durch gezielte Reize.
Diese Reize, wie absichtsvolle Gedanken, Erfahrungen mit Menschen, Dinge, Zeiten und Ereignisse werden über eine gewisse zelleigene „Tastatur" eingegeben. Die Rezeptor-Proteine oder „Antennen" in der Zellmembran dienen der Informationseingabe. Damit wird die Zellmembran stimuliert, Informationsträger passieren zu lassen oder ihnen den Eingang zu verwehren. Die Zelle verfügt so über einen Wahrnehmungs- und Reaktionsmechanismus, der sie intelligent auf ihre Umwelt reagieren lässt. Die Zellmembran, die „Haut" der Zelle, „ist das eigentliche Gehirn der Zelle", sagt Zell-Biologe Bruce Lipton (2), denn hier wird gesteuert, welches Signal zur DNS durchgelassen wird. Die Rezeptoren empfangen neutral Schwingungsenergiefelder wie Liebe, Heilung, Wertschätzung, Licht und Klang. Hass, Frust, Neid, Wut, Kummer, Depression, Schuld werden ebenso von Rezeptoren als Information angenommen und zur DNS weiter geleitet.

Der Architekt

Der Architekt liefert uns die grundlegende Blaupause aller Möglichkeiten, einen Schlüssel zur eigenen Meisterschaft, verbunden mit dem machtvollen freien Willen, uns Talente, Stärken, Neigungen, Zellfunktionen und genetische Strukturen untertan zu machen. In diesem Plan schwingt die Liebe des Ewigen mit, der allwissenden Intelligenz, dem Ausgangspunkt des Lebens. Wir sind nicht im Konflikt mit dem Schicksal, denn es ist nicht vorbestimmt. Es wird durch unseren Willen und durch unsere Einstellungen gestaltet.

Unsere Gedanken, Erfahrungen und Einstellungen sind wie die Filter vor einer Kamera. Sie verändern unsere Projektion auf die Welt. Der Architekt als Beobachter passt sich dieser Projektion an und gibt uns das dazu passende Leben. Wenn wir ernsthaft anerkennen, dass unser Beobachter und unsere Gedanken derart mächtig sind, haben wir den Schlüssel zur persönlichen Freiheit gefunden. In dieser Welt ist Außergewöhnliches möglich, wenn wir unseren Fokus konsequent darauf richten.

Ich bin sicher, dass unser Geist Wunder vollbringen kann.

Anhang

Danke

Danke meinem Lehrer und Krieger
Ram. Für das Wissen, das Feuer und
den bestimmenden Kick in das Gestalten des eigenen Lebens.
„Geh, erobere dich selbst!"

Literaturverzeichnis

1. **Taylor, John.** *Hotei.* John C. Weber Collection, http://www.asianart.com/exhibitions/awakenings/3.html : Japan Society, New York: March 28-June 17, 2007.
2. **Lipton, Bruce H. Ph.D.** *Intelligente Zellen - Wie Erfahrungen unsere Gene steuern.* Burgrain : Koha Verlag, 2006. ISBN 3-936862-88-5.
3. **Smith, Robin L.** *The Healing Cell - HowThe Gratest Revolution In Medical History Is Changing Your Life.* New York U.S.A. : Center Street, 2013.
4. **Kharrazian, Dr. Datis.** *Schilddrüsenunterfunktion und Hashimoto anders behandeln.* Kirchzarten : VAK Verlag, 2013.
5. **Reich, Wilhelm.** *Charakteranalyse.* s.l. : Kiwi-Taschenbuch, 1971.
6. gesund+aktiv. *Das individuelle Ernährungsprogramm.*
7. **Spezzano, Chuck.** *Die inneren Heilkräfte erwecken.* Petersberg : Verlag Via Nova, 2003. ISBN 978-3-86616-259-4.
8. **Eybl, Björn.** *Die seelischen Ursachen der Krankheit.* Wels : Ibera Verlag, 2010. ISBN 978-3-85052-299-1.
9. **Henning, Dr. Tidow.** Universität Hamburg. *Wie funktioniert der Calcium-Stoffwechsel in einer Zelle.* [Online] November 2013. http://www.uni-hamburg.de/newsletter/november-2013.
10. **Moleschott, Jakob.** *Der Kreislauf des Lebens* . 1876.
11. **Koob, Olaf.** *Wenn die Organe sprechen könnten: Grundlagen der leiblich-seelischen Gesundheit.* s.l. : Mayer Verlag, 2005.
12. **Maoshing, Dr. Ni.** *Der Gelbe Kaiser.* München : Knaur Taschenbuch, 2011.
13. **Ursinus, Lothar.** *Die Organuhr.* Darmstadt : Schirner Verlag, 2009.
14. **Köster, Prof. Dr. med Walter.** *Spiegelungen zwischen Körper und Seele.* Heidelberg : Haug Verlag, 2001.
15. **Sonnenschmidt, Rosina.** *Leber und Galle - erworbene Autorität.* s.l. : Narayana Verlag.
16. **Ludewig, Prof. Dr.** Forcierte Virusreplikation: ein Mechanismus zur Immunaktivierung und zur Auslösung von Autoimmunität. [Online] 2012. www.uni-due.de/med/forschung/.
17. **Sonnenschmidt, Rosina.** *Heilkunst und Humor. Heiteres und Denkwürdiges aus der Praxis.* s.l. : Verlag Homöopathie + Symbol, 2012. ISBN 13 978-3937095035.
18. **Kalbermatten, Roger, Hildegard.** *Pflanzliche Urtinkturen.* Baden : AT-Verlag, 2005. ISBN 978-3-03800-601-5.
19. **Ramtha.** *Liebe dich selbst ins Leben.* Peiting : In der Tat Verlag. ISBN 3-89539-062-3.

20. Stoffwechsel-aktiv. *www.stoffwechsel-aktiv.com.* [Online]
21. **Paungger, Johanna, Poppe, Thomas.** *das tiroler zahlenrad.* München : Gräfe und Unzer Verlag GmbH, 2008. ISBN 978-3-8338-1095-4.
22. —. *Das Buch der Lebenschancen.* München: Gräfe und Unzer Verlag GmbH, 2010. ISBN 978-3-8338-1871-4.
23. **Gräf, Irmgard Maria.** *Die Quark-Öl-Kur, Die Heilkraft der Öl-Eiweiß_Ernährung nach Dr. Budwig.* Petersberg : Via-Nova Verlag, 2014. ISBN 978-3-86616-290-7.
24. Zeit online. *http://www.zeit.de/medizinnobelpreis-stammzellen.* [Online]
25. **Wisconsin, University of.** Study reveals gene expression changes with meditation. *http://www.news.wisc.edu/22370.* [Online] Dezember 2013.
26. **Begley, Sharon.** *Neue Gedanken Neues Gehirn.* München : Random House, 2007. ISBN 978-3-442-33738-5.
27. **Ursinus.** Blutgruppe - welche Rolle spielt sie im individuellen Ernährungsprogramm? *http://www.gesund-aktiv.com/wissenswertes.* [Online]
28. gesund+aktiv Wissen. [Online] 2013. http://www.gesund-aktiv.com/wissenswertes/futter-fuer-die-abwehr/.

Stichwortverzeichnis

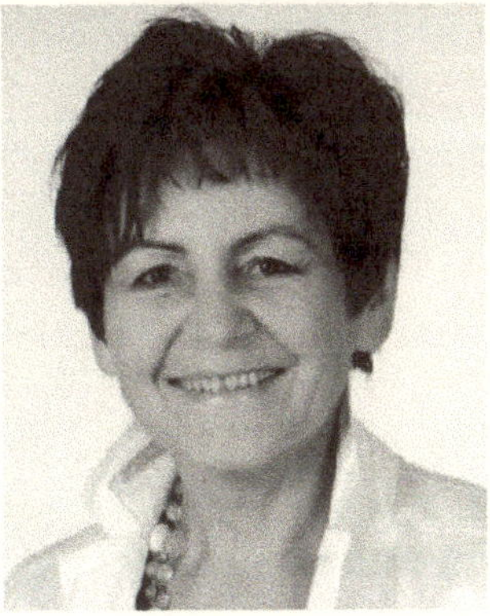

Die Autorin

Die Jahre 1977 – 1986 mit meiner Familie in Huntsville, Alabama, hinterließen bei mir tief prägende Eindrücke. Huntsville liegt im Süden Nordamerikas, im Herzen alter Indianer-Kulturen, und war zu dieser Zeit das Zentrum der bemannten Raumfahrt, wo mein Mann arbeitete. Durch intensive Kontakte tauchte ich ein in Denkweisen, Rituale und Lebensformen der indigenen Bewohner. Gleichzeitig war ich fasziniert von der logischen Wissenschaft hinter der Raumfahrttechnologie.

Zurück in Europa entschied ich mich beruflich für das große Thema Ernährung, weil damit die tragende Grundlage des Lebens verknüpft ist. Die prägenden Elemente der vorherigen Lebensphase band ich sukzessive in meine Praxisarbeit ein: Unbedingtes Vertrauen in die Urkraft der Natur sowie die Kraft des analytisch hinterfragenden Verstandes.
Als ich begriff, dass die Blutwerte weit mehr über das individuelle Leben aussagen als subjektives gesundheitliches Befinden, erkannte ich das große Potential, das darin liegt, die eigenen Talente, Stärken und Neigungen wieder in Besitz zu nehmen. Dieses Wissen hilft uns, Meister unseres Schicksals zu werden und bewusst das Leben glücklich und erfüllt zu gestalten. Dies ist das Zentrum meiner Beratungen in der Praxis und genau so auch Thema für Vorträge, Seminare und Coachings. Seit 2004 begleite ich als Expertin für aktiven Stoffwechsel viele Personen auf ihrem individuellen Weg zu einer belastbaren Gesundheit aus ganzheitlicher Sicht.

Lebe diesen Tag als wäre es
der erste deines Lebens.